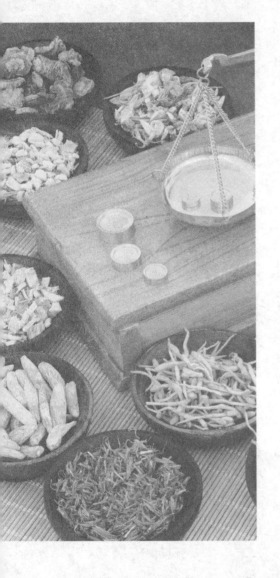

刘 莹◎编著

家庭养生
本草精选

U0395590

上海科学普及出版社

图书在版编目（CIP）数据

家庭养生本草精选 / 刘莹编著. -- 上海：上海科学
普及出版社, 2018

ISBN 978-7-5427-7024-0

Ⅰ.①家… Ⅱ.①刘… Ⅲ.①中草药 – 养生(中医)
Ⅳ.①R212②R243

中国版本图书馆CIP数据核字(2017)第210399号

家庭养生本草精选

责任编辑　胡伟

上海科学普及出版社出版发行

（上海中山北路832号　邮政编码 200070）

http://www.pspsh.com

各地新华书店经销　　定州市新华印刷有限公司印刷

开本 710×1000　1/16　印张 20　字数 280 000

2018年2月第1版　2018年2月第1次印刷

ISBN 978-7-5427-7024-0　定价：36.80元

[前言]
[CONTENTS]

中国自古就有"寓医于食，医食同源"之说。中草药的产生与食物一样源于我们祖先的生活实践，从神农尝百草的传说开始，它已经在岁月的长河中流传了数千年，在维系国人的健康和生命中有着巨大的贡献。

中药有着悠久的历史，是我国历代劳动人民同疾病斗争的经验结晶。据记载，早在5000年前中华民族就开始利用中药。西汉《史记》有："神农氏以赭鞭鞭草木，始尝百草，始有医药。"

中药应用理论比较独特。中药有四气五味。四气又称四性，是指药性的寒、热、温、凉。五味指药物的辛、酸、甘、苦、咸。中草药的气、味不同，其疗效也各异。

中草药的应用形式多种多样，有用药物加水煎熟后去渣留汁而成的汤剂，有研磨成粉末状的粉剂，还有丸剂、膏剂、酒剂、片剂、冲剂、注射剂等。

为了使大家能更好地识别和应用本草养生，我们特意编写了这本《家庭养生本草精选》。把本草分为补气养血、滋阴壮阳、益智安神和对症养生四章，分别介绍了它们在养生手段中发挥的重要作用，同时还根据"药食同源"的原则，在每一味药材之下介绍了治病防病的食疗偏方。

中药不仅是一种文化，它更是一门科学，只有科学地传承，才能使其为我们所用。身体健康重在调养，希望能通过本书使您对于本草有新的认识，并达到养生的目的。

编者

【目录】

第一章 ：补气养血，增强机体免疫力

第一节：补气中药，健脾益气强机体

人参 002

黄芪 003

西洋参 004

党参 006

太子参 007

白术 008

甘草 009

第二节：补血中药，养血安神气色好

首乌 011

当归 012

阿胶 013

熟地黄 015

白芍 016

龙眼 017

第二章 ：滋阴壮阳，补虚增强性功能

第一节：补阳中药，补益阳气煦脏腑

紫河车 020

仙茅 021

杜仲 022

续断 024

冬虫夏草 025

鹿茸 026

巴戟天 028

淫羊藿 029

补骨脂 030

益智仁 032

海狗肾 033

[目录]
[CONTENTS]

海马 ·········· 034
肉苁蓉 ·········· 036
锁阳 ·········· 037
菟丝子 ·········· 038
沙苑子 ·········· 040
蛤蚧 ·········· 041

第二节：补阴中药，濡润脏腑强功能

南沙参 ·········· 042
北沙参 ·········· 044
麦门冬 ·········· 045

天门冬 ·········· 046
石斛 ·········· 048
玉竹 ·········· 049
黄精 ·········· 050
百合 ·········· 052
桑葚 ·········· 053
墨旱莲 ·········· 055
女贞子 ·········· 056
龟板 ·········· 057

第三章：益智安神，有效舒缓脑疲劳

第一节：开窍中药，开窍通闭醒神智

麝香 ·········· 060
冰片 ·········· 061
苏合香 ·········· 063
石菖蒲 ·········· 064

第二节：安神中药，镇安心神定惊志

朱砂 ·········· 065

合欢皮 ·········· 067
远志 ·········· 068
柏子仁 ·········· 069
酸枣仁 ·········· 070
龙骨 ·········· 072
琥珀 ·········· 073

【目录】

第四章：对症养生，一味草药百病消

第一节：解表中药，疏解肌表促发汗

西河柳 076

麻黄 077

苍耳子 078

桂枝 079

紫苏叶 081

白芷 082

香薷 083

生姜 085

荆芥 086

防风 087

羌活 088

细辛 090

辛夷 091

葛根 092

淡豆豉 094

牛蒡子 095

蝉蜕 096

桑叶 097

菊花 099

蔓荆子 100

柴胡 101

薄荷 103

升麻 104

第二节：清热中药，清解里热散湿邪

胡黄连 106

青蒿 107

白薇 108

地骨皮 109

紫柴胡 111

四季青 112

金银花 113

马齿苋 114

连翘 116

紫花地丁 117

野菊花 118

穿心莲 119

土茯苓 120

大青叶 122

[目录]
[CONTENTS]

板蓝根 123

鱼腥草 124

蒲公英 125

败酱草 127

山豆根 128

拳参 129

半边莲 130

白花蛇舌草 131

白头翁 133

白蔹 134

绿豆 135

生地黄 136

玄参 138

牡丹皮 139

赤芍 140

紫草 141

知母 143

淡竹叶 144

芦根 145

天花粉 146

栀子 148

夏枯草 149

决明子 150

石膏 151

白鲜皮 153

黄芩 154

黄连 155

黄柏 157

龙胆 158

秦皮 160

苦参 161

第三节：祛风湿药，舒筋通络止疼痛

狗脊 162

五加皮 164

桑寄生 165

独活 166

威灵仙 168

蕲蛇 169

乌梢蛇 170

木瓜 172

蚕沙 173

川乌 174

伸筋草 175

松节 177

臭梧桐 178

秦艽 179

防己 181

【目录】

桑枝 182

第四节：利水渗湿药，通利水道消水肿

荠菜 184

薏苡仁 185

猪苓 186

泽泻 188

冬瓜皮 189

玉米须 190

茯苓 191

葫芦 192

香加皮 193

灯心草 194

海金沙 195

车前子 196

滑石 198

木通 199

地肤子 200

金钱草 201

第五节：理气中药，疏理气机疗气滞

陈皮 203

川楝子 204

枳实 205

乌药 206

荔枝核 208

佛手 209

玫瑰花 211

薤白 212

香橼 213

木香 214

沉香 216

檀香 217

香附 218

第六节：消食中药，消食化积增食欲

鸡内金 220

谷芽 221

麦芽 222

山楂 223

鸡矢藤 225

第七节：温里中药，温中益火疗里寒

高良姜 226

花椒 227

肉桂 229

吴茱萸 230

丁香 231

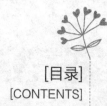

[目录]
[CONTENTS]

干姜 232

附子 233

第八节：止血中药，促使凝血止血快

白芨 235

仙鹤草 236

蒲黄 237

三七 238

白茅根 239

大蓟 240

小蓟 242

地榆 243

槐花 244

侧柏叶 245

第九节：活血化瘀药，温经通络散寒瘀

三棱 246

五灵脂 247

川芎 248

延胡索 249

郁金 250

姜黄 251

乳香 252

苏木 253

骨碎补 254

马钱子 255

红花 256

桃仁 257

益母草 259

泽兰 260

丹参 261

怀牛膝 262

鸡血藤 263

第十节：止咳化痰药，养阴润肺止咳喘

白果 264

紫苏子 265

百部 266

款冬花 267

枇杷叶 268

桑白皮 269

胖大海 270

半夏 271

白附子 272

白芥子 273

前胡 274

桔梗 275

浙贝母 276

【目录】

瓜蒌 277

天南星 278

竹茹 279

海藻 280

昆布 281

第十一节：平肝熄风药，平肝潜阳熄风痉

僵蚕 283

羚羊角 284

天麻 285

钩藤 286

地龙 287

牛黄 289

全蝎 290

蜈蚣 291

罗布麻 292

石决明 293

珍珠母 294

牡蛎 295

第十二节：收涩中药，收敛固涩治滑脱

浮小麦 297

麻黄根 298

肉豆蔻 299

石榴皮 300

鸡冠花 301

山茱萸 302

覆盆子 303

桑螵蛸 304

海螵蛸 305

芡实 306

五味子 307

乌梅 308

五倍子 309

第一章

补气养血，
增强机体免疫力

◎ 补气中药，健脾益气强机体
◎ 补血中药，养血安神气色好

Traditional
Chinese medicine

第一节

补气中药，健脾益气强机体

人参

【别名】人衔，鬼盖，黄参，血参，神草，地精，棒棰。

【性味归经】甘、微苦，平。归脾、肺、心经。

【功效主治】中医认为，人参大补元气，复脉固脱，补脾益肺，生津，安神。用于体虚欲脱，肢冷脉微，气不摄血，崩漏下血，脾虚食少，肺虚喘咳，津伤口渴，内热消渴，久病虚羸，惊悸失眠，阳痿宫冷及一切急、慢性病引起的虚脱等。

1 药材性状

（1）生晒参（园参）：主根圆锥形或纺锤形，长 3～15 厘米。上端连接较细的根茎，交互排列，顶端茎痕旁常可见冬芽，下部分出 2～3 支根及少数细侧根，支根下部又生多数细长的须根，其表面有时有不明显的细小疣状突起。表面淡黄棕色，有不规则纵皱纹及细横纹。香气特异，味微苦、甘。

（2）红参：侧根大多已除去，红棕色，半透明或土黄色，不透明，角质。气微香而特异，味甘、微苦。

（3）生晒山参：主根粗短，多具 2 支根并呈八字形或圆柱形，长 2～10 厘米。表面灰黄色，有纵皱纹，上部有细密螺旋纹。主根顶端根茎细长，碗状茎痕密集，靠主根的一段根茎较光滑而无茎痕，根茎旁生有下垂的不定根，形似枣核。支根上有稀疏细长的须根，有明显的疣状突起。

2 药材禁忌

不能与藜芦、五灵脂、皂荚同服；在服用人参期间，不宜喝茶、吃萝卜，因会降低其药效；当口服 3% 的人参酊剂达到 200 毫升时，可出现中毒反应。

3　药材选购

　　北长白山所产人参质最优。新鲜人参以枝大、浆足、皮细、色嫩黄、脖长、无疤痕、无破损；品尝时，苦味中略带甜为佳。干品以身长、枝大、芦（根茎）长、无霉变、无虫蛀、无折损者为佳；枝瘦小、芦短、糖重者为次。

4　偏方妙用

　　（1）便秘：人参10克，黑芝麻25克，白糖适量。黑芝麻捣烂，水煎人参，去渣留汁，加入黑芝麻及白糖。

　　（2）四肢无力，身体瘦弱：人参3克，大枣6枚。沸水冲泡，加盖闷15～20分钟，饮汁，每日1剂。

　　（3）阳虚气喘，汗出头晕：人参15克，熟附片30克，分作4剂，每剂加生姜10片，水煎服。

　　（4）久咳气喘：人参8克，胡桃5个，生姜5片，水煎分早、中、晚3次服，每日1剂。

　　（5）肺虚久咳：人参末60克，鹿角胶（炙，研末）30克。每服9克，用薄荷淡豆豉汤1盏，葱少许，入铫子煎1～2沸，倒入盏内，遇咳时，温服3～5口。

黄芪

【别名】黄耆，绵黄耆，绵耆，绵黄芪，绵芪，箭芪，独根，二人抬。

【性味归经】甘，微温。归脾、肺经。

【功效主治】补气疗虚，解毒排脓，利尿生肌。有抗衰老、强心、保护肝脏、兴奋中枢神经系统等多方面作用，有降压、利尿、增加血浆蛋白、降低尿蛋白等作用。

1　药材性状

　　根圆柱形，上粗下细，少有分枝，长20～60厘米，直径1～3厘米。表面淡黄棕色至深褐色，有明显的皱纹及横长皮孔。质硬而略韧，折断面纤维状，略带粉性，横切面皮部约占半径的1/3，乳白色至淡黄白色，木部淡黄色，射线细密，韧皮射线略弯曲，有裂隙。老根头断面木质部偶呈枯朽状，黑褐色或呈空洞。气微，味微甜，嚼之微有豆腥味。

2 药材禁忌

　　黄芪不宜与萝卜搭配烹调，两者同食有损健康。感冒、月经期间不宜食用黄芪。阴虚体质、痰湿体质和气郁体质不宜食用黄芪。久服助火时，可配知母、玄参等以清解之。

3 药材选购

　　黄芪以根条粗长、皱纹少、质坚而实、粉性足、味甜者为佳；根条细小、质较松、粉性小及顶端空心大者次之。

4 偏方妙用

　　（1）糖尿病：用黄芪 30 克，水煎服，或水煎后代茶饮用。或用黄芪 30 克，加枸杞子 15 克，水煎服。

　　（2）高血压：黄芪、牡蛎各 30 克，女贞子、桑寄生各 25 克，牛膝 10 克，泽泻 5 克，钩藤 20 克，水煎服。

　　（3）胃下垂：黄芪、太子参各 30 克，白术、砂仁各 10 克，陈皮 15 克，升麻 12 克。水煎，每日 1 剂，7 天为 1 个疗程。

　　（4）白带过多：黄芪 50 克，小米 100 克。黄芪切片，注入清水 1000 毫升，煮至 600 毫升时，去渣留汁。再将小米淘净放入，慢熬至粥将熟时，下冰糖，熬溶。分 3 次空腹服，连服 3～5 天。

　　（5）过度劳累：黄芪 30 克，当归 6 克。将黄芪与当归研为细末，放入茶杯。入沸水，加盖闷 15 分钟即可。空腹饮用，每日 1 剂，分 2 次温服。

　　（6）防治感冒：生黄芪 15 克，大枣 30 克。每日水煎代茶饮，连服 2～4 周，可有效防治感冒，并明显降低慢性支气管炎及过敏性鼻炎的发病率。

西洋参

【别名】西洋人参，洋参，西参，花旗参，广东人参。

【性味归经】甘，微苦，凉。归肺、心、肾经。

【**功致主治**】补气养阴、泻火除烦、养胃生津。治肺热燥咳、四肢倦怠、烦躁易怒、热病后伤阴、津液亏损、口燥咽干、失眠等症。尤其是对治疗盗汗、长期低热、疲劳、类风湿关节炎、慢性肝炎、早期肝硬化等有明显效果。

1　药材性状

主根圆柱形或短圆柱形，下部有分枝状支根，有时下部无支根分枝则主根呈圆锥形或纺锤形，长1.5～9厘米，直径0.5～3厘米，外表淡黄色或土黄色，有密集的细环纹，另有纵皱及少数横长皮孔。根茎已除去或部分残留，圆柱形或扁圆柱形，长0.1～1.3厘米，直径0.1～1厘米，具1～4个凹窝状茎痕，不定根有时可见。支根无或2～6个，具须根，上有疣状突起。质硬脆，断面淡黄白色，有棕色或棕黄色环，皮部散有橙红色或红棕色小点，有放射状裂隙。

2　药材禁忌

脾阳虚，寒湿中阻及湿热内蕴者应忌服。忌与白萝卜、茶叶同食。此外，脾胃虚寒、大便稀溏或男子阳痿、早泄、遗精，女子性欲淡漠、痛经、闭经、带多者也应忌服，以免损伤阳气加重病情。

3　药材选购

选购的时候一要看形状，二要嗅香，三要尝味道。看形状要选择整条匀称、质硬、体轻、表面横纹紧密者，嗅香则要选择气微甘、味微香、无臭味者；尝味则要选初嚼味苦，渐含微甜、口感清爽、气味能久留口中者。

4　偏方妙用

（1）身体虚弱：西洋参6克，黄精15克，生地黄20克，麦门冬15克，冬虫夏草5克，何首乌15克，水煎服。

（2）便秘：西洋参10克，蜂蜜50克，冰糖200克，以小火炖西洋参，凉后加蜂蜜和冰糖调服。

（3）口燥咽干：西洋参5克，切片，然后放入杯内倒下滚水，盖好闷约3分钟即可饮用。

（4）小儿遗尿：西洋参15克，龙眼干15克，猪腰1对。蒸熟食用。一般1次即好。

（5）肺虚性咳嗽：西洋参 5 克，银耳 3 克，麦冬 10 克，大枣 20 个。将银耳用水泡发后，去杂质，麦冬洗净切碎，大枣洗净切开，全部放入大碗，加水适量，放入蒸屉蒸 1 小时以上，加适量红糖调味，分早、中、晚 3 次服用。

党 参

【别名】上党人参，防风党参，黄参，防党参，上党参，狮头参，中灵草。

【性味归经】甘，平。归脾、肺经。

【功效主治】党参补中益气、生津止渴、润肺养胃、滋阴补血。主治脾胃虚弱、气血两亏引起的食少纳呆、大便溏稀、四肢乏力、心悸气短等症。

1 药材性状

（1）党参：根略呈圆柱形、纺锤状圆柱形或长圆锥形，少分枝或中部以下有分枝，长 1.5～45 厘米，直径 0.5～2.5 厘米。表面灰黄、灰棕或红棕色，有纵沟及皱缩。疏生横长皮孔，上部多环状皱纹，近根头处尤密，根头有突起的茎痕及芽痕。

（2）素花党参：根稍短，长不超过 30 厘米，少分枝。表面灰棕色，栓皮粗糙、上部环纹密集。油点多。质坚韧，断面不甚平整。

（3）川党参根：下部很少分枝。表面灰棕色，栓皮常局部脱落。断面皮部肥厚，裂隙较少。

2 药材禁忌

党参与萝卜、浓茶避免同时食用，这是因为党参补气，萝卜行气，功效相反；而茶叶中含有咖啡因等物质，与党参同用容易使中枢神经兴奋，导致失眠。另外，实证、热证禁止服用；正虚邪实证不宜单独服用。

3 药材选购

山西上党为优，潞党参次之。以条大粗壮、皮松肉紧、横纹多、肉色黄褐、有香气、甜味浓者为佳。

4 偏方妙用

（1）心律失常：党参 20 克，麦冬、五味子各 6 克，放入沸水中冲泡，代茶饮。

（2）下痢泄泻：老党参 1 棵，酒 500 克，先将党参拍出裂缝，再置于干净的瓶子中，倒入酒浸封口。7 天后方可取用。

（3）原发性低血压：党参 6 克，黄芪 6 克，五味子、麦冬、肉桂各 3 克。研粉吞服，每次 6 克，每日 3 次，连服 30 日。

（4）小儿口疮：党参 50 克，黄柏 25 克。共研细末，吹撒患处。

（5）中气不足，内脏下垂：党参、炙黄芪各 15 克，白术 9 克，升麻 5 克。水煎服，每日 1 剂。

（6）疏肝理气，和胃止痛：去核大枣 5 个，党参 3 克，陈皮 3 克。将三者一同放入锅中，加水煎煮后，代茶饮。

太子参

【**别名**】孩儿参，童参，四叶参。

【**性味归经**】甘、微苦，平。归脾、肺经。

【**功效主治**】太子参既能益气，又可养阴生津，且药力平和，为一味清补之品，适用于脾肺亏虚、气阴不足、气津不足诸症。太子参对淋巴细胞有明显的刺激作用。

1 药材性状

块根细长纺锤形或细长条形，稍弯曲，长 2～8 厘米，少数可达 12 厘米，直径 2～6 毫米，顶端残留极短的茎基或芽痕，下部渐细呈尾状。表面黄白色至土黄色，较光滑，略具不规则的细纵皱纹及横向凹陷，其间有须根痕。质硬脆，易折断，断面平坦，类白色或黄白色，角质样；晒干者类白色，有粉性。气微，味微甘。

2 药材禁忌

邪实证不虚者不宜用；感冒、暑热等急症不可服用太子参；太子参与藜芦的药性相反，不可配伍应用。除此，在服用期间，忌刺激性物质，如烟等。

3 药材选购

江苏太子参最佳。以条粗肥润、有粉性，气味微甘，黄白色，无须根者为佳。

4 偏方妙用

（1）小儿厌食：太子参50克，怀山药40克，鸡内金10克，一同烘干后，研成细末，温水冲服。每日2次，每次5克。不厌食后，即可停用。

（2）病后气血亏虚，神疲乏力：太子参15克，黄芪12克，五味子3克，炒白扁豆9克，大枣4枚。煎水代茶饮，有一定效果。

（3）神经衰弱（神经症）、失眠：太子参15克，当归、酸枣仁、远志、炙甘草各9克。水煎服。

（4）脾虚便溏，饮食减少：太子参12克，白术、茯苓各9克，陈皮、甘草各6克。水煎服，有较好疗效。

（5）气短乏力：太子参、石斛、五味子各3克，用开水冲泡代茶饮用。

（6）益气养阴：太子参10克，麦冬、百合各12克，梨1个，鲜莲藕200克，甘蔗汁50克，梨洗净切片，鲜藕洗净切块。先将太子参煮40分钟，再放麦冬、百合、梨片、藕块、甘蔗汁，共煮食用。

白术

【别名】于术，懂术，片术，山蓟，山芥。

【性味归经】甘，苦，温。归脾、胃经。

【功效主治】具有补气健脾、燥湿利水、止汗、安胎的功能。治脾虚食少、腹胀泄泻、水肿、自汗、胎动不安等症。

1 药材性状

根茎呈拳形团块，长3～13厘米，直径1.5～7厘米。表面灰黄色或灰棕色，有瘤状突起及断续的纵皱纹和须根痕，顶端有残留茎基和芽痕。质坚硬，不易折断，断面不平坦，黄白色至淡棕色，有棕黄色的点状油室散在。气清香，味甘、微辛，嚼之略带黏性。

2 药材禁忌

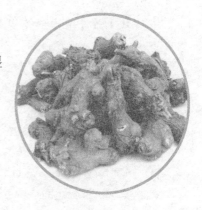

凡干咳带血、口燥咽干、久病伤阴少津、湿热邪毒未清、外感热病邪实者均应忌服。白术不得与寒凉性质的白菜、梨等共同食用，性相反，药效降低；不可与过于燥热的食物，如大蒜共同食用。

3 药材选购

浙江省临安淤潜镇出产的白术品质最优。以个大、表面灰黄色、断面黄白色、有云头、质坚实、无空心者为佳。

4 偏方妙用

（1）手术后便秘：生白术 60 克，生地 30 克，升麻 3 克。水煎服。适用于妇科、外科手术后便秘者。

（2）梅尼埃病：白术 12 克，泽泻 9 克，炒薏苡仁 20 克。水煎服，每日 1 剂。

（3）儿童流涎：生白术捣碎，加水和食糖，放锅上蒸汁，分次口服，每日用 15 克。

（4）雀斑和黑斑：白术粉 10 克，蜂蜜适量。将白术粉用醋调匀，均匀涂抹脸上。

（5）补气温中：白术 60 克，黄酒适量。制作时，先将白术焙干，研细末，过 80 目筛，装瓶备用，用时取白术末放入装有黄酒的器皿中，加热至沸，3 ～ 5 沸后，滗出酒液饮服。

（6）老年便秘：生白术 500 克，粉碎（越细越便于吸收），开始每日 3 次，每次 10 克（约 1 小平勺），可加少许白糖（也可不加），用温开水调为糊状即可服用。

甘草

【别名】蒌草，蜜甘，蜜草，国老，灵通，粉草，甜草，甜根子，棒草。

【性味归经】甘，平。归心、肺、脾、胃经。

【功效主治】甘草具有益气补中、缓急止痛、润肺止咳、泻火解毒、调和药性的功效；主治脾胃虚弱，食少倦怠，心悸气短，脏躁证，腹痛泻痢，四肢挛痛，咳嗽气喘，咽喉肿痛，口舌生疮，小便淋痛，痈疮肿毒，药食中毒。

1　药材性状

（1）甘草：根呈长圆柱形，长30～100厘米，直径0.6～3.5厘米。表面红棕色，暗棕色或灰褐色，有明显的皱纹、沟纹及横长皮孔，并有稀疏的细根痕，外皮松紧不一，两端切面中央稍下陷。质坚实而重，断面纤维性，黄白色，有粉性，横切面有明显的形成层环纹和放射状纹理，有裂隙。根茎表面有芽痕，横切面中心有髓。气微，味甜而特殊。

（2）光果甘草：根茎及根质地较坚实。表面灰棕色，皮孔细而不明显。断面纤维性，裂隙较少。

（3）胀果甘草：根茎及根木质，粗壮，多灰棕色至灰褐色。质坚硬，易潮。断面淡黄色或黄色，纤维性，粉性少。

2　药材禁忌

肾病、高血压、水肿、充血性心力衰竭患者慎用；痢疾初作、醛固酮增多症、低钾血症患者禁用。不可与猪肉同食；不可与有机酸含量高的水果，如橘子、猕猴桃等同食。

3　药材选购

甘草出口分东北甘草和西北甘草两类：①东北甘草：以外皮紫红，有光泽，条顺直，内茬黄土色、头尾粗细相等、粉性大，筋少者为好货；②西北货：皮红有光泽、质坚实，粉足，条顺，口面亮，无霉变，内茬不朽者为好货。

4　偏方妙用

（1）手足皲裂：生甘草30克，浸入100毫升浓度为75％的酒精内，24小时后滤出浸液，加入等量甘油和水，混合后涂患处。

（2）肺癌：甘草15克，孺荙草、当归、怀山药、薏苡仁、牛膝、白芍、桑枝、续断各9克，伸筋草6克，水煎，每日1剂，分3次温服。

（3）脾胃虚弱：炙甘草、白术、茯苓各9克，党参6克，水煎服，每日2次。

（4）痰咳哮喘：甘草（末）6克，每日2次，温开水送服。服药后肺活量显著提高，症状消失。

（5）咳嗽、咽干喉痛：蜜枣10枚，生甘草6克。共放入砂锅内，加水2碗，煮至1碗（约300毫升），去渣饮服，每日2次。

（6）女性更年期综合征：生甘草10克，大枣10枚（去核），小麦50克。共放入砂锅内，加水煮至小麦开花，去大枣即可食用。

第二节

补血中药，养血安神气色好

首乌

【**别名**】何首乌，地精，山精，夜交藤根。

【**性味归经**】甘、苦、涩，温。归肝、心、肾经。

【**功效主治**】何首乌补益肝肾、强身健体、乌黑毛发。主治肝肾亏虚引起的须发早白、头晕目眩、腰膝软弱、筋骨疼痛、遗精、崩带等症。

1 药材性状

块根纺锤形或团块状，一般略弯曲。长5～15厘米，直径4～10厘米。表面红棕色或红褐色，凹凸不平，有不规则的纵沟和致密皱纹，并有横长皮孔及细根痕。质坚硬，不易折断。切断面淡黄棕色或淡红棕色，粉性，皮部有类圆形的异型维管束作环状排列，形成"云锦花纹"，中央木部较大，有的呈木心。气微，味微苦而甘涩。以体重、质坚实、粉性足者为佳。

2 药材禁忌

大便溏泻及较重痰湿者不宜，忌猪肉、羊肉、萝卜、葱、蒜；忌铁器。

3　药材选购

何首乌以个大身长、圆块状、质坚实而重、粉性足、外皮红褐色、断而无裂隙、断面红棕色、苦味浓、有梅花状纹理者为良品。

4　偏方妙用

（1）降脂减肥：制首乌 20 克，乌龙茶 30 克，决明子 20 克，泽泻 20 克，山楂肉 12 克，水煎。

（2）白发：制首乌 30 克，熟地黄 30 克，当归 15 克，用 1 升粮食酒浸泡，15 天后开始饮用，每次 10 毫升左右，每日 2 次。

（3）失眠：何首乌 15 克，夜交藤 10 克，酸枣仁 10 克，红枣 10 枚。水煎代茶饮。

（4）高脂血症：枸杞子 10 克，首乌、生桂枝、丹参各 30 克，菊花、陈皮各 6 克。水煎饮用，每日 1 次。

（5）须发早白、失眠：何首乌 6 克。将何首乌洗净，切薄片，放入茶杯，用沸水冲泡 15 分钟左右即可。代茶饮用，每日 1～2 次。

（6）肠风下血：用何首乌 100 克，研为末。每服 10 克，饭前服，米汤送下。

当归

【别名】干归，马尾当归，秦归，马尾归，云归，西当归。

【性味归经】甘、辛，温。归肝、心、脾经。

【功效主治】甘草补血活血，调经止痛，润肠通便。用于血虚萎黄、眩晕心悸，月经不调，经闭痛经，虚寒腹痛，肠燥便秘，风湿痹痛，跌打损伤，痈疽疮伤。

1　药材性状

本品略呈圆柱形，下部有支根 3～5 条或更多，长 15～25 厘米。表面黄棕色至棕褐色，具纵皱纹及横长皮孔。根头直径 1.5～4 厘米，具环纹，上端圆钝，有紫色或黄绿色的茎及叶鞘的残基；主根表面凹凸不平；支根（归尾）直径 0.3～1 厘米，上粗下细，多扭曲，有少数须根痕。质柔韧，断面黄白色或淡黄棕色，皮部厚，有裂隙及多数棕色点状分泌腔，木部色较淡，形成层环黄棕色。有浓郁的香气，味甘、辛、微苦。

2　药材禁忌

由于当归辛香走窜，月经过多、有出血倾向、
阴虚内热、大便溏泄者均不宜服用。用药不当
会加重出血、腹泻等症状；热盛出血患者禁服，
湿盛中满及大便溏泄者慎服。

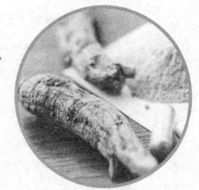

3　药材选购

当归以主根大、身长、支根少、断面黄白色、气味
浓厚者为佳；主根短小、支根多、气味较弱、断面变棕红色者品质较差。

4　偏方妙用

（1）肝癌：当归、瓦楞子各1.8克，漏芦12克，丹参、白扁豆、刺蒺藜各9克，
石燕、香附各6克，半枝莲60克，水煎服，每日1剂。能减轻症状，消除肿痛，
延长生命。

（2）消化性溃疡：甘草粉，每次3～5克，每日3次，口服，有显著效果。
亦可用甘草流浸膏，每次15毫升，每日4次，连服6周。

（3）腓肠肌痉挛：甘草流浸膏10～25毫升，口服，每日3次，3～6日
为1个疗程。能有良好的解痉止痛作用。

（4）室性早搏：生甘草30克，炙甘草30克，泽泻30克。水煎服，每日1剂，
早晚分服。

（5）低血压：甘草、五味子各6～12克，茯苓15克。每日1剂，分2次
煎服或泡茶饮。

（6）月经不调：当归30克，红花15克，共研细末。用茶水调成糊状敷于脐部，
盖上洁净的纱布，用胶布固定。每日换药1次，连用1周。

阿胶

【**别名**】傅致胶，盆覆胶，驴皮胶。

【**性味归经**】甘，平。归肺、肝、肾经。

【**功效主治**】阿胶有补血、滋阴、安胎、润肠、止燥之功，主治虚劳咳嗽、

肺痨吐血、便血、妇人崩漏、产后虚弱、月经过多不止、胎动不安、营养不良性贫血、支气管扩张、肺结核以及眩晕、心悸、失眠、健忘、阴虚心烦和病后大便干燥等症。

1 药材性状

本品呈整齐长方形或方形块。通常长约8.5厘米，宽约3.7厘米，厚约0.7厘米或1.5厘米。表面棕褐色或黑褐色，有光泽。质硬而脆，断面光亮，碎片对光照视呈棕色半透明状。气微，味微甘。

2 药材禁忌

在患有感冒、咳嗽、腹泻等病或月经来潮时，应停服阿胶，待病愈或经停后再继续服用。另外，按传统习惯，服用阿胶期间还须忌口，如生冷食物、萝卜、浓茶等。

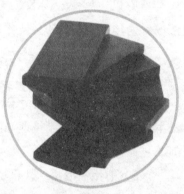

3 药材选购

阿胶以表面棕黑色或乌黑色、平滑、有光泽、对光照视略透明、质坚脆易碎，侧面棕黑色或乌黑色、平滑、有光泽、气味弱、味微甜者为佳。

4 偏方妙用

（1）妊娠腹痛，下痢不止：阿胶（炙）60克，黄连、石榴皮、当归各90克，艾叶45克。上药共研细末，水6升，煎至2升，分3次服。忌生冷肥腻。

（2）小儿肺虚，气粗喘促：阿胶（麸炒）45克，牛蒡子（炒香）、甘草（炙）各9克，马兜铃（焙）1.5克，杏仁（去皮、尖，炒）7个，糯米（炒）30克。上药共研为细末，每服3～6克，水1盏，煎至6分，饭后温服。

（3）贫血：阿胶5克，红枣5枚，红糖少许。将阿胶打碎，然后将上述材料放入碗中，加水适量，隔水蒸约30分钟后服用。

（4）补血安神：酸枣仁115克，水煎，阿胶15克，烊化（即在适量水中加热融化），将阿胶与酸枣仁水和匀，睡前服和。适用于更年期综合征、血虚阴亏、虚烦不眠等症。

（5）养血健脾：阿胶 6 克，大枣 10 个，红糖适量。阿胶捣碎，大枣入锅内煮熟，加阿胶，待其溶化后，加适量红糖调味，喝汤吃枣。

（6）血虚头晕：阿胶 6 克，红茶 3 克。先将阿胶蒸化，红茶放入茶壶中，用沸水冲泡 3 分钟，过滤去茶渣，将茶汤倒入蒸化的阿胶中搅匀，趁温服食。每周 2 次。

熟地黄

【别名】熟地。

【性味归经】甘，温。归肝、肾经。

【功效主治】熟地黄滋阴补血，益精填髓。用于肝肾阴虚，腰膝酸软，骨蒸潮热，盗汗遗精，内热消渴，血虚萎黄，心悸怔忡，月经不调等。

1 药材性状

为不规则的块状，内外均呈漆黑色，有光泽，外表皱缩不平。断面软润，中心部往往可看至光亮的油脂状块，黏性大，质柔软。味甜。块根肥大、软润、内外乌黑有光泽。

2 药材禁忌

脾胃虚弱、气滞痰多、腹满便溏者忌服；长期大量服用熟地黄易引起水肿，应注意；另外，在服用时萝卜、葱白、韭白、薤白均不可食用。

3 药材选购

熟地黄选购时以个大、体重、质柔软油润、断面乌黑、味甜者为佳。

4 偏方妙用

（1）月经不调，久不受孕：取熟地黄 160 克，当归 62 克，黄连 31 克，在酒中泡一夜，取出焙干研细为末，用炼蜜做成绿豆大的丸。每服 70 丸，米汤或温酒送下。

（2）头痛，牙疼，失血：生石膏 10 克，熟地 9 克，麦冬 6 克，知母、牛膝各 5 克。水适量煎后温服或冷服。

（3）月经不调：熟地黄 20 克，当归 10 克，白芍 10 克，川芎 5 克。水煎服。

（4）小便频而多：尤骨 50 克，桑螵蛸 50 克，熟干地黄 50 克，恬蒌根 50 克，黄连 50 克（去须）。上药，捣细罗为散，每于食前，以粥饮调下 10 克。

（5）贫血：熟地黄 100 克，柏子仁、牛膝、卷柏、泽兰各 15 克，川续断 50 克，蜂蜜适量。除蜂蜜外的药材研磨为末，和蜂蜜为丸。每次 6 克，每日 2 次，口服。但服用最长时间不宜超过 2 周。

（6）阳痿：熟地 15 ～ 20 克，怀山药、小茴香、茯苓各 30 克，粳米 100 克，红糖适量。先将熟地、怀山药、茴香、茯苓煎取汁。再与粳米煮成稀粥，调入红糖。每日 1 ～ 2 次，温热食。

白芍

【别名】白芍药，金芍药。

【性味归经】苦、酸.微寒。归肝、脾经。

【功效主治】白芍养血调经，平肝止痛，敛阴止汗。主治血虚萎黄，月经不调，崩漏下血，胁肋疼痛，头痛眩晕，脘腹、四肢挛痛，自汗、盗汗。

1 药材性状

根圆柱型，粗细较均匀，大多顺直，长 5 ～ 20 厘米，直径 1 ～ 2.5 厘米。亳白芍表面粉白色或类白色，较光滑，杭白芍表面棕色或浅棕色，较粗糙，有明显的纵皱纹及细根痕。质坚实而重，不易折断，断面灰白色或微带棕色，角质样，木部有放射状纹理。气微，味微苦、酸。

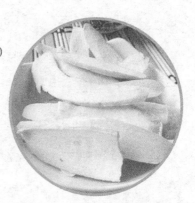

2 药材禁忌

白芍在服用时，绝对不能够与藜芦同服，否则会出现胃酸异常等不适；白芍性寒，虚寒性腹痛泄泻者以及小儿出麻疹期间不宜食用；虚寒性腹痛泄泻者忌食白芍。

3 药材选购

浙江产者，为杭白芍品质最佳。以根粗长、匀直、质坚实、粉性足、表面洁净者为佳。

4 偏方妙用

（1）赤白带：白芍90克，干姜60克。将诸药剉碎熬黄，再捣成细末，每日空腹服两匙，清水送下即可。

（2）肝癌：白芍、半枝莲各15克，茯苓、丹皮、十大功劳各9克，玄参6克，龙葵30克，水煎服，每日1剂。

（3）胁肋滞痛：白芍、柴胡、制香附、炙甘草各9克，枳壳、川芎各4.5克，水煎，每日1剂，分2次服。

（4）月经过少：熟地、白芍各15克，当归20克，人参、甘草各5克，川芎、香附各10克，姜3片，枣5枚。水煎，每日2次分服。

（5）月经不调：白芍、当归、熟地黄各9克，川芎4.5克，水煎四物汤，内服。

（6）多梦失眠型不寐证：白芍12克，柴胡、川芎、牡丹皮各8克，香附、合欢皮、枣皮各10克，生地黄12克，夜交藤15克，炙甘草6克，龙齿15克。水煎服，每日1剂。7剂为1个疗程。

龙 眼

【别名】益智，桂圆，荔枝奴，亚荔枝，圆眼，龙眼干。

【性味归经】甘，温。归心、脾经。

【功致主治】龙眼补益心脾，养血安神。主治气血不足所致的面色无华、神疲乏力以及心血亏虚所致的心悸、失眠、健忘等症。

1 药材性状

假种皮为不规则块片，常黏结成团，长1～1.5厘米，宽1～3.5厘米，厚约1毫米。黄棕色至棕色，半透明。外表面皱缩不平；内表面光亮，有细纵皱纹。质柔润，有黏性。气微香，味甜。

2 药材禁忌

脾胃有痰火及湿滞停饮、消化不良忌服，以免因淤痰堵塞在胸口而引起哮喘。恶心呕吐者忌服；孕妇，尤其妊娠早期，则不宜服用，以防胎动及早产等；因其葡萄糖含量较高，糖尿病患者不宜多服，以免加重病情。

3 药材选购

在购买挑选桂圆肉时，应选择颜色嫩黄，颗粒硕大，摸起来丰盈润泽的桂圆，这样的桂圆通常皮薄肉厚，蜜汁丰富，鲜甜可口，烘干后制成的桂圆肉也硕大丰盈，营养美味。

4 偏方妙用

（1）失眠：龙眼肉 60 克，莲子 20 粒，加水 500 毫升同煮，临睡时趁热食用。适用于一般失眠。

（2）神经衰弱：龙眼肉、芡实各 20 克，糯米 100 克，酸枣仁 15 克，煎汁去渣，共煮成粥。食用时调入蜂蜜 30 克。早、晚服食。糖尿病患者慎服。

（3）贫血体弱：龙眼肉 10 克，莲子 15 克，糯米 60 克，以上几味煮粥，每日早晚食用。

（4）三叉神经痛：龙眼干 100 克，鸡蛋 2 只，白糖适量。将龙眼干、鸡蛋洗净，共置锅内，加水同煮，鸡蛋熟后去壳再入锅煮 7～10 分钟，调入白糖即成。每日 1 剂，2 次分服。

（5）老年性耳聋：龙眼（去壳）12 个，大枣 12 枚，粳米 60 克，红糖适量。将大枣、粳米洗净，与龙眼、红糖同煮粥食用。早、晚各 1 次，温热服。每日 1 剂。

（6）病后体弱及心血不足所致的失眠、心悸、健忘：鲜龙眼 500 克，白糖 50 克。将鲜龙眼去皮和核，放入碗中，加白糖，上笼蒸，晾 3 次，致使色泽变黑。将变黑的龙眼拌白糖少许，装入瓶中即成。每次服龙眼肉 4 粒，每日 2 次。

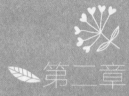

第二章

滋阴壮阳，
补虚增强性功能

◎ 补阳中药，补益阳气煦脏腑
◎ 补阴中药，濡润脏腑强功能

Traditional
Chinese medicine

第一节

补阳中药，补益阳气煦脏腑

紫河车

【别名】胞衣，人胞，混元丹，胎衣。

【性味归经】甘、咸，温。归肺、心、肾经。

【功效主治】温肾补精，益气养血。用于肝肾阴虚，骨蒸劳热、盗汗等；肾阳不足，精血亏虚，腰膝酸软，头晕耳鸣，健忘，阳痿，早泄等；妇女冲任虚损，闭经，宫冷不孕，以及产后乳少，属气血虚少者。此外，还可用于年老久病，先天不足者。

1 药材性状

本品呈不规则蝶状半圆形或椭圆形，直径9～16厘米，厚约1厘米。黄白色或黄棕色，近子宫面粗糙，凹凸不平，有纵横交错深浅不一的沟纹，可见无色膜衣。近胎儿面较平滑，中央或一侧有脐带或残痕，周围有无色或带血的网状血管。质坚脆，可折断，断面有白色点或白色斑块及大小不等的孔穴，形似海绵状。有腥气。

2 药材禁忌

忌油腻食物；凡脾胃虚弱，呕吐泄泻，腹胀便溏、咳嗽痰多者慎用；感冒病人不宜服用。

3 药材选购

每个紫河车重约30～60克，质地硬脆，有腥气。以整齐、紫红色、洁净者为佳。

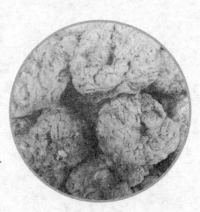

4 偏方妙用

（1）肺结核：土鳖虫、紫河车120克，制首乌、白芨各450克，百部、生地榆、葎草、黄精各180克。先将前5味共研为末，再以生地榆、葎草、黄精煎取浓汁泛丸，烘干或晒干。每次服9克，每日2～3次。

（2）顽固性失眠：紫河车30克，红枣5枚。红枣洗净，去核，与紫河车混合。加入500毫升清水，煎至剩300毫升即可。分2次温服，2日1次。

（3）早期肝硬变：紫河车、红参须、炙地鳖虫、炮甲片、片姜黄、广郁金、生鸡内金各60克。上药共研为极细粉末，水泛为丸。每次服3克，1日3次，食后开水送下。1个月为1个疗程。

（4）乳汁不足：紫河车1个，去膜洗净，慢火炒焦，研末，每日晚饭后服3克。

（5）乳房瘦小：紫河车粉12克，白术、怀山药、茯苓各15克，陈皮8克，乌鸡半只，将上述几味药物与乌鸡肉一同放入砂锅内，加食盐、生姜、胡椒、清水适量，用中火炖煮至乌鸡烂熟，再放入紫河车粉稍煮片刻即可食肉。常食此方可使皮肤具有弹性，皱纹减少，还能使女性发育均匀，乳房丰满，身体曲线优美。

仙茅

【别名】地棕，独茅，山党参，仙茅参，海南参。

【性味归经】辛，热。有毒。归肾、肝、脾经。

【功效主治】温肾阳，壮筋骨。主治阳痿精冷，小便失禁，崩漏，心腹冷痛，腰脚冷痹，痈疽，瘰疬，阳虚冷泻。

1 药材性状

干燥根茎为圆柱形，略弯曲，两端平，长3～10厘米，直径3～8毫米。表面棕褐色或黑褐色，粗糙，皱缩不平，有细密而不连续的横纹，并散布有不甚明显的细小圆点状皮孔。未去须根者，在根茎的一端常丛生两端细、中间粗的须根，长约3～6厘米，有极密的环状横纹，质轻而疏松，柔软而不易折断。根茎质坚脆，易折断，断面平坦，微带颗粒性（经蒸过者略呈透明角质状），皮部浅灰棕色或因糊化而呈红棕色，靠近中心处色较深。微有辛香气，味微苦辛。

2 药材禁忌

阴虚火旺者不宜使用；本品有毒，过量服用可引起全身出冷汗，四肢厥逆、麻木，甚至昏迷等。

3 药材选购

仙茅以身干、条粗长、质坚、外色灰黑、产于四川者为佳。

4 偏方妙用

（1）老年遗尿：仙茅31克，放入白酒中泡服，酒尽再加酒，喝至药材味淡止。

（2）风冷牙痛：仙茅3～9克，鸡蛋2个，一起煮熟后服用。

（3）妇女更年期综合征：仙茅、淫羊藿各15克，巴戟天、当归、黄柏、知母各9克。水煎服，每日1剂。

（4）冲任不调症状的高血压病：仙茅、仙灵脾、巴戟、知母、黄柏、当归，六味等分，煎成浓缩液。日服二次，每次25～50克。

（5）阳痿、耳鸣：仙茅15克，金樱子15克，瘦猪肉500克。猪肉洗净后切块。仙茅、金樱子洗净，捣碎，用纱布包好。仙茅、金樱子与猪肉一起加适量水，置文火上炖煮至肉熟烂。吃肉喝汤。

（6）遗精、阳痿、早泄：仙茅50克，白酒500克。仙茅洗净，装入纱布袋内，扎紧口。将药袋放入白酒中，浸泡7天后，可随量饮用。

杜 仲

【别名】思仙，思仲，木绵，石思仙，扯丝皮，丝连皮，棉皮，玉丝皮，丝棉皮。

【性味归经】甘，温。归肝、肾经。

【功效主治】养肝固肾、强健筋骨、安胎。主治肝肾不足引起的腰膝酸软、阳痿、尿频等症。对胎动不安、习惯性堕胎亦有很好的治疗功效。

1 药材性状

树皮呈扁平的板块状、卷筒状，或两边稍向内卷的块片，大小不一，厚2～7

毫米。外表面淡灰棕色或灰褐色，平坦或粗糙，有明显的纵皱纹或不规则的纵裂槽纹，未刮去粗皮者有斜形横裂皮孔，有时并可见淡灰色地衣斑。内表面暗紫褐色或红褐色，光滑。质脆。易折断，折断面粗糙，有细密银白色并富弹性的橡胶丝相连。气微，味稍苦。

2 药材禁忌

阴虚火旺者，肾虚火炽者及对杜仲过敏者忌用。

3 药材选购

贵州省杜仲品质最优。以皮厚而大，糙皮刮净，外面黄棕色，内面黑褐色而光，折断时白丝多者为佳。皮薄、断面丝少或皮厚带粗皮者质次。

4 偏方妙用

（1）风湿外侵，腰脚疼痛不遂，肝肾不足，小便淋漓不尽：杜仲240克，羌活120克，石南60克，大附子5枚。将上药切碎，以酒3000毫升，渍3宿，每次10～20毫升，日服2次。

（2）虚寒带下，遗精早泄：盐炒杜仲10克，补骨脂8克，胡桃仁5克，大蒜4克，炼蜜为丸。每服9克，每日服2次。

（3）阳痿、早泄：杜仲12克，桂皮9克，狗肉200克，精盐适量。将狗肉洗净切块，与桂皮、杜仲共放入砂锅内，加水适量，大火煮沸后改小火慢炖至狗肉烂熟，去药渣加精盐调味。

（4）腰肌劳损：炒杜仲10克，粳米50克。将炒杜仲投入砂锅内，加适量清水，煎取汤汁，去渣后，放入淘洗干净的粳米，文火煮粥，见粥稠米熟透即成。

（5）肾虚腰痛：杜仲15克，猪腰4个。将杜仲切成小块。用竹片将猪腰剖成钱包形状。然后把切好的杜仲片装入猪腰内，用湿草纸包裹猪腰。将包好的猪腰，放入柴灰火中慢慢烧烤，烧熟后取出，除去草纸即成。分次食用。

（6）孕妇腰酸足肿：杜仲、当归各10克，白术8克，泽泻6克，水煎服。

续 断

【别名】龙豆，接骨，接骨草，鼓锤草，川断，小续断。

【性味归经】苦，辛，微温。归肝、肾经。

【功效主治】补肝肾，强筋骨，止血安胎，疗伤续折。对肝肾不足、腰痛脚弱、风湿痹痛，或跌扑损伤、骨折、肿痛、冲任失调而致胎动欲坠或崩漏经多等症有一定疗效。

1 药材性状

根长圆柱形，略扁，微弯曲，长 5 ～ 15 厘米，直径 0.5 ～ 2 厘米。表面棕褐色或灰褐色，有多数明显而扭曲的纵皱纹及沟纹，并可见横长皮孔及少数须根痕。质稍软，久置干燥后变硬。易折断，断面不平坦，皮部绿褐色或淡褐色，木部黄褐色，常呈放射状花纹。气微香，味苦、微甜而后涩。

2 药材禁忌

与雷丸（真菌类多孔菌科植物雷丸菌的菌核）相克。续断炒制后其辛散之性较缓，而补力较胜，功偏固冲任，止崩带。因此，冲任不固之崩漏带下及妊娠下血，胎动不安等症均宜用炒续断。

3 药材选购

续断以长圆柱形、表面灰褐或黄褐色，有扭曲沟纹，质硬而脆，内色灰绿者为良品。

4 偏方妙用

（1）风湿骨痛、坐骨神经痛：续断 50 克，虎掌草 25 克、独活 20 克，重楼 30 克，用酒浸泡，睡前服 10 毫升。

（2）乳汁不通：川续断 15 克，当归、川芎各 4.5 克，麻黄、穿山甲（火煅）各 6 克，天花粉 9 克。水 2 大碗，煎成 1 碗，饭后服。

（3）滑胎不孕：炒菟丝子 40 克，桑寄生、川断、阿胶各 20 克，共研粉，炼蜜为丸。每服 10 克，日服 2 次。

（4）骨折：熟地 15 克，杜仲、川断、狗脊各 12 克，当归、青皮各 10 克，水煎服。

（5）滑胎：川续断 60 克，菟丝子（炒，炖）120 克，桑寄生 60 克，阿胶 60 克。上药将前 3 味轧细，水化阿胶和为丸，丸重 0.5 克。每服 20 丸，开水送下，每日 1 次。

（6）肾虚引起的先兆流产：川杜仲 15 克，川续断 15 克，鸡蛋 2 只。洗净鸡蛋，连壳旺火煮熟，去壳。洗净川杜仲、川续断，置瓦罐中旺火煮沸，加去壳鸡蛋。改文火煨 60 分钟。每日 2 次，每次吃 1 只鸡蛋，喝汤。

冬虫夏草

【别名】夏草冬虫，虫草，冬虫草。

【性味归经】甘，温。归肾、肺经。

【功效主治】冬虫夏草能补肾壮阳、补肺平喘、止血化痰。常用于肾虚阳痿、遗精、头昏耳鸣、肺虚或肺肾两虚、喘咳短气、或咳血、体虚自汗、畏风。

1 药材性状

本品由虫体与从虫头部长出的真菌子座相连而成。虫体似蚕，长 3～5 厘米，直径 0.3～0.8 厘米，表面深黄色至黄棕色，有环纹 20～30 个，近头部的环纹较细，头部红棕色，足 8 对，中部 4 对较明显，质脆，易折断，断面略平坦，淡黄白色。子座细长圆柱形，长 4～7 厘米，直径约 0.3 厘米，表面深棕色至棕褐色，有细纵皱纹，上部稍膨大，质柔韧，断面类白色。气微腥，味微苦。

2 药材禁忌

有风湿性关节炎者最好减量服用。儿童、孕妇以及哺乳期妇女不能服用；体内火气旺盛的人也不宜服用。有表证肺热咳血者忌服。

3 药材选购

冬虫夏草以虫体饱满肥大、完整、坚实、色黄、断面充实、类白色，菌座（子座）短壮，气香浓郁者为佳。

4 偏方妙用

（1）肺气肿：红参、清半夏、冬虫夏草各9克，麦冬、核桃肉各12克，五味子、厚朴各4.5克，炙甘草、炒苏子各3克，杏仁、桂枝各6克，生姜2片，水煎服。

（2）久咳虚喘：冬虫夏草100克，人参50克，蛤蚧1对，用白酒2000毫升浸泡，每隔7天振摇1次，30天后即可饮用。一日2次，每次20～40毫升。

（3）咳喘不止：冬虫夏草、枸杞子各10克，甘草、蛤蚧各5克，川贝母12克，共研为粉。每服10～15克，每日服2次。

（4）病后虚损：冬虫夏草3～5枚，老雄鸭1只，去肚杂，将鸭头劈开，纳药于中，以线扎好，加酱油、酒，和平常膳食一样蒸烂熟食用。

（5）止血化痰：冬虫夏草6克，白芨10克，粳米50克，冰糖适量。冬虫夏草、白芨研成细末；粳米洗净，煮粥。粳米将熟时加入域药末和冰糖，煮至米熟粥稠即可。

（6）虚劳羸瘦、病后体弱：冬虫夏草30克，白酒500克。将冬虫夏草碾碎，装入瓶中；再倒入白酒，密封后置于阴凉干燥处；一个月后开启，滤渣，即可饮用。每日3次，每次10～20克，空腹服用。

鹿茸

【别名】斑龙珠。

【性味归经】甘、咸，温。归肾、肝经。

【功效主治】鹿茸有补肾虚、益精血、强筋骨的功效，主要适用于因肾阳虚、精血不足引起的阳痿、滑精、腰膝酸软、小便频数、头晕、耳鸣、手脚发凉或发麻、面白无光、指甲及毛发枯槁，以及女子虚寒崩漏、带下、虚损羸瘦等病症。

1 药材性状

（1）梅花鹿茸：呈圆柱状分枝，具一个分枝者习称"二杠"，长14～21厘米，锯口直径4～5厘米，距锯口约1厘米处分出侧枝，长9～15厘米，略细，顶端钝圆而微弯。外皮红棕或棕色，多光润，密被红黄或棕黄色的细茸毛，下部毛较疏，分岔间具1条灰黑色筋脉，皮茸紧贴。锯口面白色，有致密的蜂窝状小孔，外围无骨质。体轻，气微腥，味微咸。具2个分枝者习称"三岔"，大挺下部多有纵棱筋及突起疙瘩，皮红黄色，茸毛较疏而粗。二茬茸与头茬茸相似。但挺长而不圆或下粗而上细，下部有纵棱筋。皮灰黄色，毛较粗糙。

（2）马鹿茸：较粗大，分枝又较多，1个侧枝者习称"单门"，2个者习称"莲花"，3个者习称"三岔"，4个者习称"四岔"。大挺长25～27厘米，直径约3厘米。外皮灰黑色，茸毛青灰或灰黄色，锯口面外皮较厚，灰黑色，中部密布细孔，质嫩。莲花大挺长可达33厘米，下部有棱筋，锯口面蜂窝状小孔稍大。三岔皮色深，质较老。四岔毛粗而稀，大挺下部具棱筋及疙瘩，分枝顶端多无毛。

2 药材禁忌

鹿茸宜从小剂量开始服用，缓缓增量；凡阴虚阳亢者，血分有热、胃火盛或肺有痰热以及外感热病者均禁服；高血压、肾病、肝炎患者忌用。

3 药材选购

以东北吉林抚松所产品质最优，西北马鹿茸较次。东北鹿茸以挺圆、顶部丰满、毛细、质嫩、油润光亮、皮呈红棕色为优；马鹿茸以茸体饱满、体轻、下部没有棱线、断面如蜂窝状、组织致密、呈米黄色者为优。

4 偏方妙用

（1）肾虚阳痿：鹿茸3克，肉苁蓉30克，黄狗肾1只。共研成细粉，每次6克，每日2次，用黄酒送服。

（2）眩晕：鹿茸，每服16克，用酒适量煎，去滓，加入少许麝香服之。

（3）老人肾虚腰疼：鹿茸1克，杜仲12克，核桃仁30克。水煎服，每日1剂。

（4）阳虚阳痿、四肢寒冷：鹿茸0.5克，乌龙茶5克。沸水冲泡代茶饮，可冲泡3～5次。

巴戟天

【**别名**】巴戟，巴吉天，戟天，巴戟肉，鸡肠风，猫肠筋。

【**性味归经**】辛，甘，微温。归肾、肝经。

【**功效主治**】巴戟天具有补肾助阳、强筋壮骨、祛风除湿的功效。适用于肾虚阳痿、遗精早泄、少腹冷痛、小便不禁、宫冷不孕、风寒湿痹、腰膝酸软、风湿脚气等。

1 药材性状

　　根扁圆柱形或圆柱形，略弯曲，长度不等，直径 1～2 厘米。表面灰黄色或灰黄棕色，有的微带紫色，具纵皱及深陷的横纹，有的呈缢缩状或皮部横向断离而露出木部，形如鸡肠。质坚韧，折断面不平，皮部厚 5～7 毫米，淡紫色，木部直径 2～4 毫米。气微，味甘而微涩。

2 药材禁忌

　　凡火旺泄精、阴虚水乏、小便不利、口舌干燥者皆禁用。

3 药材选购

　　巴戟天以条大肥壮、呈链球状、肉厚色紫、木质心细者为良品。

4 偏方妙用

　　（1）阳痿：巴戟天 30 克，人参 30 克，肉桂 9 克，炒枣仁 15 克，远志 6 克，茯神 3 克，高良姜 3 克，附子 3 克，柏子仁 6 克，黄芪 15 克，当归 9 克，菟丝子 6 克。水煎服，每日 1 剂，分 2 次服。

　　（2）慢性肝炎：巴戟天、肉苁蓉、制首乌各 20 克，仙灵脾、菟丝子、丹参、黄芪、白芍、黄柏各 15 克，虎杖、旱莲草各 30 克，晚蚕沙、郁金各 10 克。水煎服，每日 1 剂。

　　（3）性欲减退，阳痿少精：红参 6 克（或党参 30 克），锁阳、巴戟肉各 12 克，胡桃肉 30 克（分两次嚼食），水煎服，1 日 2 次，连服 1～3 个月。

　　（4）肾虚腰痛，遗精带下：巴戟、羌活、桂心、五加皮、干姜各 15 克，杜仲 20 克，牛膝 30 克，共研细末，炼蜜为丸。每服 9 克。

（5）肾虚阳痿：巴戟天、怀牛膝各 30 克，白酒 500 毫升。将上述两味药入酒浸 7 日后即可。口服，每日 2 次，每次 10～20 毫升。酒中加菟丝子 25 克，效果会更佳。

（6）女子宫冷不孕：巴戟天 30 克，干品蚌肉 100 克。生姜 2 片，盐适量。将蚌肉用清水浸透发开，洗净切片，巴戟天洗净。瓦煲内加适量清水，用大火煲至水沸后放入巴戟天、蚌肉、生姜。改用小火继续煲 3 小时左右，再加盐调味后，即可食用。

淫羊藿

【别名】仙灵脾，刚前，羊藿，羊藿叶，黄边祖，牛角花，三叉骨，三角莲，乏刀草。

【性味归经】辛、甘，温。归肾、肝经。

【功效主治】具有温肾壮阳、强筋健骨、祛风除湿的功能。治遗精早泄、肾亏阳痿、腰膝酸软、妇女月经不调、中年健忘，以及心血管、慢性支气管炎、高血压、更年期综合征、小儿麻痹症等症。

1 药材性状

（1）淫羊藿：地上部分长 20～40 厘米。茎细杆状，平滑或略有棱，具光泽。二回三出复叶。中间的小叶柄长约 10 厘米，两侧小叶柄长约 5 厘米。小叶片卵圆形，两侧者较小，先端微尖，外侧裂片较大；边缘具刺状细锯齿；上表面绿色或黄绿色，略有光泽，无毛，下表面灰绿色，有稀疏毛茸。

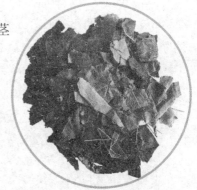

（2）箭叶淫羊藿：地上部分长约 40 厘米。一回三出复叶。小叶长 4～10 厘米，两侧小叶基部显著偏斜，叶缘锯齿硬刺状，长约 2 毫米，下表面具稀疏毛或近无毛。叶片革质，硬脆。

（3）巫山淫羊藿：一回三出复叶，小叶片披针形。

（4）朝鲜淫羊藿：二回三出复叶，商品多为单片小叶，小叶片宽卵形，叶端尾尖，边缘锯齿细毛状。叶片薄，膜质。

2　药材禁忌

阴虚而相火易动者忌服。

3　药材选购

淫羊藿以梗少叶多、色黄绿、干燥、不破碎者为佳。

4　偏方妙用

（1）慢性喘咳：淫羊藿80克，切碎，煎取浓汁，混合干品20克，制成丸剂。生服7.5克，每日2次，10日为1个疗程。

（2）宫颈癌：淫羊藿、凤尾草、夏枯草、土茯苓各15克，仙茅9克，白英30克，水煎，分3次服。

（3）病后体虚、视物不清：淫羊藿10克，淡豆豉20克。将两味一同放入砂锅中，煎煮半小时，取汁。每日1剂，分2次温服。

（4）阳痿，早泄，遗精：鲜淫羊藿200克，剪碎，晒干，水煎服，或用开水泡服，每日3次。

（5）补肾壮阳、强筋健骨：淫羊藿200克，白酒2000毫升。将淫羊藿捣碎，装入布袋中，浸泡在白酒内，密封3天后即可饮用。每次服20～30毫升。

（6）泌尿系结石：淫羊藿75克，金钱草60克，冬葵子20克。水煎服，每日1剂。

补骨脂

【别名】婆固脂，破故纸，破故芷，胡韭子。

【性味归经】辛、苦，温。归肾、脾经。

【功效主治】补骨脂具有温肾固精、暖脾止泻、纳气平喘的功效。主治肾阳不足，腰膝冷痛，阳痿早泄，遗精滑精，尿频遗尿；脾肾阳虚，大便久泻；肾不纳气，虚寒喘嗽；白癜风，斑秃。

1 药材性状

果实扁圆状肾形，一端略尖，少有宿萼。怀补骨脂长 4 ～ 5.5 厘米，宽 2 ～ 4 毫米，厚约 1 毫米；川补骨脂较小。表面黑棕色或棕褐色，具微细网纹，在放大镜下可见点状凹凸纹理。质较硬脆，剖开后可见果皮与外种皮紧密贴生，种子凹侧的上端略下处可见点状种脐，另一端有合点，种脊不明显。外种皮较硬，内种皮膜质，灰白色；子叶 2 枚，肥厚，淡黄色至淡黄棕色，陈旧者色深，其内外表面常可见白色物质，于放大镜下观察为细小针晶，胚很小。宿萼基部连合，上端 5 裂，灰黄色，具毛茸，并密布褐色腺点。气香，味辛、微苦。

2 药材禁忌

孕妇不能服用；外用本品治疗白癜风时，如皮肤出现红肿，应暂停用药，皮肤反应会自行消失；内热烦渴、尿赤口干者不能服用。另外，不可与寒凉性质的药材、食物共用。

3 药材选购

重庆所产品质最优。以果皮薄，有香气，味道辛中微苦为佳。

4 偏方妙用

（1）脾肾虚寒，五更泄泻：补骨脂 12 克，肉豆蔻、五味子各 6 克，吴茱萸 3 克，大枣 18 克，生姜 24 克，制为丸，每服 6 ～ 9 克，每日 2 ～ 3 次。

（2）肾虚遗尿：盐炒补骨脂、益智仁各 60 克，研为末，分为 6 包。每晨用米汤泡服 1 包，6 日为 1 个疗程。

（3）牛皮顽癣：补骨脂 30 克，用 75% 的乙醇 100 毫升浸泡 1 周，纱布过滤浓缩至原量的 1/3，涂擦患处。

（4）补阳止泻：补骨脂 30 克，肉豆蔻 15 克，鸡蛋 3 个。鸡蛋入水中煮沸，捞出，剥去外壳，与补骨脂、肉豆蔻同煮 15 分钟即可。

（5）缓解体虚、疲劳：补骨脂 480 克，酒浸一夜后晒干，加黑芝麻 150 克炒至芝麻炸响，去芝麻，只取补骨脂研为末，以醋煮面糊制成丸，如梧桐子大。每次服 20 ～ 30 丸。空腹以温酒或盐汤送下。

益智仁

【别名】益智子，益智。

【性味归经】辛，温。归肾、脾经。

【功效主治】益智仁具有温脾止泻、摄唾涎、暖肾、固精缩尿的功能。治遗精、夜尿频数、遗尿、腹中冷痛、口多唾涎、肾虚遗尿等症。

1 药材性状

果实纺锤形或椭圆形，两端略尖，长 1.2～2 厘米，直径 1～1.3 厘米，表面棕色或灰棕色，有纵向凹凸不平的突起棱线 13～20 条，顶端有花被残基，基部常残存果梗，果皮薄而稍韧，与种子紧贴，种子团中间有淡棕色隔膜分成 3 室，每室有种子 6～11 粒。种子呈不规则的多面形，直径约 3～4 毫米，灰褐色，具淡黄色假种皮，腹面中央有凹陷的种脐，种脊沟状。有特异香气，味辛、微苦。

2 药材禁忌

阴虚火旺或因热而致遗精、滑精或妇女崩漏带下者忌服。

3 药材选购

益智仁以干燥、粒大、饱满、气味浓者为佳。

4 偏方妙用

（1）小儿流涎及小儿遗尿：益智仁、白茯苓、糯米各 30～50 克。将益智仁和白茯苓研为细末，再用糯米煮粥，然后调入药末，稍煮片刻，待粥稠即可。每日早晚 2 次，温热服。连用 5～7 日。

（2）老年肾阳虚型便秘：益智仁、台乌药、当归、桑螵蛸、山茱萸各 10 克，党参、菟丝子、肉苁蓉、熟地黄各 15 克，怀山药 20 克。每日 1 剂，水煎空腹温服。

（3）泌尿系感染：益智仁 10 克，栀子 10 克，黄芩 10 克，败酱草 30 克，赤小豆 30 克，木通 10 克，车前草 15 克，乌药 10 克，甘草 10 克，蒲公英 30 克，水煎服。

（4）小儿遗尿：益智仁 10 克，补骨脂 10 克，茯苓 1.5 克，山茱萸 10 克，菟丝子 10 克，五味子 6 克，白果 10 克，桑螵蛸 15 克，肉桂 3 克，水煎服。

（5）肾气虚寒的遗尿或小便频数：益智仁、金樱子各 6 克，乌药 5 克。将药物放入杯中，以适量沸水冲泡，加盖闷 20 分钟即可饮用。

（6）咽喉干燥、心中烦热：玄参 15 克，益智仁 12 克。玄参研末。锅内放适量水，加玄参末、益智仁一起水煎。

海狗肾

【别名】腽肭脐。

【性味归经】咸，热。归肾经。

【功效主治】海狗肾具有暖肾壮阳，益精补髓的功效。主治虚损劳伤、阳痿精衰、早泄、腰膝痿弱、心腹疼痛等病症。

1 药材性状

海狗肾来源不一，药材商品复杂，一般所用进口海狗肾为干燥的阴茎和睾丸。阴茎呈圆柱形，先端较细，长 28 ～ 32 厘米，干缩，有不规则的纵沟及凹槽，有一条纵向的筋。外表黄棕色或黄色，杂有褐色斑块。后端有一长圆形、干瘪的囊状物，约 4 厘米 ×3 厘米，或有黄褐色毛。睾丸 2 枚，扁长圆形，棕褐色，半透明，各有 1 条细长的输精管与阴茎末端相连。输精管黄色，半透明，通常绕在阴茎上。副睾皱缩，附在睾丸的一侧，乳黄色。

2 药材禁忌

本品热证，如目赤、咽痛、咯血、便秘、阳强易举者忌服。脾胃夹有寒湿者忌服。

3 药材选购

海狗肾以形粗长、质油润、半透明、无腥臭者为佳。

4　偏方妙用

（1）肾虚、阳痿、性欲减退、体弱畏冷、腰膝酸软：海狗肾 1 对，米酒 1000 毫升。将海狗肾蒸软切碎，放入容器内，加入米酒，密封浸泡 4 ～ 8 周即可启封，滤出酒液，即可饮用。本品可不断续加米酒，直至无味。早、中、晚空腹饮用，每次 5 ～ 10 毫升。

（2）中老年人元气不足，肾阳虚衰所致的阳痿：海狗肾 1 具，红参 1 根，高粱酒 1.5 升。先将海狗肾洗净，切碎，入布袋，与红参一同置于容器中，加入高粱酒，密封，浸泡 10 ～ 15 天后即可取用，酒尽添酒，味薄即止。口服，每次服 10 毫升，每日 2 次。

（3）体卷乏力，精神不振：海狗肾一具，切片，与人参 15 克，怀山药 30 克共入白酒浸泡七天后服，每次两汤匙，每日 2 次。

（4）温补肾阳：海狗肾或黄狗肾 1 个，与砂爆炒至松泡，研末，每次 3 克，每日 2 次。适用于性功能减退、阳痿精冷等。

（5）性冷淡：取肉苁蓉 50 克，人参 15 克，海狗肾 1 具，海狗肾酒浸后切片，用 1000 毫升米酒或白酒浸泡一月后饮用，每晚睡前饮一小杯。

海马

【别名】水马，马头鱼，龙落子鱼。

【性味归经】甘，温。归肝、肾经。

【功效主治】海马具有温肾壮阳，散结消肿的功效。主治精神衰惫，阳痿遗精，宫冷不孕，遗尿尿频，肾虚喘逆，积聚，跌打损伤，痈肿疔疮。

1　药材性状

（1）线纹海马：呈扁长形而弯曲，体长约 30 厘米。表面黄白包。头略似马头，有冠状突起，具 1 管状长吻，口小，两眼深陷。躯干部七棱形，尾部四棱形，渐细卷曲，体上有瓦楞形的节纹并具短棘。体轻，骨质坚硬。气微腥，味微咸。

（2）三斑海马：体侧背部第 1、4、7 节的短棘基部各有 1 黑斑。

（3）刺海马：体长 15 ～ 20 厘米，头部及体上环节间的棘细而尖，其尖端呈黑褐色。

（4）大海马：体长 20 ～ 30 厘米，黑褐色，头部及体侧有细小暗色或银白色斑点。

（5）小海马：体形小，长 7 ～ 10 厘米，黑褐色，节纹及短棘均较细小。

2 药材禁忌

因海马有活血散结的作用，因此孕妇忌用。除此，阴虚火旺、脾肾虚弱、外感发热者也不宜服用，且服药期间忌食生冷食物。

3 药材选购

海马是台湾省的地道药材。以个大、色白、体完整者为佳。

4 偏方妙用

（1）肾阳虚亏所致的畏寒肢冷、腰膝酸软：海马 50 克，白酒 500 毫升。将海马研碎，与白酒共入瓶中，密封浸泡 10 日即可。日服 2 次，每饮 10 毫升。

（2）肾虚阳痿、腰腿痛：海马适量，黄酒1 盅。将海马炮炙研末。每次 1 ～ 3 克，每日 3 次，黄酒冲服。

（3）强身健体：海马粉 3 克，小米、红糖各适量。小米煮粥，粥成加适量红糖，用粥送服海马粉。

（4）肾虚白带增多：海马 1 对，杜仲 15 克，黄芪 30 克，当归 12 克，白果、白芷各 10 克，土茯苓 30 克。水煎 2 次，合并药液后分 2 次服，每日 1 剂。

（5）肾虚哮喘：海马 5 克，当归 10 克。先将海马捣碎，加当归和水，共煎2 次。每日分 2 次服。

（6）气虚阳虚：① 海马 10 克，虾仁 15 克，童子鸡 1 只，米酒、味精、盐、生姜、淀粉、清汤、葱、蒜适量。将童子鸡处理干净，洗去血水，然后放入沸水中氽烫熟，剁成小块备用。② 将海马、虾仁用温水洗净，泡 10 分钟，放在鸡肉上。③ 加入葱段、蒜及鸡汤适量，上笼蒸烂。④ 把鸡肉扣入碗中，加入调味料，浇芡汁即可。

肉苁蓉

【**别名**】苁蓉，大芸，肉松蓉，纵蓉，地精，金笋，寸芸。

【**性味归经**】甘、咸，温。归肾、大肠经。

【**功效主治**】肉苁蓉具有补肾、益精、润燥、滑肠的功效，适用于治疗阳痿、早泄、遗精、不孕、带下、血崩、腰膝冷痛、便秘、贫血、神经衰弱、遗尿等症。

1 药材性状

茎肉质，长圆柱形，有时稍扁，略弯曲，长3～15厘米，直径5～15厘米，向上渐细，直径5厘米，有的切成段，上下直径相近。表面灰棕色或棕褐色，有纵沟，密被覆瓦状排列的肉质鳞叶，鳞叶菱形或三角形，宽0.5～1.5厘米，厚约2毫米，尚可见鳞叶脱落后留下的弯月形叶迹。质坚实，不易折断，断面棕色，有淡棕色维管束小点，环列成深波状或锯齿状，木部约占4/5，有时中空；表面和断面在光亮处有时可见结晶样小亮点。气微，味甜、微苦。

2 药材禁忌

阴虚火热旺及大便泄泻者忌服；湿热便结者，肾中有热、强阳易兴而精不固者忌服；忌铜、铁器。

3 药材选购

甜苁蓉以条大、身肥、鳞细、色灰褐至黑褐、油性大、柔软体质、木质心细、无枯空者为佳；咸苁蓉以色黑、质糯、细鳞粗条、体扁圆形为佳。

4 偏方妙用

（1）阳痿：肉苁蓉、菟丝子、蛇床子、五味子、远志、续断、杜仲各2克。上7味，捣碎，炼蜜和为丸，如梧桐子大，每服5丸。

（2）习惯性便秘：白术30克，肉苁蓉、生首乌、栝楼仁各15克，当归、生地、黄精各 12 克。每日 1 剂，水煎，分 2 次服，15 日为 1 个疗程。

（3）胃下垂：当归、肉苁蓉各 20 克，麻子仁 30 克，太子参、沙参、麦冬各 12 克，杏仁、枳壳各 10 克，厚朴 18 克，大黄 6 克。每日 1 剂，水煎服。

（4）少精不孕：韭菜子、肉苁蓉、补骨脂各 6 克，水煎，留汁；猪肉 30 克，用药汁炖肉，加入 150 克的嫩豆，用淀粉勾芡，再加上盐、鸡精、葱、姜调味即可食用。

（5）宫冷不孕：肉苁蓉 25 克，淫羊藿 50 克，白酒 1000 克，放在一起浸泡 10 天即可饮用，每次 20 毫升，每日 3 次。

（6）肠燥便秘：桑葚子 50 克，肉苁蓉、黑芝麻各 15 克，枳实 10 克，水煎服用，每日 1 剂。

锁阳

【别名】琐阳，不老药，锈铁棒，地毛球，黄骨狼。

【性味归经】甘，温。归肝、肾、大肠经。

【功效主治】锁阳具有补肾壮阳、益精强筋、润肠通便的功能。常用于肾阳不足、精血虚亏、阳痿、不孕、腰膝酸软、肠燥便秘等症。

1 药材性状

锁阳属多年生肉质寄生草本，无叶绿素，全株红棕色，高 15～100 厘米，大部分埋于沙中。寄生根根上着生大小不等的锁阳芽体，初近球形，后变椭圆形或长柱形，具多数须根与脱落的鳞片叶。茎圆柱状，直立、棕褐色，埋于沙中的茎具有细小须根，尤在基部较多，茎基部略增粗或膨大。茎上着生螺旋状排列脱落性鳞片叶，中部或基部较密集，向上渐疏；鳞片叶卵状三角形，花丝极短，花药同雄花；雌蕊也同雌花。果为小坚果状，多数非常小，近球形或椭圆形，果皮白色，顶端有宿存浅黄色花柱。种子近球形，深红色，种皮坚硬而厚。

2 药材禁忌

阴虚火旺、口渴、小便黄赤者不宜服用。此外，脾虚泄泻、实热便秘、大便滑、精不固、阳道易举、心虚气胀者也应忌服。

3　药材选购

锁阳以体形肥大、颜色棕红、坚实、断面粉性、不显筋脉者为上品。

4　偏方妙用

（1）年老体弱，腰膝酸软，肠燥便秘：锁阳、桑葚各20克，蜂蜜10克。锁阳、桑葚均捣碎，置于保温瓶中，加蜂蜜。用适量沸水，冲泡，盖盖闷15～20分钟。1日内频频饮尽。

（2）阳痿：锁阳45克，黄柏（酒炒）240克。龟甲（酒炙）120克，知母（酒炒）60克，熟地黄、陈皮、白芍各160克，干姜15克。上药共为末，酒糊为丸，或制成粥。

（3）遗精：锁阳、巴戟天、肉苁蓉、补骨脂、菟丝子、韭菜子、芡实、莲子、莲须、牡蛎、龙骨、怀山药。熟地黄、黄柏、大茴香、茯苓各适量。水煎服。

（4）心肾阳虚型冠心病：锁阳60克，猪油50克。将猪油加热，油炸锁阳，再把锁阳轧为末。每次10克，用沸水冲，代茶饮。

（5）男性阳痿、早泄：锁阳15克，党参、怀山药各12克，覆盆子9克。将上述药物一同放入砂锅中，加水煎煮半小时，取汁服用。每日1剂，分2次温服。

（6）肾虚阳痿、性功能低下：锁阳30克，白酒500克。将锁阳用白酒浸泡7日。每次1小杯，每日2次。

菟丝子

【别名】菟丝买，吐丝子，黄藤子，龙须子，豆须子，缠龙子，黄丝子。

【性味归经】甘，温。归肾、肝、脾经。

【功效主治】菟丝子具有益气、添精益髓、润心肺的功能。治尿血、口苦燥渴、腰膝酸软等症。

1　药材性状

种子类球形，直径1～1.5毫米。表面灰棕色或黄棕色，具细密突起的小点，一端有微凹的线形种脐。质坚实，不易以指甲压碎。气微，味淡。

2　药材禁忌

阴虚火旺、大便燥结、小便短赤者不宜用。

3　药材选购

菟丝子种皮呈红棕色或棕黄色，以颗粒饱满、无尘土及杂质者为佳。

4　偏方妙用

（1）流产术后闭经：菟丝子、川续断、覆盆子各30克，白芍、枸杞子、熟地各15克，当归、柴胡、川芎各12克，桃仁、枳实各10克，白术9克，仙灵脾20克，炙甘草6克。每日1剂，水煎，每日服3次，20日为1个疗程，停药10日，再进入下1个疗程。共治疗1～4个疗程。

（2）黄褐斑：菟丝子、益母草各15克，枸杞子、柴胡、当归、茯苓、白芍、白术各10克，红花、薄荷、蝉衣各5克，白芷6克。每日1剂，水煎取汁200毫升，先将药液趁热熏蒸面部10～15分钟，然后分早、晚温服。30日为1个疗程。观察治疗1个疗程以上。

（3）先兆流产：菟丝子、桑寄生、川续断、阿胶各45克，椿根皮15克，共研细末，每服9克，每月逢1、2、3日，11、12、13日，21、22、23日各服1次。可补肾安胎。

（4）男子不育症：菟丝子20克，海狗肾1具，韭菜子15克，蛇床子、五味子各10克，补骨脂12克，桑螵蛸30克，覆盆子、生怀山药各15克，车前子（包）9克，知母、黄柏各9克，全当归12克，水煎服，每日1剂，分2次服。

（5）习惯性流产：菟丝子60克，粳米100克，白糖适量。菟丝子研碎，放入砂锅内，加入300毫升水。用文火煎至200毫升，去渣留汁，加入粳米后另加水300毫升及适量白糖，用文火煮成粥。

（6）不育症肾气虚弱：菟丝子50克。红糖60克。将菟丝子捣碎，与红糖一起入锅，加适量水煎煮。然后去渣，即可当茶饮服。

沙苑子

【别名】沙苑白蒺藜，沙苑蒺藜，沙苑蒺藜子，沙蒺藜。

【性味归经】甘，温。归肝、肾经。

【功致主治】温补肝肾，固精，缩尿，明目。用于肾虚腰痛、遗精早泄、白浊带下、小便余沥、眩晕目昏。

1 药材性状

本品略呈肾形而稍扁，长 2～2.5 毫米，宽 1.5～2 毫米，厚约 1 毫米。表面光滑，褐绿色或灰褐色，边缘一侧微凹处具圆形种脐。质坚硬，不易破碎。子叶 2 枚，淡黄色，胚根弯曲，长约 1 毫米。无臭，味淡，嚼之有豆腥味。

2 药材禁忌

相火炽盛，阳强易举者忌服。《本经逢原》："肾与膀胱偏于热者禁用。"

3 药材选购

沙苑子以饱满、均匀者为佳。

4 偏方妙用

（1）阳痿早泄：沙苑子 12 克，知母 9 克，黄柏 9 克，生地黄 15 克，山茱萸 12 克，牡丹皮 9 克，茯苓 12 克，泽泻 12 克，怀山药 15 克，金樱子 9 克，龙骨 30 克，牡蛎 30 克，水煎服。

（2）遗精：沙苑子（炒）、芡实（蒸）、莲须各 60 克，龙骨（酥炙）、牡蛎（盐水煮一日一夜，煅粉）各 30 克，共研细末，莲子粉糊为丸，盐汤送下。

（3）老年性痴呆肝肾阴虚证：沙苑子、阿胶、当归、赤芍、白芍、黄精、山茱萸各 15 克，蒸何首乌 20 克，水蛭、川芎、红花各 12 克。水煎服，每日 1 剂。

（4）肾虚阳痿、早泄：沙苑子 300 克，肉苁蓉、淫羊藿、菟丝子各 150 克，鹿茸 30 克，用米酒浸，然后慢火焙干，研成细末，每次 10 克，每日 2 次，口服。

（5）肾阴虚或有梦而遗者：用沙苑子 10 克、莲须 2 克、五味子 5 克、龙骨 10 克、干地黄 10 克、怀山药 12 克、山萸肉 10 克、牡丹皮 10 克、泽泻 10 克、白茯苓12克。每日1剂，中晚各服1次，淡盐汤送下。

（6）目暗不明：沙苑子、枸杞子、熟地各9克。水煎服，每日1剂，以治久病体虚，视力减退。或用沙苑子、芜蔚子、青葙子各60克。共研细末，每次3克，每日2次，治目昏不明。

蛤蚧

【别名】大壁虎，仙蟾，大守宫。

【性味归经】咸，平。归肺、肾经。

【功效主治】蛤蚧具有补肺益肾、纳气定喘、助阳益精的功效。常用于虚喘气促、劳嗽咳血、阳痿遗精等症。

1 药材性状

该品呈扁片状，头颈部及躯干部长9～18厘米，头颈部约占三分之一，腹背部宽6～11厘米，尾长6～10厘米。头略呈扁三角状，两眼多凹陷成窟窿，口内有细齿，生于颚的边缘，无异型大齿。吻部半圆形，吻鳞不切鼻孔，与鼻鳞相连，上鼻鳞左右各1片，上唇鳞12～14对，下唇鳞（包括颏鳞）21片。腹背部呈椭圆形，腹薄。背部呈灰黑色或银灰色，有黄白色或灰绿色斑点散在或密集成不显著的斑纹，脊椎骨及两侧肋骨突起。四足均具5趾；趾间仅具蹼迹，足趾底有吸盘。尾细而坚实，微现骨节，与背部颜色相同，有6～7个明显的银灰色环带。全身密被圆形或多角形微有光泽的细鳞，气腥，味微咸。

2 药材禁忌

阴虚火旺体质者不宜食用。尤其是患有风寒感冒、咳嗽气喘、大叶性肺炎等病症者不宜食用。

3 药材选购

蛤蚧以体大、尾粗而长、无虫蛀者为佳。

（1）肺虚咳喘：蛤蚧焙干10克，党参、麦冬、百合、怀山药各30克，上述药材研为末，炼蜜为丸，每次服3克，温开水送服，1日2次。

（2）咳嗽面浮：蛤蚧1对连尾，涂蜜、酒，烤脆，加等量东北红参一起研为末，炼蜜为丸，每次服3克，1日2次。

（3）益气强体：糯米100克，蛤蚧粉2克，人参粉3克。加水煮粥，再加入蛤蚧粉、人参粉搅匀，趁热食用。

（4）润肺清火：蛤蚧粉、乌蛇粉各3克，蜂蜜适量。上2味药加少许蜂蜜用水冲服，每日2次，连服1个月。

（5）肾阳虚衰型女子性欲低：蛤蚧、人参各15克，淫羊藿、枸杞子各30克，益智仁20克，优质白酒1500毫升。将上药及白酒置于瓶中，加盖密封，60天可以服用。每晚睡前饮20～50毫升。量小者喝少些，一次量不超过100毫升。

（6）益肺补肾：蛤蚧1对，去头足研粉冬虫夏草15克，炒沙干50克，陈皮15克，均研粉；白蜜或饴糖500克。将上药充分和匀后装瓶待用。服时每次5克，每日2～3次，服用时以蜂蜜或饴糖调和。

第二节

补阴中药，濡润脏腑强功能

南沙参

【**别名**】白沙参，苦心，泡参，桔参，泡沙参，山沙参。

【**性味归经**】甘，微寒。归肺、胃经。

【**功效主治**】养阴清肺，化痰，益气。用于肺热燥咳，阴虚劳嗽，干咳痰黏，气阴不足，烦热口干。

1 药材性状

（1）轮叶沙参：根圆柱形，少数2分枝，长5.5～14厘米，直径0.5～2厘米。表面无纵皱纹，上部具环纹。折断面不平坦，白色，中空。气微，味微甘。

2. 沙参：根圆柱形或圆锥形，有的弯曲或扭曲，少数2～3分枝，常8～27厘米，直径1～4.3厘米。表面黄白色或淡棕黄色，较粗糙，有不规则扭曲的皱纹，上部有细密横纹，凹陷处常有残留棕褐色栓皮。顶端芦头（根茎）单个，或多个，长2～7厘米，四周具多数半月形茎痕，呈盘节状。质硬脆，易折断，折断面不平坦，类白色。

2 药材禁忌

风寒咳嗽者忌服，不宜与藜芦同用。

3 药材选购

以粗细均匀、肥壮、色白者为佳。

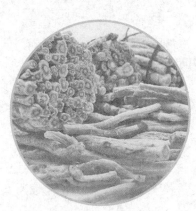

4 偏方妙用

（1）胃癌：南沙参、藤梨根、白花蛇舌草、夏枯草、鱼腥草、望江南、紫草根各30克，炙穿山甲、炙鳖甲各15克，水煎服，每日1剂。

（2）肺结核：罗汉果100克，枇杷叶、南沙参、桔梗各150克，水煎煮两次取汁，将两次所取药液合并，过滤，静置24小时，取上清液适量，加入蔗糖调服。每次口服10毫升，每日3次。

（3）支气管扩张症反复咯血阴虚内热，痰热内蕴证：南沙参、天冬、麦冬、桑白皮、黄芩、栀子、栝楼、贝母、苦杏仁、桃仁、枳壳、郁金、制大黄各10克，白茅根30克。水煎，去渣取汁，每日1剂，分3次温服。

（4）肺热燥咳：南沙参、桑叶、麦门冬各12克，苦杏仁、贝母、枇杷叶各9克，水煎服。

（5）气虚久咳、肺燥干咳：南沙参50克，玉竹、莲子、百合各25克，鸡蛋1个。将南沙参、玉竹、莲子、百合分别洗净，同鸡蛋连壳一起下锅，同炖半小时。取出鸡蛋除壳，再放回锅中一同炖至药物软烂。食鸡蛋饮汤。每日1剂，10天为1个疗程。

北沙参

【别名】沙参，海沙参，银条参，莱阳参，辽沙参，珊瑚菜。

【性味归经】甘，微苦，微寒。归肺、胃经。

【功效主治】补胃阴、清胃热。治胃阴虚引起的口干多饮、饥不欲食、大便干结、舌苔光剥或舌红少津及胃痛、胃胀、干呕等症。

1 药材性状

根细长圆柱形，偶有分枝，长 10～45 厘米，直径 0.2～1.5 厘米。除去外皮的表面淡黄白色，略粗糙，偶有残留外皮。不去外皮的表面黄棕色，有不规则纵沟及裂隙，并有黄棕色横长皮孔及较多点状突起的细根痕。根头渐细，有残留茎基。质坚脆，易折断，断面皮部浅黄白色，形成层环深褐色，木部黄色，放射状。气特异，味微甘。

2 药材禁忌

风寒咳嗽、脾胃虚寒以及寒饮喘咳者应忌服。

3 药材选购

以山东所产品质最优。以枝条细长、圆柱形、均匀、质坚、味甘者为佳。

4 偏方妙用

（1）肺癌：北沙参、半枝莲、石燕各 30 克，漏芦、蜂房各 15 克，枇杷叶、蒲黄、黄芪、苦杏仁各 9 克，水煎服，每日 1 剂。

（2）喉癌：北沙参、藤梨根、白花蛇舌草、白英、牡蛎、大青叶各 30 克，干蟾皮、山豆根各 15 克，当归 9 克，水煎服。

（3）小儿夜啼：北沙参、麦门冬、怀山药、蝉蜕各 5 克，寒水石、龙齿（先煎）、酸枣仁各 6 克，珍珠母 10 克（先煎），薄荷、生甘草各 3 克。每日 1 剂，水煎，分早、中、晚 3 次口服。3 剂为 1 个疗程，直至痊愈。

（4）便秘：玉竹、北沙参、石斛、麦冬各 15 克，乌梅 5 枚，水煎取汁，加冰糖适量代茶饮用。

（5）慢性迁延性肝炎：北沙参10克，当归10克，麦冬10克，枸杞子12克，生地12克，川楝子9克。每日1剂，水煎服。对肝肾阴虚，两胁作痛，口干舌燥者有较好疗效。

（6）糖尿病：北沙参、生地各12克，石斛、麦冬、天花粉各9克。每日1剂，水煎服。适用于糖尿病，口干口渴明显者。如尿糖高者，加怀山药12克，黄芪9克；血糖高者，配玄参、苍术各9克，则疗效更好。

麦门冬

【别名】麦冬，寸冬，沿阶草。

【性味归经】甘、微苦，微寒。归心、肺、胃经。

【功效主治】麦冬具有清心除烦、养阴润肺、益胃生津的功能。主治肺燥干咳、咯血、咽干口燥、便秘等症。

1 药材性状

块根呈纺锤形，两端略尖，长1.5～3厘米，直径0.3～0.6厘米。表面黄白色或淡黄色，有细纵纹。质柔韧，断面黄白色，半透明，中柱细小。气微香，味甘、微苦。

2 药材禁忌

感冒风寒、寒气犯肺或有痰饮湿浊咳嗽，以及脾胃虚寒泄泻者均忌服。麦冬忌与鲫鱼同食。

3 药材选购

浙江所产品质最优。以表面淡黄白色、完整壮硕、皮细、味甘、半透明、气香、没有发霉者为佳品。

4 偏方妙用

（1）骨蒸肺痿、四肢烦热、不思饮食、口干渴：麦冬（去心，焙）、地骨皮各150克。上2味粗捣筛，每服5～10克。先以水400毫升，煎小麦20克，至 300 毫升，去麦冬入药，煎至 200 毫升，去渣，分 2 次温服，空腹、饭后各服 1 次。

（2）小儿夜啼：麦冬 8 克，朱砂 0.3 克，灯芯草 0.5 克。将上药盛于小碗内，加热开水 40 毫升浸泡，待饭煮熟时，置于饭面上加蒸（或置于锅内隔水蒸）即可。每日 1 剂，中午及晚上睡前各服 1 次。

（3）治火逆上气、咽喉不利：麦冬 7 升，半夏 1 升，人参 90 克，甘草 60 克，粳米 90 克，大枣 12 枚。上 6 味，以水 2400 毫升，煮取 1200 毫升，温服 200 毫升，每日 3 次。

（4）慢性胃炎：麦冬 15 克，太子参 15 克，制半夏 7.5 克，柴胡 6 克，生白芍 10 克，炒栀子 7.5 克，牡丹皮 7.5 克，青皮 10 克，丹参 15 克，甘草 6 克，水煎服。

（5）男女血虚：麦冬、生地黄各 1500 克，取汁熬成膏，加入适量蜂蜜，熬片刻，凉后装入瓶中备用，每日泡水冲服。

（6）慢性咽炎：麦冬 10 克，红枣 2 颗，白米 50 克，冰糖适量。将麦冬用温水浸泡片刻，然后与红枣、白米、适量冰糖与清水一起煮。直至麦冬烂熟、米化成粥即可。每日 2 次，温热服食。

天门冬

【别名】天冬，白罗杉，三百棒。

【性味归经】甘、苦，寒。归肺、肾经。

【功致主治】天门冬养阴生津，润肺清心。用于肺燥干咳、虚劳咳嗽、津伤口渴、心烦失眠、内热消渴、肠燥便秘、白喉。

1 药材性状

块根呈长纺锤形或圆柱形，稍弯曲，长 4～18 厘米，直径 0.5～2 厘米。

表面黄白色或黄棕色，半透明，光滑或具深浅不等的纵沟及细皱纹，偶有残存的灰棕色外皮。质坚韧或柔润，断面黄白色，角质样，有黏性，皮部宽，中柱明显。气微，味甜、微苦。

2 药材禁忌

脾虚便溏者不宜使用天冬。食天冬时，忌食鲤鱼。

3 药材选购

以身干、肥壮、黄白色半透明、无须者为佳。

4 偏方妙用

（1）肺肾虚咳：天冬、麦冬各240克，贝母60克。先将天冬、麦冬水煎去渣取汁，加贝母粉，炼蜜收膏，每服1～2匙，早、晚各服1次。

（2）老年人大肠燥结不通：天冬400克，麦冬、当归、火麻仁、生地黄各200克。熬膏，炼蜜收。每日早、晚白汤调服10茶匙。

（3）急、慢性支气管炎：天冬15克，麦冬15克，水煎30分钟后，加入适量蜂蜜调匀即可服用，每次1汤匙，每日3次。

（4）益肝补肾：天冬、黑豆、黑芝麻各30克，糯米60克，冰糖适量。将天冬、黑豆、黑芝麻及糯米洗干净，放入砂锅，加水适量，同煮成粥。待粥将熟时，加入冰糖，再煮1～2沸即可。

（5）滋阴润肺、润肤瘦身：天门冬、麦冬各10克，雪梨1个。冰糖末适量。雪梨洗净、去核、切片。将天冬、麦冬、冰糖末同放瓦罐内，加水适量。大火烧沸，改用小火煲1小时即可。

（6）养阴肺：天冬20克，白菜100克，葱段5克，姜片3克，色拉油1小匙，盐适量，味精少许。将天冬浸软，顺切薄片；大白菜去老梗、黄叶，切丝；将炒锅置大火上烧热，加入色拉油，烧六成热时，下入姜、葱爆香，下入大白菜、天冬炒熟，下入盐、味精调味。

石斛

【**别名**】林兰，杜兰，悬竹，吊兰花。

【**性味归经**】甘，微寒。归胃、肾经。

【**功效主治**】石斛益胃生津，滋阴清热。长用于阴伤津亏、口干烦渴、食少干呕、病后虚热、目暗不明等。

1 药材性状

（1）环草石斛：茎细长圆柱形，常弯曲，盘绕成团或捆成把，长11～40厘米，直径1～3厘米。表面金黄色，有光泽，具细纵纹。质柔韧而实，断面较平坦。味苦。

（2）马鞭石斛：茎细长圆锥形，上部有少数分枝，长30～150厘米，直径2～8毫米，节间长2～4.5厘米。表面棕黄色，有8～9条深纵沟。质疏松，断面纤维性。切面灰白色。味微苦。

（3）黄草石斛：茎细长圆柱形，中、上部不规则弯曲，长23～120厘米，直径2～5毫米，节间长2～3.5厘米。表面金黄色或棕黄色，有纵纹，体轻质实，易折断，断面略纤维性。

（4）铁皮石斛：叶鞘常短于节间，留有环状间隙。

（5）金钗石斛：茎中、下部扁圆柱形，向上稍呈"之"字形弯曲，长18～42厘米，中部直径0.4～1厘米，节间长1.5～6厘米。表面金黄色或绿黄色，有光泽，具深纵沟及纵纹，节稍膨大，棕色，常残留灰褐色叶鞘。质轻而脆，断面较疏松。

2 药材禁忌

湿热引起的痰多、脾胃虚寒者忌服之，否则会助长湿邪，出现食欲差、泛清涎、脘腹痞闷、口淡、乏力等不适症状。

3 药材选购

石斛以身长、质柔软、色金黄、有光泽者为佳。

4 偏方妙用

（1）小儿惊风：沙参、石斛各 15 克，麦冬 10 克，冰糖 25 克。将前 3 味水煎取汁，加入冰糖令溶，代茶饮用。每日 1 剂。

（2）阴虚盗汗：石斛 10 克，先水煎，再加山茱萸、五味子各 10 克，水煎服，每日 1 剂，分为 2 次服用。

（3）热病伤津、舌苔变黑：鲜石斛、连翘（去心）各 9 克，天花粉 6 克，麦冬（去心）、鲜生地 12 克，参叶 2.4 克，水煎服。

（4）溃疡病：猪瘦肉 250 克，白芍 12 克，石斛 12 克，红枣 4 枚。将所有原料一同放入锅内，加适量清水，大火煮沸，再改小火煮 1 ～ 2 个小时，调味即可。随量食肉饮汤。

（5）病后体虚：石斛 20 克，粳米 30 克。冰糖适量。先将石斛加水煎煮 30 分钟，去渣取汁。再用药汁熬粳米为粥，稀粥煮成后，加入冰糖，搅拌均匀即可。

玉竹

【别名】女萎，葳参，玉术，葳香，山玉竹，竹节黄，山姜，尾参。

【性味归经】甘，微寒。归肺、胃经。

【功效主治】玉竹养阴润燥、除烦止渴。主治热病伤阴、虚劳发热，以及咳嗽烦渴、小便频数、消谷易饥等症。

1 药材性状

根茎圆柱形，有时有分枝，长 10 ～ 20 厘米，直径 0.7 ～ 2 厘米，环节明显，节间距离 1 ～ 1.5 毫米。根茎中间或终端有数个圆盘状茎痕，直径 0.5 ～ 1 厘米，有时可见残留鳞叶，须根痕点状。表面黄白色至土黄色，有细纵皱纹。质柔韧，有时干脆，易折断，断面黄白色，颗粒状，横断面可见散列维管束小点。气微，味甘，嚼之发黏。

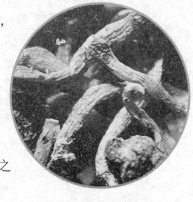

2 药材禁忌

不可过量。中寒便溏，痰湿内盛者均应忌服。

3 药材选购

玉竹商品以条粗长、淡黄色饱满质结，半透明状，体重，糖分足者为佳。条细瘪瘦、色深体松或发硬，糖分不足者为次。以栽培品之湘玉竹及海门玉竹为佳，其他地区栽培品亦优，野生品则较次。

4 偏方妙用

（1）便秘：玉竹、北沙参、石斛、麦冬各 15 克，乌梅 5 枚，水煎取汁，加冰糖适量代茶饮用。

（2）风热感冒，或冬温咳嗽，咽干痰结：生玉竹 6～9 克，生葱白 2～3 枚，桔梗 3～4.5 克，淡豆豉 9～12 克，薄荷 3～4.5 克，炙甘草 1.5 克，红枣 2 枚，水煎服。

（3）眼目黑花，赤痛昏暗：玉竹（焙）120 克，为粗末，每服 3 克，加水 200 毫升，入薄荷 2 叶，生姜 1 片，蜂蜜少许，同煎至沸，去渣，饭后临睡前服。

（4）慢性支气管炎：玉竹 10 克，川贝母 10 克，知母、枇杷叶各 9 克。水煎服，每日 1 剂。对表现为干咳无痰者有良效。

（5）中风半身不遂：玉竹 60 克，熟地 10 克，当归 10 克，天花粉 10 克，丹参 15 克，地龙 10 克。水煎服，每日 1 剂。对缺血性和出血性中风属气阴两虚者多获良效。单用玉竹 30～60 克，最大用到 90 克，水煎，常服。对中风病的预防和治疗均有良好的作用。

（6）慢性胃炎：可用玉竹、怀山药、扁豆、川楝子各 12 克，沙参 10 克，石斛、百合花各 10 克，麦冬 15 克，白芍 9 克，每日 1 剂分 2 次，用于胃阴不足治疗。

黄 精

【别名】老虎姜、鸡头参。

【性味归经】甘，平。归脾、肺、肾经。

【**功效主治**】具有补气养阴，健脾，润肺，益肾功能。用于治疗脾胃虚弱，体倦乏力，口干食少，肺虚燥咳，精血不足，内热消渴等症。对于糖尿病很有疗效。

1　药材性状

黄精根茎结节状。一端粗，类圆盘状，一端渐细，圆柱状，全形略似鸡头，长2.5～11厘米，粗端直径1～2厘米，常有短分枝，上面茎痕明显，圆形，微凹，直径2～3毫米，周围隐约可见环节；细端长2.5～4厘米，直径5～10毫米，环节明显，节间距离5～15毫米，有较多须根或须根痕，直径约1毫米。表面黄棕色，有的半透明，具皱纹；圆柱形处有纵行纹理。质硬脆或稍柔韧，易折断，断面黄白色，颗粒状，有许多黄棕色给管束小点。气微，味微甜。

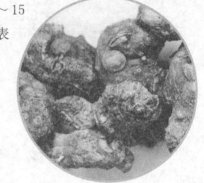

2　药材禁忌

中寒泄泻，痰湿痞满气滞者忌服。

3　药材选购

以河北、内蒙古产量最大。以块大、色黄、断面透明、质润泽、似冰糖渣者为佳。

4　偏方妙用

（1）阴虚肺燥、咳嗽咽干：取黄精30克、粳米100克。先将黄精煎水取汁，再入粳米煮至粥熟，加适量冰糖服食。

（2）脾胃虚弱、少食便溏：党参、黄精各30克、怀山药60克、橘皮15克、糯米150克、猪胃1具。猪胃洗净；党参、黄精煎水取汁，橘皮切细粒，加盐、姜、花椒少许，一并与糯米拌匀，纳入猪胃，扎紧两端，置碗中蒸熟服食。

（3）肺阴不足：黄精30克，冰糖50克。将黄精洗净，用冷水泡发3～4小时，放入锅内，再加冰糖、适量清水，用大火煮沸后，改用文火熬至黄精熟烂。每日2次，吃黄精喝汤。

（4）糖尿病：黄精 15 克，怀山药 15 克，知母、玉竹、麦冬各 12 克。水煎服。对本病见口渴多饮，体倦乏力属气阴两虚证者有效。

（5）高脂血症：黄精 30 克，山楂 25 克，何首乌 15 克。水煎服，每日 1 剂。本方也可用于动脉硬化的防治。

（6）身体虚弱、肺虚咳嗽：黄精 30 克、冰糖 50 克。黄精用冷水泡发，加冰糖，用小火煎煮 1 小时即成。吃黄精，喝汤，每日 2 次。

百合

【别名】中庭，夜合花，白花百合，白百合，卷丹。

【性味归经】甘，微寒。归肺、心经。

【功效主治】百合养阴益气，清热，润肺止咳，宁心安神，抗癌，通便，安定神经，调节血压。适宜体虚肺弱者、更年期女性、神经衰弱者、睡眠不宁者食用。

1 药材性状

（1）卷丹：鳞叶长 2 ～ 3.5 厘米，宽 1.5 ～ 3 厘米，厚 1 ～ 3 毫米。表面乳白色或淡黄棕色，有纵直的脉纹 3 ～ 8 条。质硬而脆，易折断，断面平坦，角质样。气微，味微苦。

（2）百合：鳞叶呈长椭圆形，顶端尖、基部较宽，微波状，向内卷曲，长 1.5 ～ 3 厘米，宽 0.5 ～ 1 厘米，厚约 4 毫米，有脉纹 3 ～ 5 条，有的不明显。表面白色或淡黄色，光滑半透明。质硬而脆，易折断，断面平坦，角质样。

（3）细叶百合：鳞叶长约 5.5 厘米，宽约 2.5 厘米，厚至 3.5 毫米，色较暗，脉纹不太明显。

2 药材禁忌

风寒咳嗽及中寒便溏者忌用。百合不宜多食，不然有伤肺气。

3　药材选购

百合干宜挑选干燥、无杂质、肉厚者、晶莹透明的为佳。食用百合以家种、味不苦、鳞片阔而薄者为优。药用百合则以野生、味较苦、瓣片小而厚者为佳。

4　偏方妙用

（1）心烦失眠：百合20克，知母、炙甘草各10克，浮小麦30克，大枣6枚。水煎，温服，每日1剂，连服3周。

（2）胃肠溃疡：百合、丹参、白芨各20克，太子参15克，白术、茯苓、法半夏各10克，陈皮5克。水煎，3次取汁450毫升，每日1剂，分3次温服。1个疗程为50日。随证加减。

（3）结核性胸膜炎阴虚火旺证：百合、薏苡仁各30克，芦根20克，生地黄、熟地黄、白芍各12克，玄参15克，当归、桔梗、桃仁各10克，甘草6克。水煎，去渣取汁，每日1剂，分3次温服。

（4）滋阴润肺，清热止咳：百合30克，去皮去核枇杷30克，鲜藕片100克。用水煎，每日1剂，分早、晚2次服食。

（5）失眠多梦、焦虑健忘：百合30克，莲子15克，银耳10克，冰糖适量。煮粥，每日1剂。

（6）凉血安神、养阴清热：百合25克，地黄5克，粳米25克。地黄入清水泡30分钟，煎汁去渣，百合、粳米各洗净。将地黄汁、百合、粳米同放锅内，加水煮粥至熟，加蜂蜜调味即可。

桑葚

【别名】桑仁，桑实，桑果，桑枣，桑葚子。

【性味归经】甘、寒。归肝、肾经。

【功效主治】桑葚具有补肝益肾、生津润肠、乌发明目、止渴解毒、养颜等功效适用于阴血不足、头晕目眩、盗汗及津伤口渴、消渴、肠燥便秘等症。

1　药材性状

聚花果由多数小瘦果集合而成。呈长圆形，长 1～2 厘米，直径 5～8 毫米。黄棕色、棕红色至暗紫色，有短果序梗，小瘦果卵圆形，稍扁，长约 2 毫米，宽约 1 毫米，外具肉质花被片 4 枚。气微，味微酸而甜。

2　药材禁忌

因为桑葚性寒，因此脾胃虚寒以及腹泻者应忌用本品，否则易加重病情。桑葚忌铁器；婴幼儿应少吃桑葚，以免引起腹部不适。

3　药材选购

桑葚有黑白两种，鲜食以紫黑色为补益上品。果汁有较强的粘着力，果甜味。成熟的桑葚质油润，酸甜适口，以个大、肉厚、色紫红、糖分足者为佳。

4　偏方妙用

（1）须发早白、脱发：将鲜桑葚 1000 克（或干品 500 克）洗净，加水适量煎煮，每 30 分钟取煎液 1 次，然后加水再煮，共取煎液 2 次。合并煎液后，再以小火煎熬浓缩，至较为黏稠时，加蜂蜜 300 克煮沸停火，待冷后装瓶备用。每次 1 汤匙，以沸水冲化饮用，每日 2 次。

（2）高脂血症：黑芝麻、桑葚各 60 克，白糖 10 克，大米 30 克。将黑芝麻、桑葚、大米分别洗净后，同放入罐中捣烂。砂锅内放清水 3 碗，煮沸后加入白糖，待糖溶化、水再沸后，徐徐放入捣烂的 3 味药物，煮成糊状服食。

（3）耳鸣耳聋、视物不清：桑葚 1200 克，糯米 600 克，酒曲适量。桑葚捣汁煮沸；将米煮熟，沥干水分，与桑葚汁搅匀蒸煮，加适量酒曲搅匀，装入瓦坛，发酵至味甜可口时取出即可。开水冲服。每次 4 勺，每日 2 次。

（4）痔疮：桑葚 30 克，冰糖 25 克，粳米 100 克。按常法煮粥食用。每日 1 剂，2 次分服，连服 5～7 日为 1 个疗程。

（5）疏肝解郁：桑葚15克，枸杞子15克，橘皮6克，白糖20克。水煎饮用。

（6）心肾衰弱之失眠，或习惯性便秘：鲜桑葚30～60克，水适量煎服。

墨旱莲

【别名】金陵草，莲子草，旱莲草，猪牙草，墨菜，墨汁草，节节乌。

【性味归经】甘、酸，凉。归肾经。

【功效主治】补益肝肾，凉血止血。主治肝肾不足，头晕目眩，须发早白，吐血，咯血，衄血，便血，血痢，崩漏，外伤出血。

1 药材性状

带根或不带根全草，全体被白色粗毛。根须状，长5～10厘米。茎圆柱形，多分枝，直径2～7毫米，表面灰绿色或稍带紫，有纵棱，质脆，易折断，断面黄白色，中央为白色疏松的髓部，有时中空。叶对生，多卷缩或破碎，墨绿色，完整叶片展平后呈披针形，长3～10厘米，宽0.5～2.5厘米。全缘或稍有细锯齿，近无柄。头状花序单生于枝端，直径6～11毫米，总花梗细长，总苞片5～6，黄绿色或棕褐色，花冠多脱落。瘦果扁椭圆形，棕色，表面有小瘤状突起。气微香，味淡、微咸涩。

2 药材禁忌

脾肾虚寒者应忌服。

3 药材选购

江苏省所产品质最佳。以颜色多为黑绿色、叶片繁多为佳品。

4 偏方妙用

（1）肺结核咯血：旱莲草（鲜品）90克，侧柏叶（鲜品）30克。捣烂取汁，调入蜂蜜，分2次服。咯血止即停药。

（2）肾虚须发早白：旱莲草、制首乌、桑葚子各30克。水煎，长久服用。也可取旱莲草适量，熬膏，内服、外搽均可。有使黑发易生之效。

（3）痢疾：取旱莲草 200 克，糖 50 克，水煎温服，通常服 1 剂后开始见效，继服 3 ～ 4 剂多可全愈，无不良反应。

（4）滋阴补肾：猪瘦肉 500 克，笋 100 克，加精盐、糖、酱油、料酒、鸡精等各适量，稍炒，再加入墨旱莲 50 克，炒熟即可。

（5）须发早白：制首乌 100 克，女贞子 50 克，墨旱莲 50 克，桑葚 500 克，蜂蜜适量，将前三味煎煮 1 小时后取汁，放入桑葚煮至稀烂，加入蜂蜜，再煎煮成膏状装入瓶中，每日早中晚服用 1 汤勺。

（6）肝炎、肝硬化：鲜墨旱莲 50 克，红枣 10 枚。墨旱莲洗净，红枣洗净，共入锅中。锅中加入适量的清水，熬汤，最后去渣即成。

女贞子

【别名】女贞实，冬青子，白蜡树子。

【性味归经】甘、苦，凉。归肝、肾经。

【功效主治】女贞子具有补益肝肾、清虚热、明目的功效。主治头昏目眩、腰膝酸软、遗精、耳鸣、须发早白、骨蒸潮热、目暗不明等症。

1 药材性状

果实呈卵形、椭圆形或肾形，长 6 ～ 8.5 毫米，直径 3.5 ～ 5.5 毫米。表面黑紫色或棕黑色，皱缩不平，基部有果梗痕或具宿萼及短梗，外果皮薄，中果皮稍厚而松软，内果皮木质，黄棕色，有数条纵棱，破开后种子通常 1 粒，种子椭圆形，一侧扁平或微弯曲，紫黑色，油性。气微，味甘、微苦涩。

2 药材禁忌

脾胃虚寒、泄泻及阳虚者少食或不食；肾阳不足及脾胃虚寒者禁服。

3 药材选购

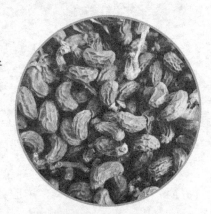

女贞子以粒大、饱满、蓝黑色、质坚实、无杂质为佳；粒小色黄者次之。

4 偏方妙用

（1）肝肾阴虚，视力日减：生地18克，女贞子15克，杭芍、首乌、天冬各12克，当归10克，水煎服。

（2）肝肾不足所致的早衰白发：猪瘦肉60克，女贞子40克，黑芝麻30克。猪瘦肉洗净，切块；女贞子、黑芝麻洗净。将全部材料放入锅中，加适量清水，大火煮沸，改用小火煲1小时，调味即可。

（3）头晕目眩、须发早白：女贞子500克，低度米酒1.5升。将女贞子捣碎，放在干净的容器中，加入低度米酒，密封浸泡一周。启封，滤去渣，澄清装瓶即可。空腹饮用。每日早晚各1次，每次20～30毫升。

（4）虚损有热：女贞子、当归各15克，墨旱莲、桑葚、制何首乌各10克，水煎服。

（5）白发，斑秃，全秃：女贞子500克，巨胜子250克。以上两味共熬膏，每次温水送服20毫升，一日2～3次。

（6）形瘦体弱：甲鱼1只，枸杞子30克，怀山药45克，女贞子15克，盐、料酒适量。将甲鱼宰杀，洗净切块；女贞子用纱布包好；怀山药切片。上述3味药同枸杞子共入锅中炖烂，拣去药包即可。每日分2次食完，连用3～5天为1个疗程。

龟板

【别名】龟壳，龟下甲，乌龟壳。

【性味归经】甘，寒。归肝、肾、心经。

【功效主治】滋阴潜阳、补肾健骨、固经止血、补心安神。主治盗汗遗精、虚风内动、手足蠕动、头晕目眩、腰膝酸弱、筋骨不健、小儿囟门不合、失眠健忘、月经过多、崩中漏下等症。

1 药材性状

背甲呈长椭圆形拱状，长7.5～22厘米，宽6～18厘米；前部略窄于后部，外表面棕褐色或黑色，前端有颈角板1块，脊背中央有椎角板5块，两侧各有对称的肋角板4块，边缘每侧具缘角板11块，尾部具臀角板2块。腹甲呈板片状，近长方椭圆形，长 6.4 ～ 21 厘米，宽 5.5 ～ 17 厘米，厚约 5 毫米。外表面黄棕色至棕色，有时具紫棕色放射状纹理，全体由 12 块角板对称连合而成，内表面黄白色，有的略带血迹或残肉，去净可见骨板 9 块，呈锯齿状嵌接，前端钝圆或平截，后端具三角形缺刻，两侧残存呈翼状向斜上方弯曲的甲桥（墙板）。质坚硬，气微腥，味微咸。

2　药材禁忌

脾胃虚寒、孕妇、湿痰盛所致的食欲不振、胃脘胀满、苔白厚腻等症忌用。

3　药材选购

湖北汉阳所产品质最好。以质干、板上有血斑、块大无腐肉者为好。

4　偏方妙用

（1）阴虚有热之痿症：龟甲 120 克，炒黄柏 150 克，熟地黄、陈皮、白芍各 60 克，锁阳 45 克，炒知母、虎骨（炙）各 30 克，干姜 1.5 克，共研细末，酒糊为丸，每丸 9 克，每服 1 丸，每日 2 次，淡盐汤送下。

（2）盗汗遗精、心情烦躁、舌红少苔：龟甲、熟地黄各 18 克，黄檗、知母各 12 克，水煎 30 分钟，取汁即可。每日 1 剂，分 2 次温服。

（3）白细胞减少症气阴两虚证：太子参、鸡血藤、龟甲胶各 15 克，黄精、合欢皮各 10 克，茯神、麦冬各 9 克，五味子 6 克，甘草 5 克。水煎，去渣取汁，每日 1 剂，分 2 ～ 3 次温服。

（4）女性更年期综合征：鳖甲、龟甲、女贞子、旱莲草各 10 克，黄柏、知母、熟地黄各 12 克，枸杞子 15 克。水煎 2 次，上、下午分服，每日 1 剂，2 周为 1 个疗程。随证加减。

（5）神智聪明：龟板、龙骨各 15 克，远志、九节苍蒲各 10 克。先煎龟板、龙骨，后下其余两味，煎好后取汁温服。每日 1 剂。

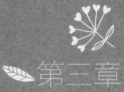

第三章

益智安神，
有效舒缓脑疲劳

◎ 开窍中药，开窍通闭醒神智
◎ 安神中药，镇安心神定惊志

Traditional
Chinese medicine

第一节

开窍中药，开窍通闭醒神智

麝香

【别名】脐香，当门子，麝脐香，元寸香，臭子，腊子，香脐子。

【性味归经】辛，温。归心、脾经。

【功效主治】麝香有开窍、辟秽、通络、散瘀之功能。主治中风、痰厥、惊痫、中恶烦闷、心腹暴痛、跌打损伤、痈疽肿毒。

1 药材性状

（1）毛壳麝香：呈囊状球形、椭圆形或扁圆形，直径 3～7 厘米，厚 2～4 厘米。开口面的革质皮棕褐色，密生灰白色或灰棕色短毛，从两侧围绕中心排列，中央有 1 小囊孔，直径 1～3 毫米。另一面为棕褐色略带紫色的皮膜，微皱缩，略有弹性。剖开后，可见中层皮膜呈棕褐色或灰褐色，半透明状，内层皮膜呈棕色，内包含颗粒状及粉末状的麝香仁和少量细毛及脱落的内层皮膜。质较柔软。气香浓烈而特异。味微辣，微苦带咸。

（2）麝香仁：野生品质柔、油润、疏松，其中呈不规则圆形或颗粒状者习称"当门子"，外表多呈紫黑色，油润光亮，断面棕黄色，粉末状者多呈棕褐色或黄棕色。饲养品呈颗粒状、短条形或不规则团块，紫黑色或棕色，表面有脱落的内层皮膜和细毛。

2 药材禁忌

本品有兴奋子宫作用，故孕妇忌用。

3 药材选购

重庆市所产品质最优。以质柔软、有油性、当门子多、香气浓烈者为佳。

4 偏方妙用

（1）小腹寒瘀疼痛：麝香0.05克放入脐窝，再用小茴香35克，炮姜25克，吴茱萸20克共为末，以烧酒调和，用纱布包好放于脐上。再用熨斗熨1～2小时，3～4次而愈。

（2）白血病：麝香1.5克，木香4.5克，青黛、芦荟、大黄各15克，当归、龙胆、栀子、黄连、黄柏、黄芩各30克，共研细末，炼蜜和为丸，丸重6克，每日服3～4丸。若患者能耐受可逐渐增加至6～9丸。持续服药1个月，可发挥疗效。宜于慢性粒细胞性白血病。

（3）牙龈肿烂出血：雄黄、铜绿、枯矾、血竭、麝香、轻粉、黄丹、黄连各3克。共研为细末，每用少许，随病处大小敷上。

（4）食管癌疼痛：麝香0.9克，夜明砂60克，牛黄3克，白酒500毫升。先将麝香、夜明砂、牛黄放入酒中，蜜封浸泡7天。在浸泡其间要经常摇动瓶子，7天后适量上清酒液饮用，不拘时。

（5）腹痛：麝香0.03克（放入脐窝内），小茴香21克，炮姜15克，吴茱萸12克。后三味共研粗末，用烧酒调和，纱布包好，放在脐上，用艾柱或艾条灸。

冰片

【别名】龙脑，龙脑香，脑子，梅花脑，天然冰片，梅片。

【性味归经】辛、苦，微寒。归心、脾、肺经。

【功效主治】开窍醒神，清热止痛。用于热病神昏、痉厥，气郁暴厥，中恶昏迷，目赤，口疮，咽喉肿痛，耳道流脓。

1 药材性状

为半透明状结晶，直径2～8毫米，厚2～3毫米，白色。气清香，味辛、凉。经升华后，形成半透明块状、片状结晶。燃之有浓黑烟。

2　药材禁忌

本品辛香走窜通利，故孕妇慎用；气血虚者忌服；外用可引起过敏反应。

3　药材选购

主产于广东、广西、云南、贵州等省区。以片大而薄、质松脆、气清香纯正者为佳。

4　偏方妙用

（1）宫颈糜烂：冰片、麝香各 1 克，雄黄 5 克，儿茶、乳香、没药各 10 克，白矾 500 克。上药共研细末。过筛，分包，每包 2 克备用。使用时备好直径约 4 厘米的扁圆形消毒棉球，将 1 包药粉撒于宫颈外部，外用带线棉球塞于阴道内，次日服出。

（2）烧烫伤：小米 500 克，冰片 6 克。取小米 500 克置于铁锅内，炒成炭状，加冰片 6 克，研为极细末，以麻油调成糊状。按一般方法清理创面后，涂敷小米散厚约 2 毫米左右，盖上油光纸，然后用 5 ～ 6 层纱布覆盖，绷带包扎固定（亦可采用暴露疗法）。开始每日或隔日换药 1 次，以后 2 ～ 3 日换药 1 次。

（3）跌打瘀肿：冰片、麝香各 0.35 克，朱砂 3 克，乳香、没药、红花各 4.5 克，儿茶 7 克，血竭 30 克，共研极细末，密闭封贮。每服 0.2 ～ 1.5 克，黄酒或温开水送下。

（4）止痛：冰片、生大黄各 10 克，75% 医用酒精 100 毫升。将冰片、生大黄分别捣碎，置容器中。加入酒精，浸泡 2 小时后使用。用时先以肥皂液洗净患处，然后用消毒棉签蘸药液外搽患处，每日搽 1 ～ 2 次。

（5）中暑神昏：鲜韭菜 500 克，鲜生姜 50 克，冰片 3 克。将鲜韭菜、鲜生姜捣碎，取汁。将冰片放入药汁中溶解即可。

（6）牙痛、三叉神经痛：白芷 60 克，冰片 0.6 克。将上药同研为末，以少许放于患者鼻前庭，嘱均匀吸入。

苏合香

【**别名**】苏合油，帝油流，流动苏合香。

【**性味归经**】辛，温。归心、脾经。

【**功效主治**】开窍，辟秽，止痛。用于中风痰厥，猝然昏倒，胸腹冷痛，惊痫。

1 药材性状

呈半流动性的浓稠液体，灰棕色、棕黄色或暗棕色，半透明。质细腻，极黏稠，挑起时则呈胶样，连绵不断。较水为重。气芳香，味苦、辣，嚼之粘牙。

2 药材禁忌

宜入丸散服。孕妇忌服。

3 药材选购

苏合香以黏稠似饴糖、质细腻、半透明、挑之成丝、无杂质、香气浓者为佳。

4 偏方妙用

（1）突然心闭、心脏猝痛：苏合香、龙脑、乳香各30克，麝香、安息香、沉香、丁香、青木香、檀香、荜茇、白术、水牛角浓缩粉、香附、朱砂、诃子各60克。将安息香、苏合香重汤炖溶，入余药细末，和为丸，丸重3克，以蜡封固，用时开封，温开水送服。

（2）冠心病心绞痛：苏合香、檀香、青木香、乳香各10克，冰片6克，朱砂3克。水煎3次分服，每日1剂。症状缓解后再用10剂，共研细末炼蜜为丸，每次服1丸（每丸生药1克），每日3次，1个疗程为6日。连服5个疗程。

（3）心绞痛：苏合香50克，冰片105克，乳香（制）105克，檀香210克，青木香210克。上五味，除苏合香、冰片外，其余三味粉碎成细粉，冰片研细，并与上述粉配研，混匀。取炼蜜适量微温后，加入苏合香，搅匀，与上述粉末混匀，制成1000丸。嚼碎服，每次1丸，每日1～3次。

（4）冻疮：苏合香300克。将上药溶解于500毫升70%乙醇中，密封7日，瓶装备用。用时，用棉花杆蘸药液局部涂敷，每日2次，连涂5日。

（5）心脏病引起的突然昏厥、不省人事：苏合香丸1丸，姜汤或温开水送服。其组成主要有苏合香、麝香、丁香、沉香、檀香、木香、香附、乳香、朱砂、水牛角粉等。

（6）散寒通窍，温经通脉：苏合香丸50克（医院或药店有售），米酒1000克。将苏合香丸放入米酒中，用文火稍煮，使药丸完全溶化后备用。每日2次，每次服药酒10毫升，连服数日。

石菖蒲

【别名】菖蒲，阳春雪，望见消，水剑革，苦菖蒲，剑草，剑叶菖蒲。

【性味归经】辛、苦，温。归心、胃经。

【功致主治】化痰开窍，化湿行气，祛风利痹，消肿止痛。主热病神昏，痰厥，健忘，耳鸣，耳聋，脘腹胀痛，噤口痢，风湿痹痛，跌打损伤，痈疽疥癣。

1 药材性状

根茎呈扁圆柱形，多弯，常有分枝，长3～20厘米。表面棕褐色，有疏密不匀的环节，节间长0.2～0.8厘米，具细纵纹，一面残留须根或圆点状根痕，另一面有三角形叶痕，左右交互排列。质硬，断面纤维性，类白色或微红色，内皮层环明显。气芳香，味苦、微辛。

2 药材禁忌

忌饴糖、羊肉，不宜与地胆、麻黄配伍；不宜用铁器炮制，以免令人吐逆；阴虚阳亢、烦躁汗多、咳嗽、吐血、精滑者慎服。

3 药材选购

石菖蒲以条长、粗肥、断面类白色、纤维性弱者为佳。

4 偏方妙用

（1）急性非化脓性中耳炎：石菖蒲、地龙、川芎各9克，全蝎3枚，55%白酒100毫升。将上药装入瓶内，加入55度白酒100毫升浸泡并密闭7昼夜，震荡静置，取上清液装入小塑料眼药瓶内备用。治疗时患者侧卧，病耳朝上，清洁外耳道后滴入药液 2 滴 / 耳 / 次，然后侧卧 1 小时，每日 1 次

（2）中老年人心脾两虚、早衰健忘：石菖蒲、白术各 50 克，白酒 250 克。将石菖蒲切碎蒸透，白术切细，同装绢袋，放白酒中密封浸泡，春冬 2 周，夏秋 1 周即可。每日 3 次，每次 20 克。

（3）小儿多动症：石菖蒲、栀子、半夏、白附子各 10 克，牛黄清心丸（冲服）1 粒。以上药制成糖浆或胶囊每次 10 ～ 15 毫升或 3 粒，日服 2 ～ 3 次，7 日为 1 个疗程。

（4）腹泻：石菖蒲适量。轻者，石菖蒲研末 10 克，装入胶囊，每日 3 次口服，7 日为 1 个疗程。重者，石菖蒲 30 克，水煎服，每日 3 次，7 日为 1 个疗程。

（5）神志痴呆：石菖蒲、远志、龙齿、茯苓、茯神各 15 克，党参 30 克，研末，炼蜜和为丸，梧桐子大，朱砂为衣，每服 9 克，每日 2 次，开水送服。

（6）暑温叶泻：石菖蒲、高良姜、陈皮各 30 克，白术、甘草各 15 克，研末，每服 9 克，水煎数十沸，去渣顿服，每日 3 次。

第二节

安神中药，镇安心神定惊志

朱 砂

【别名】丹砂，赤丹，光明砂，辰砂。

【性味归经】甘，微寒；有毒。归心经。

【功效主治】中医认为，朱砂清心镇惊，安神解毒；用于心悸易惊、失眠多梦、癫痫发狂、小儿惊风、视物昏花、口疮、喉痹、疮疡肿毒。

1 药材性状

本品为粒状或块状集合体。鲜红色或暗红色，有时带有铅灰色的赭色，条痕红色至褐红色，手触之不染指，不透明或半透明。体重，片状者质脆，易破碎；块状者质较坚硬，不易破碎；粉末状者有闪烁光泽。气微，无味。

2 药材禁忌

本品有毒，不宜持续内服或过量服用；忌火煅，火煅则析出水银，有剧毒；肝肾功能不正常者，慎用朱砂，以免加重病情。

3 药材选购

朱砂以色红鲜艳、有光泽、微透明、无杂质者为佳。

4 偏方妙用

（1）小儿夜啼症：麦冬8克，朱砂0.3克，灯心草0.5克。将上药盛于小碗内，加热开水40毫升浸泡，待煮饭熟时，置于饭面上加蒸（或置于锅内隔水蒸）即可。每日1剂，中午及晚上睡前各服1次。

（2）心虚胆怯：朱砂0.5克，连心麦冬15克，粳米100克，适量的白糖。麦冬取汁，同粳米共煮成粥。粥熟后放入朱砂及白糖调味。每日分2次服用，每日1剂。

（3）养肝宁心，补心安神：猪心1个，朱砂末0.5克，莲须15克，覆盆子10克。先将猪心洗净，然后将3味药放入猪心内隔水炖熟服，隔2～3天，连服3次。

（4）小儿多动症：朱砂1.5克，猪心1个，精盐、味精少许。将猪心剖开洗净，纳入朱砂，外用细线捆好，放入锅内，加水炖熟，调入精盐、味精，吃肉喝汤。每日1剂。

（5）惊悸失眠：朱砂10克、生地黄、当归各30克，黄连45克，甘草15克，研匀，炼蜜和为丸，丸重9克，每服1丸，每日1～2次。

（6）防治宫颈癌：朱砂、牛黄各0.06克，红升丹0.03克，甘草0.15，研匀，为1粒量。每次服1粒，每日2～3次，饭后服。

合欢皮

【别名】夜合皮，合欢木皮。

【性味归经】甘，平。归心、肝、肺经。

【功致主治】合欢皮解郁安神，活血消肿。用于心神不安、忧郁失眠、肺痈疮肿、跌打伤痛。

1 药材性状

树皮浅槽状或卷成单筒状，长40～80毫米，厚皮1～3毫米。外表面灰褐色，稍粗糙，皮孔红棕色，椭圆形，内表面平滑，淡黄白色，有纵直的细纹理。质硬而脆易折断，折断面裂片状，淡黄棕色或黄白色。气微香，味淡微涩，稍刺舌，而后喉头有不适感。

2 药材禁忌

风热自汗、外感不眠者、孕妇禁服。

3 药材选购

合欢皮分布于东北、华东、中南及西南各地。以皮薄均匀、嫩而光润者为佳。

4 偏方妙用

（1）百日咳：百部、沙参各8克，白前、合欢皮、炙枇杷叶各6克，贝母5克，杏仁、葶苈子各3克。每日1剂，水煎，分3次服。

（2）肺痈：合欢皮15克，鱼腥草12克（后下），薏苡仁20克，桃仁6克，水煎分2次服，每日1剂，连服5～7日。

（3）骨折：合欢皮（去粗皮，取白皮，锉碎，炒令黄微黑色）120克，芥菜子（炒）30克。上药共研细末，酒调，临夜服；粗渣敷于患处。

（4）跌打跌伤：合欢皮（炒干，末之）120克，入麝香、乳香各3克。每服9克，温酒调服，不饥不饱时服。

（5）咳嗽兼有微热、肺痈：合欢皮手掌大一片，细切，以水3000毫升，煮取1000毫升，分3次服。

（6）眼结膜炎、失眠：合欢花 15 克，猪肝 150 克，盐少许。将合欢花用水浸泡半日，再把猪肝切片，与合欢花同放入碗内，加盐，盖上盖，隔水蒸熟。吃猪肝，饮汤。

远志

【别名】棘菀，细草，苦远志。

【性味归经】苦、辛，温。归心、肾、肺经。

【功效主治】远志安神益智，祛痰，消肿。用于神经衰弱、失眠健忘、慢性气管炎、癫痫等。

1 药材性状

（1）远志：根圆柱形，稍弯曲，长 3 ～ 1.5 厘米，直径 3 ～ 8 毫米。表面灰黄色至浅棕色，有支根痕及深陷的横沟纹。质脆易断，断面皮部棕黄色，木部黄白色，易与皮部剥离。远志肉呈长圆筒状，无木部。气微，味苦、微辛，嚼之有刺喉感。

（2）卵叶远志：根长 4 ～ 18 厘米，直径 2 ～ 8 毫米，根头部茎基 2 ～ 5 个。表面粗糙，灰棕色至灰黑色，少为灰黄色，纵沟纹较多，横沟纹较少，支根多，长 2 ～ 5 厘米。质较硬，不易折断，断面皮部薄，木心较大。

2 药材禁忌

心经实热、阴虚火旺、脾胃虚弱者须谨慎服用。同时，用量不宜过大，不然会引起恶心呕吐。

3 药材选购

远志以条粗、皮厚、去净木心者为佳。

4 偏方妙用

（1）痈疽、肿毒、疔疮或疮疡溃烂者：远志 60 克。水煎至烂，加酒 100 毫升，醋 150 克，然后捣成泥状敷患处。

（2）养心安神：桂圆肉10克，枸杞子10克，远志3克，枣仁3克，桃仁6克，白糖适量。将原料洗净加适量的清水，慢火煮至汤汁收浓，放入白糖即可食用。

（3）健忘、失眠、怔忡：远志30克，莲子15克，粳米50克。先将远志泡去心皮，与莲子均研为粉，再煮粳米为粥，候熟，入远志莲子粉，再煮1～2沸即可。随意食用。

（4）心脾两虚之近视眼：人参10克，远志30克。将人参、远志共杵为末，每日8克，每次1包，沸水冲泡代茶饮，连服7～10日。

（5）惊恐不安，夜寐不宁：远志、石菖蒲、朱砂各15克，党参、茯苓、酸枣仁、龙齿各30克，同研为细末，炼蜜为丸。每次9克，日服2～3次。

（6）健忘、怔忡、失眠：远志30克，莲子15克，粳米50克。先将远志泡去心皮与莲子均研为粉，再煮粳米粥，候熟入远志和莲子粉，再煮一二沸。

柏子仁

【别名】柏实，柏子，柏仁，侧柏子，侧柏仁。

【性味归经】甘，平。归心、肾、大肠经。

【功效主治】柏子仁养心安神、润肠通便。治惊悸怔忡、失眠健忘、盗汗、肠燥便秘。

1 药材性状

种仁长卵圆形至长椭圆形，长4～7毫米，直径1.5～3毫米。新鲜品淡黄色或黄白色，久置则颜色变深而呈黄棕色，显油性，外包膜质内种皮，顶端略光，呈三棱形，有深褐色的小点，基部钝圆，颜色较浅。断面乳白色至黄白色，胚乳较发达，子叶2枚或更多，富油性。气微香，味淡。

2 药材禁忌

此药对于腹泻及痰多患者忌服用。

3 药材选购

柏子仁以粒饱满、黄白色、油性大而不泛油、无皮壳杂质者为佳。

4 **偏方妙用**

（1）面色萎黄：柏子仁15克，粳米100克，水600～800毫升，蜂蜜25克。将柏子仁去尽皮壳，捣烂，粳米淘净，一起放入锅中，加水大火煮沸，再用小火熬至汤浓米烂即成。每日1～2次，趁温热时服食。粥中以柏子仁少佐蜂蜜，润肤泽面效果更好。

（2）中风失语者：柏子仁、鸡屎白各50克，生姜25克，白酒1000毫升。生姜捣碎，细筛，共炒至焦色，趁热投入白酒中待凉去渣。每次空腹服5～10毫升，早、晚各1次。

（3）老人虚秘：柏子仁、大麻子仁、松子仁等份，共研为末，熔白蜡做成绿豆大丸。饭前以少黄丹汤服20～30丸。

（4）心悸、失眠：郁李仁、柏子仁各10～15克，粳米50～100克，蜂蜜适量。先将郁李仁、柏子仁去尽皮、壳、杂质，捣烂，同粳米煮粥，待粥将熟时，对入蜂蜜；稍煮1～2沸即可。每日2次，2～3次为1个疗程。

（5）心气不足型冠心病患者：柏子仁10克，大枣10枚，怀山药10克，猪心1个，料酒10克，姜5克，葱10克，盐3克，鸡汤500毫升。柏子仁洗净；大枣去核；怀山药切片；猪心洗净，用沸水焯一下，捞起切片；姜拍松，葱切花。把猪心片装入碗内，加入料酒、姜、葱、盐，腌渍30分钟。把鸡汤放入锅内，置武火上烧沸，放入柏子仁、大枣、怀山药片，用文火煎煮25分钟，再放入猪心片，煮10分钟即成。

酸枣仁

【**别名**】枣仁、酸枣核、山枣仁。

【**性味归经**】甘，平。如心、肝经。

【**功效主治**】酸枣仁宁心安神、养肝、敛汗。治虚烦不眠、惊悸旺忡、体虚自汗、盗汗等症。

1 **药材性状**

种子扁圆形或扁椭圆形，长5～9毫米，宽5～7毫米，厚约3毫米。表面紫红色或紫褐色，平滑有光泽，有的具纵裂纹。一面较平坦，中间有 1 条隆起的纵线纹；另一面稍凸起。一端凹陷，可见线形种脐；另端有细小凸起的合点。种皮较脆，胚乳白色，子叶 2 片，浅黄色，富油性。气微、味淡。

2 药材禁忌

凡有实邪郁火及患有滑泄症者慎服。

3 药材选购

本品辽宁省所产品质最优。以粒大、饱满、有光泽、外皮红棕色、种仁色黄白者为佳。

4 偏方妙用

（1）睡时汗出之症：酸枣仁、人参、茯苓各 10 克，将三味研磨为散，每日服用 2 次，每次 3 克，用米汤送服。

（2）润肺清火，滋阴宁神：酸枣仁、枸杞子各 10 克，百合 10 克，红枣 5 克。将酸枣仁包入纱布中，与其他三味药物一同放入杯中，冲入沸水浸泡，直至百合软烂为止。取汁饮，红枣、百合亦可嚼咽。

（3）神经衰弱，失眠多梦：酸枣仁 50 克，白米 75 克。先将酸枣仁放入锅内，加适量清水，煎煮 20 分钟，滤去药渣，保留药汁。再将白米淘洗干净，放入锅内，与药汁一起用大火煮 20 分钟后，转用小火煮至米成稠粥即可。空腹时食用，一次服完。

（4）补血安神：酸枣仁、黄精各 50 克，荷花首乌、枸杞子各 25 克，低度白酒 800 毫升。将诸药放入白酒瓶中，密封浸泡 3 周即可。每日早晚各饮用一小杯（约 10 毫升）。

（5）虚烦不眠：酸枣仁 20 克，人参 12 克，茯苓 30 克。共研为细末。每次 5～6 克，温水送服。亦可入粥中煮食。

（6）失眠多梦：炒酸枣仁 20 克，牡蛎 30 克，龙骨 20 克，大米 100 克。先煎酸枣仁、牡蛎、龙骨，过滤取汁备用。大米加水煮粥，待半熟时加入药汁，再煮至粥稠，代晚餐食。

龙骨

【别名】那伽骨，生龙骨，煅龙骨，五花龙骨，青化龙骨，花龙骨，白龙骨。

【性味归经】甘、涩，平。归心、肝、肾、大肠经。

【功效主治】龙骨镇惊安神，敛汗固精，止血涩肠，生肌敛疮。治惊痫癫狂，怔忡健忘，失眠多梦，自汗盗汗，遗精淋浊，吐衄便血，崩漏带下，泻痢脱肛，溃疡久不收口。

1 药材性状

（1）龙骨：又称白龙骨（《别录》）。呈骨骼状或不规则块状。表面白色、灰白色或黄白色至淡棕色，多较平滑，有的具纵纹裂隙或具棕色条纹与斑点。质硬，砸碎后，断面不平坦，色白或黄白，有的中空。关节处膨大，断面有蜂窝状小孔。吸湿力强。

（2）五花龙骨又称五色龙骨（《广利方》）。呈圆筒状或不规则块状。直径5～25厘米。淡灰白色、淡黄白色或淡黄棕色，夹有蓝灰色及红棕色深浅粗红不同的花纹，偶有不具花纹者。一般表面平滑，有时外层成片剥落，不平坦，有裂隙。质较酥脆，破碎后，断面粗糙，可见宽窄不一的同心环纹。吸湿力强，舐之吸舌。无臭，无味。

2 药材禁忌

有湿热、实邪者忌服。

3 药材选购

龙骨以质硬、色白、吸湿力强者为佳。

4 偏方妙用

（1）冠心病：人参15克，龙骨30克，牡蛎30克，白酒50毫升。将人参、龙骨、牡蛎、白酒放入砂锅内，加适量清水，文火煎煮 1 小时。每日食 2 次。

（2）肾虚肝亢型多动症：龙骨、龟板各 10 克，白芍、生地、酸枣仁各 6 克，绿茶 1 克。将龙骨、龟板加水约 350 毫升，煮沸 15 分钟，再加入白芍、生地、酸枣仁共煮 15 分钟，取沸汤冲泡绿茶。每日 1 剂，不拘时凉饮。

（3）小儿佝偻病：苍术、茯苓、生黄芪、党参、五味子各 15 克，龙骨、牡蛎各 50 克。将上药共研为极细末，装入瓶内密闭备用。用时，每次服 1～1.5 克，加红糖适量，温开水冲服，每日 3 次。

（4）小便白浊、早泄遗精：韭子、菟丝子、牡蛎、龙骨、五味子、桑螵蛸、白石脂、茯苓各 15 克，先将诸药研磨为细末，以酒糊为丸。每日服用 2 次，每次 6 克。

（5）小便频数：鹿茸 62 克（酥炙令微黄），白龙骨 31 克（烧过），桑螵蛸 0.9 克（微炒），椒红 31 克（微炒），附子 47 克（炮），山茱萸 31 克。以上各药捣后研为末，再用炼蜜和匀后，捣一两百杵，做成绿豆大丸。空腹服，每服 20 丸，用盐汤送服。

琥 珀

【**别名**】虎珀，江珀。

【**性味归经**】甘，平。归心、肝、膀胱经。

【**功效主治**】琥珀镇静、利尿、活血。治惊风、癫痫、心悸、失眠、小便不利、尿痛、尿血、闭经。

1 药材性状

不规则块状、颗粒状或多角形，大小不一。血红色、黄棕色或暗棕色，近于透明。质松脆，断面平滑，具玻璃样光泽，捻之即成粉末。无臭，味淡，嚼之易碎无沙感。不溶于水，燃烧易熔，并爆炸有声、冒白烟，微有松香气。

2 药材禁忌

阴虚内热及无瘀滞者忌服。

3　药材选购

琥珀以块整齐、色红、质脆、断面光亮者为佳。

4　偏方妙用

（1）健忘、多梦：琥珀2克，粳米100克，适量白糖。将琥珀研细。把粳米淘洗干净，先用大火煮沸，后改小火煮粥。粥将熟时下琥珀、白糖，搅拌均匀，再煮1～2沸即成。

（2）带状疱疹：雄黄、明矾各10克，琥珀末3克。将上药共研成细粉，用凉开水调如稀糨糊，以新羊毛刷蘸之擦患处，随干随擦。

（3）泌尿系统结石：核桃仁、蜂蜜各500克，琥珀60克。将核桃仁、琥珀磨成细粉，加入蜂蜜调如膏状，贮瓶备用。每日早晚各服3汤匙，白开水调服。

（4）病后虚烦不眠：琥珀、珍珠、生地黄、甘草各3克，当归、黄连各9克，朱砂6克。上药共为末，米糊为丸，如粟米大。每服30丸，食后，服麦门冬汤。

（5）镇心明目，止血生肌：琥珀、鳖甲、京三棱各30克，延胡索、没药各15克，大黄1.5克，同熬捣为散。空腹服，每次酒送下8克，每日2次。

（6）安心静神：怀山药50克，琥珀20克，白芍25克，莲子肉、益智仁、枸杞子、菟丝子、牡蛎各30克，当归35克，蜂蜜适量。将上药研为细末，搅匀。在药末中加入适量蜂蜜，泛为蜜丸。保持每丸重8克，每日服用2次，每次服用1丸。饭后开水送服即可。

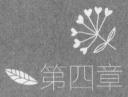

第四章

对症养生，
一味草药百病消

◎ 解表中药，疏解肌表促发汗 ◎ 清热中药，清解里热散湿邪 ◎ 祛风湿药，舒筋通络止疼痛 ◎ 利水渗湿药，通利水道消水肿 ◎ 理气中药，疏理气机疗气滞 ◎ 消食中药，消食化积增食欲 ◎ 温里中药，温中益火疗里寒 ◎ 止血中药，促使凝血止血快 ◎ 活血化瘀药，温经通络散寒瘀 ◎ 止咳化痰药，养阴润肺止咳喘 ◎ 平肝熄风药，平肝潜阳熄风痉 ◎ 收涩中药，收敛固涩治滑脱

Traditional
Chinese medicine

第一节

解表中药，疏解肌表促发汗

西河柳

【别名】河柳，殷柽，人柳，三春柳，春柳，长寿仙人柳，观音柳，柽柳。

【性味归经】辛，平。归肺、胃、心经。

【功效主治】疏风，解表，透疹，解毒。主治风热感冒，麻疹初起，疹出不透，风湿痹痛，皮肤瘙痒。

1 药材性状

枝细圆柱形，直径0.5～1.5毫米，表面黄绿色，节较密。叶鳞片状，钻形或卵状披针形，长1～3毫米，背面有龙骨状脊。质脆，易折断，断面黄白色，中心有髓。气微，味淡。

2 药材禁忌

麻疹已透及体虚汗多者忌服。

3 药材选购

西河柳以色绿、质嫩、无杂质者为佳。

4 偏方妙用

（1）麻疹：麻疹初起，或疹出而未透者。用荆芥30克，西河柳12克，芫荽子12克，煎汤外擦，每日2～3次。

（2）慢性支气管炎：取鲜西河柳60克，水煎2次（白矾分2次加液混合），早晚分服。

（3）吐血：鲜西河柳 60 克，茜草根 15 克，水煎服。

（4）感冒，发热，头痛：柽柳、薄荷各 9 克，绿豆衣 9 克，生姜 3 克。水煎服。

（5）风湿痹痛：西河柳、虎丈根、鸡血藤各 30 克。水煎服。

麻黄

【**别名**】龙沙，卑相，卑盐，狗骨，草麻黄，中麻黄，木贼麻黄。

【**性味归经**】辛、微苦，温。归肺、膀胱经。

【**功效主治**】麻黄具有发汗解表，宣肺平喘，利水消肿，温经通膝的功效。主治风寒表实，恶寒发热，无汗鼻塞，头身疼痛；麻疹不透，风疹瘙痒；实邪壅肺，咳嗽气喘；水肿，黄疸，小便不利；风湿痹痛，阴疽痰核。

1　药材性状

（1）草麻黄茎细长圆柱形，略扁，少分枝，直径 1～2 毫米，带少量棕色木质茎。表面浅绿或黄绿色，有细纵棱线，节上有膜质鳞叶，长 3～4 毫米，下部约 1/2 合生成鞘状，上部 2 裂，裂片锐三角状披针形，先端灰白色，反曲。

（2）中麻黄分枝较多，直径 1.5～3 毫米，有粗糙感。节间长 3～6 厘米。膜质鳞叶长 2～3 毫米，下部约 1/3 合生成鞘状，裂片 3，先端锐尖，微反曲。断面髓部常呈三角状圆形。

2　药材禁忌

服用麻黄忌过量，否则会引起中毒反应出现头痛、不安、失眠、心悸、胸闷、发热、大汗、血压升高、心动过速、早搏等症。体虚自汗、盗汗、虚喘及阴虚阳亢者禁服。

3　药材选购

宁夏所产品质最佳。以色淡绿或黄绿，内心色红棕，手拉不脱节，味苦涩者为佳。

4 偏方妙用

（1）风痹冷痛：麻黄（去根）250克，桂心100克，共研为末，加酒2000毫升，用慢火熬成糖稀。每服1匙，热酒调下，汗出见效。注意避风。

（2）冻疮：麻黄、附子、细辛各25克，大黄、生姜各15克，桂枝10克，制成酊剂，用棉签蘸药小心涂在患处。

（3）素体痰多：麻黄6克，紫苏子6克，杏仁6克，陈皮6克，桑白皮6克，茯苓6克，甘草3克，水煎服。

（4）感冒、哮喘：麻黄6克，干姜6克，甘草3克，葱白3克，大米100克。前3味药水煎，滤汁去渣，加大米和水适量，煮粥，粥将成时撒入切碎的葱白即可。

（5）小便不利、头面浮肿：麻黄20克，桔梗7克，黄酒500克。麻黄去节，洗净；桔梗去皮，剥丝、洗净。将麻黄、桔梗切碎，放在砂锅中，并加入黄酒，用小火煎煮，去渣即成。

（6）恶寒、发热、下痢肠炎：葛根、麻黄各10克，白芍15克，桂枝9克，生姜15克，甘草5克，大枣3粒，白糖20克。将前7味药物装入炖杯内，加水适量，煎煮25分钟，去渣留汁。在药汁中加入白糖搅匀即成。

苍耳子

【别名】苍子，棉螳螂，胡苍子，饿虱子，苍棵子，苍耳蒺藜，刺儿棵。

【性味归经】辛、苦，温；有小毒。归肺经。

【功效主治】散风，止痛，祛湿，杀虫。可以治疗治风寒头痛，鼻渊，齿痛，风寒湿痹，四肢挛痛，疥癣，瘙痒等疾病。

1 药材性状

果实包在总苞内，呈纺锤形或卵圆形，长1～1.5厘米，直径4～7毫米。表面黄棕色或黄绿色，全体有钩刺，顶端有较粗的刺2枚，分离或连生，基部有梗痕。质硬而韧，横切面中间有一隔膜，2室，各有1枚瘦果。瘦果略呈纺锤形，一面较平坦，顶端具一突起的花柱基，果皮薄，灰黑色，具纵纹。种皮膜质，浅灰色，有纵纹；子叶2片，有油性。

2　药材禁忌

血虚之头痛、痹痛忌服；忌猪肉、马肉、米泔；散气耗血，体虚者勿服。

3　药材选购

苍耳子 以粒大、饱满、色黄棕者为佳。

4　偏方妙用

（1）慢性鼻炎：取苍耳子30～40个，轻轻捶破，放入小铝杯中，加麻油30克，文火煎开，去苍耳子，冷却后以棉签蘸油少许，涂于鼻腔，每日2～3次，2周1个疗程。

（2）鼻炎鼻窦炎：苍耳子1克，绿豆5克，绿茶3克。用200毫升水煎煮苍耳子、绿豆至水沸后，冲泡绿茶10分钟后饮用。可加适量糖。

（3）鼻塞、鼻涕增多：苍耳子12克，辛荑、白芷各9克，薄荷4.5克，葱白3根，茶叶2克。上药共研为末，以沸水冲泡10分钟后，不拘时频频温服，每日1剂。

（4）肺经热盛。白芷6克，薄荷6克，辛荑花10克，苍耳子10克，黄芩10克，菊花10克，连翘10克。水煎服，每日1剂，日服3次。

（5）痔疮：将苍耳子15克文火炒黄，加水200毫升煎汁100毫升，去渣，放粳米150克，加水400毫升煮为薄粥。日服2次。注意不宜久服。

（6）萎缩性鼻炎：辛夷花、苍耳子、银花各9克，蛇床子10克。用中药煎水调至接近体温，清洗鼻腔。

桂枝

【别名】柳桂，肉桂枝。

【性味归经】辛、甘、温。归心、肺、膀胱经。

【功致主治】桂枝散寒解表，温通经脉，通阳化气。主治风寒表证，寒湿痹痛，四肢厥冷，经闭痛经，症瘕结块，胸痹，心悸，痰饮，小便不利。

1 药材性状

枝长圆柱形，多分枝，长 30 ～ 70 厘米，粗端直径 0.3 ～ 1 厘米。表面棕红色或红棕色，有细皱纹及小疙瘩状叶痕、枝痕和芽痕，皮孔点状或点状椭圆形。质硬而脆，易折断，断面皮部红棕色，可见一淡黄色石细胞环带，木部黄白色至浅黄棕色，髓部略呈方形。有特异香气，味甜、微辛，皮部味较浓。

2 药材禁忌

本品辛温助热，容易伤阴动血，凡外感热病、阴虚火旺、血热妄行等证，均当忌用。孕妇及月经过多者慎用。

3 药材选购

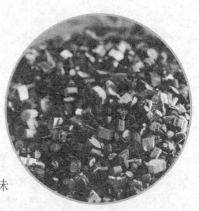

广西产的桂枝品质最优。以枝条嫩细均匀，色红棕，香气浓者为佳。置阴凉干燥处。

4 偏方妙用

（1）原发性低血压：以桂枝 20 克，炙甘草 10 克为基本方，血虚者加当归，阴虚者加五味子、麦门冬。

（2）外感风寒、头痛发热：桂枝、白芍、生姜各 10 克，红枣 15 克，葱白 30 克，粳米 60 克，白糖 15 克。将桂枝、白芍、生姜、红枣洗净，放入锅中加水适量，置大火上烧沸，继熬 10 ～ 15 分钟，滤渣取汁。放入淘净的粳米，熬成粥，加入葱白，调入白糖，搅拌均匀。

（3）鼻炎、副鼻窦炎：桔梗 10 克，桂枝 7 克，苍耳子 10 克，红茶 20 克。4 味共放锅内，加清水 500 毫升，用文火煎 30 分钟，过滤去渣，留取药汁 300 毫升。1 日分 2 ～ 3 次服完，加温为宜。

（4）皮肤瘙痒，干燥多屑：红枣 10 枚，干姜 9 克，桂枝 6 克。将红枣、干姜、桂枝洗净，加水煎汤服用。每日 1 剂，连服 7 日。

（5）外感风寒表虚、发热、恶风：桂枝、芍药、生姜各 9 克，葛根 12 克，甘草 6 克，红枣 6 克。将上述药物一同放入砂锅中，加水煎煮 30 分钟，取汁即可。每日 1 剂，分 2 次温服。

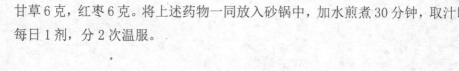

（6）血瘀经闭，痛经，腹中包块：桂枝、茯苓、丹皮、赤药、桃红各等份，炼蜜为丸。每服6克，日服2～3次。

紫苏叶

【别名】苏叶。

【性味归经】辛，温。归肺、脾经。

【功效主治】紫苏具有发表、散寒、理气、和营的功效。主治感冒风寒、恶寒发热、咳嗽、气喘、胸腹胀满等。

1 药材性状

叶片多皱缩卷曲、破碎，完整者展平后呈卵圆形，长4～11厘米，宽2.5～9厘米。先端长尖或急尖，基部圆形或宽楔形，边缘具圆锯齿。两面紫色，或上表面绿色，下表面紫色，疏生灰白色毛，下表面有多数凹点状的腺鳞。叶柄长2～5厘米，紫色或紫绿色。质脆。带嫩枝者，枝的直径2～5毫米，紫绿色，断面中部有髓。气清香，味微辛。

2 药材禁忌

阴虚久咳、便秘、气虚、温热病、脾虚便溏者要忌食；紫苏叶与鲤鱼同食容易引起毒疮。

3 药材选购

挑选时以色紫、叶大不碎、没有枝梗、香气浓郁者为佳。

4 偏方妙用

（1）小儿风寒型上呼吸道感染：紫苏叶6克，白米50克。将白米加水煮粥，熄火前再加入紫苏叶。稍微煮1～2分钟即关火。早晚分食即可。

（2）风寒感冒：生姜10克，紫苏叶10克，红糖适量。生姜洗净，切成细丝。紫苏叶洗净沥干，同生姜丝一起放入大茶杯中，加入红糖，冲滚开水250毫升，温浸10分钟，搅匀。分1～2次趁热服。

（3）习惯性流产：紫苏梗 10 克，陈皮 6 克，莲子 60 克。莲子去皮、蕊后放入锅内，加水 500 毫升煮至八成熟，然后放入苏梗、陈皮，再煮 3～5 分钟，食莲、汤，每日 1～2 次。

（4）支气管炎：用紫苏叶、生姜按 10：1 的比例制成 25% 紫苏叶煎液，每日早晚各服 1 次，每次 100 毫升，10 日为 1 个疗程，每 2 个疗程间隔 3 日。

（5）咳嗽痰多，头痛：紫苏叶 9 克，半夏 9 克，茯苓 9 克，前胡 9 克，苦桔梗 9 克，枳壳 6 克，甘草 3 克，生姜 3 片，大枣 3 枚，杏仁 9 克，橘皮 6 克，水煎温服。

（6）外感风寒：香附子 120 克炒香，去毛，紫苏叶 120 克，炙甘草 30 克，陈皮 60 克，上述四药共研成粗粉。每日 3 次，每次取药粉 9 克，水煎热服。

白芷

【别名】芷，芳香，苻蓠，泽芬，香白芷。

【性味归经】辛，温。归胃、大肠、肺经。

【功效主治】白芷祛风湿，活血排脓，生肌止痛。主治头痛、牙痛、鼻渊、肠风痔漏、赤白带下、痈疽疮疡、皮肤瘙痒。

1 药材性状

（1）白芷根圆锥形，长 7～24 厘米，直径 1.5～2 厘米。表面灰黄或黄棕，皮孔样横向突起散生，有支根痕。质硬，皮部有棕色油点，形成层环圆形，棕色。气芳香，味辛、微苦。

（2）杭白芷根圆锥形，长 10～20 厘米，直径 2～2.5 厘米，上部近方形或类方形。表面灰棕色，有多数皮孔样横向突起，略排成四纵行，顶端有凹陷的茎痕。质坚实较重，断面白色，粉性，皮部密布棕色油点，形成层环棕色，近方形。

2 药材禁忌

辛散温燥，阴虚血热者忌服；服用过量白芷可引起中毒反应。其临床表现为恶心、呕吐、头晕、气短、出汗、血压升高、烦躁等。严重者最终可因呼吸中枢麻痹而死亡。个别患者使用白芷可引起过敏反应，采挖时，更易引起接触性皮炎。

3 药材选购

白芷的选购以独支、条粗壮、质硬、体重、粉性足、香气浓者为佳。

4 偏方妙用

（1）偏正头风：用白芷（炒）125克，川芎（炒）、甘草（炒）、川乌头（半生半熟）各50克，共研末。每服3克，用细茶薄荷汤下。

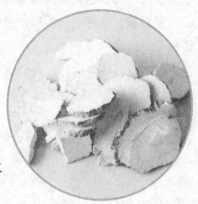

（2）颈椎病：白芷12克，当归15克，川芎12克，红花9克，刘寄奴15克，姜黄12克，路路通30克，羌活9克，威灵仙12克。水煎服，每日1剂。

（3）风寒感冒：川芎、白芷、羌活、细辛、防风、薄荷、荆芥、甘草等量研末。每次6～10克。开水冲泡或水煎代茶饮用，每日3次。

（4）酒渣鼻：绿豆700克，荷花瓣611克，滑石15克，白芷15克，白附子15克，冰片6克，密陀僧6克，共研细末，温水洗净面部后用药粉轻扑患处。每日1次。

（5）面部皮肤晦暗、黄褐斑及黑斑：桃花250克，白芷30克，白酒1000克。将桃花、白芷与白酒同放入一个容器中，密封浸泡一个月后即可。饮服，每次15～30克，每日早、晚各1次。同时，取少许酒于掌中，两掌对搓，热后来回擦脸部患处。

（6）风热夹痰所致的眉棱骨疼痛：黄芩（酒浸炒）、白芷各30克，茶叶6克。将黄芩、白芷共研成细末；将茶叶置于保温瓶中，冲入沸水闷10分钟左右；取茶汁趁热兑入药末10～12克，搅匀即可饮用。代茶频饮，1日内饮完。

香薷

【别名】香薷草，香茸，石香薷，细叶香薷，香茹草，痧药草，七星剑。

【性味归经】辛、微温。归肺、脾、胃经。

【功效主治】香薷发汗解表，化湿和中，利水消肿。主治夏月感寒饮冷，头痛发热，恶寒无汗，胸痞腹痛，呕吐腹泻，水肿，脚气。

1 药材性状

全体长 30 ～ 50 厘米，基部紫红色，上部黄绿色或淡黄色，全体密被白色茸毛。茎方柱形，基部类圆形，直径 1 ～ 2 毫米。节明显，节间长 4 ～ 7 厘米，质脆，易折断。叶对生，多皱缩或脱落，叶片展平后呈长卵形或披针形，暗绿色或黄绿色，边缘有 3 ～ 5 锐浅锯齿。穗状花序顶生及腋生，苞片圆卵形或倒卵形，脱落或残存，花萼宿存，钟状，淡紫红色或灰绿色，先端 5 裂，密被茸毛，小坚果 4，直径 0.7 ～ 1.1 毫米，近球形，具网纹。气清香而浓，味微辛而凉。

2 药材禁忌

表虚多汗及阳暑证忌用。

3 药材选购

以江西宜丰县产量大质量佳，称"江香薷"，为地道药材。以质嫩、茎淡紫色、花穗多、香气浓烈者为佳。

4 偏方妙用

（1）小儿头发稀少：用陈香薷 60 克，水 200 毫升，煎汁至 12 克，加猪油 15 克和匀，每日涂擦头上。

（2）发热头痛、上吐下泻：香薷 10 克，莲子 20 克，粳米 100 克。粳米、莲子分别洗净，浸泡约 2 小时备用。锅中加入适量水，放入香薷后煎 15 分钟，然后滤渣取汁。以香薷汁和莲子、粳米同煮为粥即可。

（3）暑日受湿，全身不适：羌活 5 克，香薷 3 克，绿茶 3 克。用 250 毫升沸水冲泡后饮用。

（4）防治暑湿感冒、空调病：香薷 10 克，厚朴 5 克，白扁豆 5 克，白糖适量。将香薷、厚朴剪碎，白扁豆炒黄捣碎，放入保温杯中，以沸水冲泡，盖严温浸 1 小时。代茶频饮。

（5）小儿夏季热：香薷 3 克，六一散 3 克，青茶 1 ～ 1.5 克，扁豆衣 5 克，西瓜翠皮 5 克。前 3 味研成粗末，与后 2 味共用沸水冲泡 10 分钟；或上 5 味加水 500 毫升煎沸 5 ～ 10 分钟即可。每日 1 剂，不拘时频饮。

（6）暑湿内伤：香薷 500 克，扁豆、姜制厚朴各 250 克，茯苓、甘草、木瓜、人参、黄芪、陈皮、白术各适量。上药水煎服。

生姜

【**别名**】姜。

【**性味归经**】辛，微温。归肺、脾、胃经。

【**功效主治**】姜具有发表散寒、温胃止呕、温肺祛痰等功效。主治外感风寒、发热恶寒、痰饮喘咳、胀满腹泻、胃痛胃寒，解生半夏、生天南星等多种药毒及生野芋及鱼蟹、鸟兽肉等中毒。

1 药材性状

根茎呈不规则块状，略扁，具指状分枝，长 4～18 厘米，厚 1～3 厘米。表面黄褐色或灰棕色，有环节，分枝顶端有茎痕或芽。质脆，易折断，断面浅黄色，内皮层环纹明显，维管束散在。气香特异，味辛辣。

2 药材禁忌

阴虚火旺、目赤内热者，或患有痈肿疮疖、肺炎、肺脓肿、肺结核、胃溃疡、胆囊炎、肾盂肾炎、糖尿病、痔疮者，都不宜长期食用生姜，尤其是阴虚体质的人，绝对不能吃姜。

3 药材选购

挑好姜需要注意三点：首先，别挑外表太过干净的，表面平整就可以了。其次用手捏要买肉质坚挺、不酥软、姜芽鲜嫩的。最后，还可用鼻子闻一下，若有淡淡的硫磺味，千万不要买。

4 偏方妙用

（1）胃及十二指肠溃疡：鲜生姜 50 克，洗净切碎，加水 300 毫升，煎 30 分钟，每日 3 次，2 天服完。

（2）妊娠呕吐：茯苓 9 克，半夏 4.5 克，陈皮 3 克，黄芩 3 克，甘草 1.5 克，生姜 3 片，水煎服。

（3）胃寒、胃虚：花椒50克，生姜2片，红枣10颗。红枣洗净，与花椒、姜片一起放入100毫升水中，煮30分钟后熄火即可。

（4）暖脾胃，止疼痛：韭菜250克，生姜25克，牛奶250毫升，红糖30克。将韭菜、姜洗净，韭菜切成4厘米长的段，姜切薄片。将韭菜、生姜放在一起捣烂，再用洁净纱布绞汁。将牛奶、韭菜、生姜汁放入锅内，烧沸即成。

（5）感冒风寒、糖尿病：桑葚20克，生姜10克。将老一点的生姜洗净，切丝；桑葚洗净放入大茶杯内，冲入开水，盖上盖子，泡5分钟左右即成。

（6）祛老年斑：取适量鲜姜片放入水杯中，用200～300毫升开水浸泡5～10分钟后，加入少许蜂蜜搅匀当水饮。

荆芥

【别名】假苏，姜芥。

【性味归经】辛，微温。归肺、肝经。

【功效主治】荆芥轻宣升散，具有祛风解表、宣毒透疹、理血止痉的功效。主治感冒寒热、头痛、目痒、咽痛、咳嗽、麻疹、风疹、痈疮、吐血、血块血、便血、崩漏、产后中风、血晕。

1 药材性状

茎方柱形，上部有分枝，长50～80厘米，直径2～4毫米，表面黄绿或紫棕色，折断面纤维状，黄白色，中心有白色疏松的髓。叶片3～5羽状分裂。顶生穗状轮伞花序，长3～13厘米，直径约7毫米，宿萼黄绿，钟形，内有棕黑色小坚果。气芳香，味微涩而辛凉。

2 药材禁忌

阴虚火旺者忌服；服药期间忌食虾、蟹、驴肉之腥膻食物。

3 药材选购

荆芥为江苏的地道药材。以浅紫色、茎细、穗多而密者为佳。置阴凉干燥处。

4 **偏方妙用**

（1）皮肤瘙痒：取荆芥 30 克，碾为细面，过筛后装入纱布袋内，均匀撒布患处。用手掌反复揉搓至发热为止。

（2）小儿感冒：荆芥适量，放入清洁棉布制成的长方形小袋中，加固后塞入患儿前胸 6 小时。1 周岁以内每次 5～10 克；1 周岁以上酌增用量。

（3）风寒感冒：荆芥、陈皮、防风、苏叶、白芷、杏仁各 6 克，赤苏、神曲各 9 克，生姜 2 片，葱白 2 段。水煎服，每日 1 剂。

（4）清热宣肺、利咽止咳：荆芥 9 克，桔梗 12 克，甘草 6 克，粳米 60 克。将荆芥、桔梗、甘草用纱布包好，水煎去渣，加粳米煮粥吃。供早餐食用。

（5）风寒感冒及糖尿病：荆芥、苏叶、茶叶、生姜各 10 克。将荆芥、苏叶洗净，与茶叶、生姜一并放入大盅内。将盛装中药的大盅置文火上煎沸即成。

（6）发汗解表，清利咽喉：荆芥 10 克，薄荷 6 克，淡豆豉 10 克，粳米 60 克。将荆芥、薄荷、淡豆豉洗净，先用清水煮淡豆豉 30 分钟，下入荆芥、薄荷煎煮 5 分钟，取汁，去渣。粳米淘洗干净，入锅煮粥，待粥将成时，加入药汁，稍煮即可。趁热食用。

防 风

【**别名**】铜芸，回云，回草，屏风，关防风，川防风，云防风。

【**性味归经**】辛、甘，微温。归膀胱、肝、脾经。

【**功效主治**】防风具有祛风解表、除湿止痛、疏肝解痉、杀虫止痒的功效。主治外感风寒，头痛项强，目眩昏涩，风寒湿痹，骨节酸痛，腹痛泄泻，肠风下血，破伤中风，麻疹难透，风疹瘙痒，疮疡初起。

1 **药材性状**

根呈长圆锥形或长圆柱形，下部渐细，有的略弯曲，长 15～30 厘米，直径 0.5～2 厘米。表面灰棕色，粗糙，有纵皱纹、多数横长皮孔及点状突起的细根痕。根头部有明显密集的环纹，有的环纹上残存棕褐色毛状叶基。体轻，质松，易折断，断面不平坦，皮部浅棕色，有裂隙，散生黄棕色油点，木部浅黄色。气特异，味微甘。

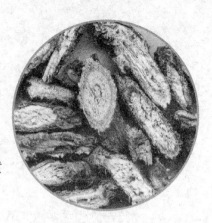

2　药材禁忌

血虚痉急、小儿脾虚发搐、阴虚盗汗、阳虚自汗等病者忌服。

3　药材选购

以条粗壮、断面皮部色浅棕、木部色浅黄者为佳。外皮粗糙、有毛头，带硬苗者质次。

4　偏方妙用

（1）预防流感：防风、荆芥、川芎、白芷、薄荷（后下）、羌活、广藿香各9克，细辛、辛夷、冰片各3克，雄黄1.5克，共研细末，由早晨开始，每隔3小时闻1次，至睡前止，用2日即可见效。

（2）老人大肠秘涩：防风、枳壳（麸炒）各30克，甘草15克，研为细末，每日饭前服6克，用白汤送服。

（3）皮肤瘙痒：防风15克，生姜15克，威灵仙10克，粳米100克。将防风、生姜、威灵仙水煎取药汁。粳米淘洗干净，加药汁，加清水适量，同煮为粥。每日1剂，早晚服用。

（4）中耳炎：猪肾1对，粳米160克，葱白2根，人参1克，防风6克。猪肾洗净，去臊腺，切成碎块，与粳米、葱白、人参、防风等共煮成粥。做早、晚餐。

（5）祛风发表、安神：防风粉6克，粳米50克，白糖10克。加水熬煮成粥。每日早晚食用。

（6）眩晕：以苍术、白术、茯苓、白芍各10克，防风6克，组成升阳除湿防风汤，临证加减。

羌活

【别名】羌青，扩羌使者，胡王使者，羌滑，黑药，退风使者。

【性味归经】辛、苦，温。归膀胱、肾经。

【功效主治】羌活具有祛风散寒、利关节的功效。主治风寒感冒、风寒湿痹、项强筋急、阳痿遗精、遗尿尿频、腰膝冷痛、斑秃等症。

1 药材性状

（1）羌活：根茎为圆柱形，略弯曲，长 4～13 厘米，直径 0.6～2.5 厘米，顶端残留茎痕。表面棕褐色至黑褐色，外皮脱落处呈黄色，节间缩短，呈紧密隆起的环状，形似蚕，习称"蚕羌"，或节间延长，形如竹节状，习称"竹节羌"，体轻，质脆，断面不平整，有裂隙，皮部黄棕色至暗棕色，油润，有棕色油点，木部黄白色，具放射状纹理，髓部黄色至黄棕色。气香，味微苦而辛。

（2）宽叶羌活：根茎类圆柱形，顶端具茎及叶鞘残基。根类圆锥形，有纵皱纹及皮孔，表面棕褐色，根茎节全长 8～15 厘米，直径 1～3 厘米，习称"条羌"。有的根茎粗大，结节状，顶部具数个茎基，根较细，习称"大头羌"。质松脆，易折断。断面较平坦，皮部浅棕色，木部黄白色。

2 药材禁忌

血虚痹痛、阴虚头痛、脾胃虚弱者忌服。

3 药材选购

重庆所产品质最优。以上均以条粗壮、有隆起曲折环纹、断面质紧密、朱砂点多、香气浓郁者为佳。

4 偏方妙用

（1）痛风：取羌活、独活、升麻各 10 克，苍术、防风、当归、泽泻、秦艽各 12 克，威灵仙、茯苓各 15 克，水煎服。

（2）头痛：羌活、川芎、天麻、炒僵蚕各 10 克，细辛 3 克，陈皮 6 克，全蝎 4 只（微炒去毒），生姜 3 片，黄酒 1 杯，用水煎服，3 天为 1 个疗程。

（3）颈椎病：羌活、桂枝、秦艽、防风、续断、附子各 3 克，当归、狗脊、水牛角各 5 克，杜仲、晚蚕砂各 6 克，川芎、桑枝各 10 克，生姜 3 克，红枣 2 枚，陈酒 500 毫升。浸泡药物 7～10 天后，内服，每次 10 毫升。

（4）预防流感：羌活 10 克，板蓝根 30 克。加水煎煮，去渣取汁，代茶饮。每日 1 剂，分 2 次饮用。连服 3 天。

（5）颈椎综合征患者：羌活 6 克，当归 20 克，五加皮 15 克，粳米 100 克。粳米洗净，在冷水中浸泡约 2 小时。当归、五加皮、羌活冲洗干净后，放入锅中加水大火煎制 20 分钟，滤渣取汁。粳米与药汁同煮为粥。

细辛

【别名】少辛，小辛，细草，细条，绿须姜，万病草。

【性味归经】辛，温；有小毒。归心、肺、肾经。

【功效主治】细辛具有祛风散寒止痛，温肺化饮通窍的功效。主治外感风寒、头痛、牙痛、风寒温痹、痰饮咳喘、鼻塞鼻渊、风眼目翳、耳闭咽痛、口疮口臭。

1 药材性状

（1）北细辛：常卷曲成团。根茎呈不规则圆柱形，长 3～10 厘米，直径 2～4 毫米，表面灰棕色，有环形的节，节间长 2～3 毫米，分枝顶端有碗状的茎痕。根细长，密生节上，长 10～20 厘米，直径约 1 毫米，表面灰黄色，质脆，易折断。基生叶叶柄长，光滑，完整叶展平后呈卵状心形或肾状心形，先端急尖或钝，基部深心形，长 4～9 厘米，宽 5～13 厘米，表面深绿色，上面脉上有毛，下面毛密。偶见花，紫褐色，半球状，花被叶片由基部反折与花被管相贴，气辛香，味辛辣，麻舌。

（2）双城细辛：与华细辛相似，但通常叶背的毛较密，叶柄有毛。

（3）华细辛：与辽细辛相似，但根茎细长，长 5～15 厘米，直径 1～3 毫米，节间长 0.2～1 厘米，叶片较薄，心形。

2 药材禁忌

气虚多汗，血虚头痛，阴虚咳嗽等忌服。

3 药材选购

细辛以根灰黄色、叶绿色、味辛辣而麻舌者为佳。

4 偏方妙用

（1）复发性口腔溃疡：用细辛10克，加水1升，煎煮5～10分钟，取液60毫升，分3次口含、漱口，每次10～15分钟，漱后吐出，不可吞咽入胃。溃疡面愈合后即可停药，最多用药2周。

（2）风寒在脑：川芎15克细辛（洗去土）、白术各15克、甘草5克，水2盅，姜3片，煎八分，食服。

（3）小儿口疮：取细辛1.5克，研为细末，分作5包，每用1包，以醋调如糊状，敷于脐眼，外用布包，每日1换，连用4～5日。

（4）头痛：细辛3克，延胡索、牛蒡子、半夏各10克，川芎、白芷各15克，清水煎煮，取汁温服，每日1剂，每日早晚各服用一次。

（5）外感风寒头痛：细辛3克，大米100克。将细辛择净，放入锅中，加清水适量，浸泡5～10分钟后，水煎取汁，加大米煮为稀粥，每日1～2剂，连续2～3天。

辛夷

【别名】房木，辛雉，望春，木笔花，毛辛夷。

【性味归经】辛，温。归肺、胃经。

【功效主治】祛风，通窍。治头痛，鼻渊，鼻塞不通，齿痛。

1 药材性状

（1）望春：花蕾长卵形，似毛笔头，长1.2～2.5厘米，直径0.8～1.5厘米，基部常具木质短梗，长约5毫米，梗上有类白色点状皮孔。苞片2～3层，每层2片，两层苞片间有小鳞芽，苞片外表面密被灰白色或灰绿色长茸毛，内表面棕褐色，无毛。花被片，棕褐色，外轮花被片条形，约为内两轮长的1/4，呈萼片状；雄蕊多数，螺旋状着生于花托下部，花丝扁平，花药线形。

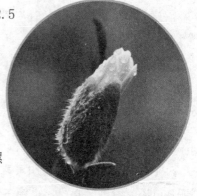

（2）玉兰：花蕾长1.5～3厘米，直径1～1.5厘米，

基部枝梗较粗壮，皮孔浅棕色。苞片外表面密被灰白色或灰绿色茸毛。花被片，内外轮无显著差异。

2　药材禁忌

阴虚火旺者忌服。

3　药材选购

辛夷以花蕾未开，身干，色绿，无枝梗者为佳。

4　偏方妙用

（1）急慢性鼻窦炎、鼻息肉：石胡草、苍耳茎草、辛夷花各3克，薄荷叶（后下）1.5克，冰片0.3克，前4药共研，再入冰片，研末至无声为药，吹入鼻内，每日3～4次。

（2）鼻渊：辛夷25克，苍耳子12.5克，香白芷50克，薄荷叶2.5克。上并晒干，为细末。每服10克，用葱、茶清食后调服。

（3）鼻炎及鼻窦炎：以辛夷花（包）3克，偏风寒犯肺者加广藿香10克，偏风寒壅盛者加槐花10克，用开水冲泡后频饮，每日1～2剂。

（4）鼻内作胀或生疮（此系酒毒者多）：辛夷50克，川黄连25克，连翘10克。俱微炒，研为末。每饭后服15克，白汤下。

（5）头眩昏冒欲呕（此属寒痰）：辛夷50克，制半夏、胆星、天麻、干姜、川芎各40克。为末，水泛为丸。每晚服15克，白汤下。

（6）鼻漏，鼻孔中长出一块：辛夷（去毛）、桑白皮（蜜炙）各200克，栀子50克，枳实、桔梗、白芷各10克。共研为细末。每服10克，淡萝卜汤调服。

葛　根

【别名】干葛，甘葛，粉葛，葛麻茹，黄葛藤根，葛子根，葛条根。

【性味归经】甘，辛，凉。归脾、胃经。

【功效主治】葛根升阳解肌，透疹止泻，除烦止温。治伤寒、温热头痛项强、烦热消渴、泄泻、痢疾、斑疹不透、高血压、心绞痛、耳聋。

1 药材性状

（1）野葛：完整的根多呈圆柱形。表面褐色，具纵皱纹，可见横向皮孔和不规则的须根痕。质坚实，断面粗糙，淡黄褐色，隐约可见 1～3 层同心环层。气微，味微甜。

（2）甘葛：藤呈圆柱形、类纺锤形或半圆柱形，大小不一。质坚硬而重，纤维性较弱，富粉性。气微，味微甜。

2 药材禁忌

多服损伤胃气。胃寒、中所而热郁于胃者慎用。

3 药材选购

以块大、质坚实、色白、粉性足、纤维少者为佳。

4 偏方妙用

（1）下消型糖尿病：葛根、麦冬各 9 克，牛奶 5 克。把葛根、麦冬洗净，用 100 毫升水煎煮 25 分钟，滗出汁液，再加入 50 毫升水煎煮 25 分钟，除去葛根和麦冬。把药液与牛奶搅匀，上中火烧沸即成。

（2）突发生耳聋：以葛根片（相当于生药 1.5 克）口服，每日 3 次，每次 1～3 片；或针剂肌注，每日 2 次，每次注射葛根黄酮 100 毫克，一般治 1～2 月。

（3）糖尿病：葛根 30 克，黄芪、太子参、白术、川芎各 10 克，升麻 5 克。水煎分早、晚服。每日 1 剂。

（4）恶寒、发热、下痢肠炎：葛根、麻黄各 10 克，白芍 15 克，桂枝 9 克，生姜 15 克，甘草 5 克，大枣 3 粒，白糖 20 克。将前 7 味药物装入炖杯内，加水适量，煎煮 25 分钟，去渣留汁。在药汁中加入白糖搅匀即成。

（5）祛风通络，舒筋缓急：葛根 50 克，桂枝、丹参各 30 克，炒白芍 50 克，甘草 10 克，白酒 500 毫升。将前 5 味粗碎，置容器中，加入白酒，密封。浸泡 5～7 日后，过滤去渣即成。

（6）糖尿病：猪胰 1 具，黄芪 18 克，怀山药 30 克，葛根 12 克。黄芪、葛根入锅加水先煎，留液去渣。猪胰洗净后与怀山药一起入锅，加入药汁和少许盐、葱、姜、黄酒，在大火上烧沸后，转文火煮熟，分次食完。

淡豆豉

【别名】香豉，淡豉，豆豉，豉。

【性味归经】苦、辛，凉。归肺、胃经。

【功效主治】解表、除烦、宣发郁热。治感冒、寒热头痛、烦躁胸闷、虚烦不眠等症。

1 药材性状

本品呈椭圆形略扁，长 0.6～1 厘米，直径 5～7 毫米。表面黑色，皱缩不平，无光泽，一侧有棕色的条状种脐，珠孔不明显，子叶 2 片，肥厚。质柔软，断面棕黑色。气香，味微甘。

2 药材禁忌

受伤寒感染者不宜服用。淡豆豉不能与抗生素合用，否则会严重影响疗效。

3 药材选购

全国各地均有生产。以粒大、饱满、色黑、气香、味微甘为佳。

4 偏方妙用

（1）便秘：连须葱白 3 根，淡豆豉 7 粒，将葱白与淡豆豉一起捣烂，贴脐上。

（2）伤寒吐下后心中烦闷：豆豉 9 克，山栀子 14 个。清洗干净，放入砂锅内，加水适量，煎成浓汤，每服半杯，得吐即愈。

（3）感冒：豆豉 2 克，清洗干净，放入砂锅内，加水适量，煎成浓汤，服用。有头痛者加白芷 3 克同煎，服用；欲发汗可用葱末粥，加入盐豆豉食之，取汗。

（4）哮喘：白砒 3 克，淡豆豉 80 克，上药研末，炊早米为饭取 90 克，和药捣丸，作 200 丸，每服 1 丸，治哮喘经寒发作，咳逆气急，不能平卧，咳白色泡沫样痰，无实热者。

（5）风热感冒之发热：淡豆豉 6 克，薄荷 5 克。将豆豉洗净、打碎，与薄荷一起放入茶杯，用沸水冲泡。代茶服用。

（6）风寒型感冒：连须葱白 30 克，淡豆豉 15 克，黄酒 50 克。先将豆豉加适量水煎煮约 10 分钟，再放入洗净切碎的连须葱白，继续煎煮 5 分钟，滤出煎液，加入黄酒，趁热服用。每日分 2 次服。

牛蒡子

【别名】牛子，恶实，鼠粘子，黍粘子，大力子，万把钩，弯巴钩子，鼠尖子。

【性味归经】辛、苦，寒。归肺、胃经。

【功效主治】疏散风热，宣肺透疹，消肿解毒。用于风热咳嗽，牙痛，咽喉肿痛，斑疹不透，风疹作痒，痈肿疮毒，痄腮等。

1 药材性状

瘦果长倒卵形，两端平截，略扁，微弯，长 5～7 毫米，直径 2～3 毫米。表面灰褐色或淡灰褐色，具多数细小黑斑，并有明显的纵棱线，顶端较宽，有一圆环，中心有点状凸起的花柱残迹；基部狭窄，有圆形果柄痕。质硬，折断后可见子叶两片，淡黄白色，富油性。气微，味苦后微辛而稍麻舌。

2 药材禁忌

牛蒡子能滑肠，气虚便溏者忌用，脾虚者忌用。

3 药材选购

以种子颗粒呈扁平长卵形、颗粒大、外形饱满、外皮灰褐色、炒后颜色变深有光泽者为佳。

4 偏方妙用

（1）疹出不畅、咽喉肿痛：紫草 8 克，牛蒡子 6 克，连翘 8 克，山豆根 6 克。将四味药物放入砂锅内，水煎 30 分钟，取汁即成。每日 1 剂，分 2 次温服。

（2）急性气管炎：麻黄、杏仁各 8 克，石膏、煅龙骨、煅牡蛎各 24 克，板蓝根、鱼腥草、蒲公英各 18 克，浙贝母、牛蒡子、栝楼皮各 12 克，栝楼仁 15 克，桔梗 6 克。水煎服，每日 1 剂。

（3）腮腺炎、咽喉炎、扁桃体炎以及麻疹透发不畅：牛蒡子 20 克打碎（或牛蒡根 30 克），粳米 60 克，白糖适量。牛蒡子煎汁，取汁 100 克。粳米洗净入锅，加水 500 克，旺火烧开，再转文火熬成稀粥，加入牛蒡子汁，混匀，加糖调味即成。日服 1 剂，分数次温服。

（4）小儿伤风：炒牛蒡子 90 克，大黄 45 克，防风、薄荷（去老梗）各 90 克，荆芥（去老梗）120 克，甘草 34.5 克。上述药材研为粗末，每服 6 克，水煎服。

（5）化痰、去火、消肿：薄荷 6 克，牛蒡子 10 克，粳米 50 克。先将牛蒡子洗净，加适量水煮 15 分钟，然后滤取汁备用。粳米洗净，浸泡约 1 小时，加水，薄荷以小火熬制为粥。待粥熟时，加入牛蒡子药汁搅匀，继续煮 3 分钟即可。

（6）扁桃体肿大、急性咽喉炎：牛蒡子 10 克，桔梗 10 克，岗梅根 30 克，胖大海 5 枚，冰糖适量。将上述材料混合，用适量的清水煎服。

蝉 蜕

【别名】蝉衣，蝉壳，伏壳，枯蝉，蝉甲，蝉退，蝉退壳，知了皮。

【性味归经】甘，寒。归肺、肝经。

【功效主治】疏散风热，利咽开音，透疹，明目退翳，息风止痉。用于风热感冒，温病初起，咽痛音哑，麻疹不透，风疹瘙痒，目赤翳障，急慢惊风，破伤风，小儿夜啼不安。

1 药材性状

全体形似蝉而中空，稍弯曲，长 3～4 厘米，宽约 2 厘米。表面黄棕色，半透明，有光泽。头部有丝状触角 1 对，多已断落，复眼突出。颈部先端突出，口吻发达，上唇宽短，下唇伸长成管状。胸部背面呈十字形裂片，裂口向内卷曲，脊背两旁具小翅 2 对，腹面有足 3 对，被黄棕色细毛。腹部钝圆，共 9 节。体轻，中空，易碎。气微，味淡。

2　药材禁忌

孕妇慎用。

3　药材选购

以色黄、体轻、完整、无泥砂者为佳。

4　偏方妙用

（1）破伤风：将去头足蝉蜕焙干研末，成人每次服 45 ～ 60 克，每日 2 次，以黄酒 90 ～ 120 毫升调服，儿童酌减，配合支持疗法及抗生素，可于 7 ～ 17 日痊愈。另外，也可将蝉蜕（去土）不以多少，研为细末。掺在疮口上，毒气自散。

（2）咳嗽，肺气壅滞不利：蝉壳（去土，微炒）、人参（去芦）、五味子各 50 克，陈皮、甘草（炙）各 25 克。共研为细末。每服 25 克，生姜汤下，无时。

（3）小儿乙型脑炎：大青叶、蝉蜕各 9 克，炙甘草 6 克，寒水石、芦根、石膏各 60 克。将上药水煎服，每日 1 剂，分 3 次口服。

（4）小儿阴茎水肿：用蝉蜕 10 克，生甘草 10 ～ 15 克，加水 200 ～ 300 毫升，煎煮 10 ～ 15 分钟，滤渣，先温洗小儿患处数次，再用药棉蘸水外敷 3 ～ 5 分钟，每日 3 ～ 5 次。

（5）外感咳嗽、发热：百部 15 克，蝉蜕 10 克，桑叶 10 克，生石膏 20 克，苇根 30 克，白糖适量。将上 5 味加水 500 ～ 600 毫升，煎沸 15 ～ 20 分钟，去渣、取药液，再加白糖调用。不拘于时，徐徐温服。

（6）小儿夜哭：蝉蜕（下半截）不拘多少，荷叶适量。将蝉蜕研成细面，每服少许，薄荷煎汤调服。

桑　叶

【别名】黄桑，家桑，铁扇子，荆桑，蚕叶。

【性味归经】甘、苦，寒。归肺、肝经。

【功效主治】桑叶具有清肝养肝、疏散风热、清肺、明目的功效。主治风热感冒、风温初起、发热头痛、汗出恶风、咳嗽胸痛、肺燥干咳无痰、咽干口渴、风热及肝阳上扰、目赤肿痛。

1　药材性状

叶多皱缩、破碎，完整者有柄，叶柄长 1～2.5 厘米。叶片展平后呈卵形或宽卵形，长 8～15 厘米，宽 7～13 厘米，先端渐尖，基部截形、圆形或心形，边缘有锯齿或钝锯齿，有的不规则分裂。上表面黄绿色或浅黄棕色，有的有小疣状突起，下表面颜色稍浅，叶脉突出，小脉网状，脉上被疏毛，脉基具簇毛。质脆。气微，味淡，微苦涩。

2　药材禁忌

桑叶药性平和，但风寒感冒、口淡、咳嗽痰稀白者不宜服用。

3　药材选购

选购桑叶时，应以桑叶叶片完整、大而厚、色黄绿、质脆、无杂质者为良品。

4　偏方妙用

（1）风热感冒、发热、咳嗽、痰黄、口干：桑叶、北杏仁、枇杷叶、黄芩各 10 克，乌龙茶 5 克。将桑叶、北杏仁、黄芩、枇杷叶、乌龙茶以水煎煮后，即可饮用。

（2）发热头痛、鼻塞咳嗽：桑叶 100 克，菊花、浙贝母各 50 克。半桑叶、菊花、浙贝母共研为粗末。取几个纱布袋，每袋 15 克药末，每次取 1 袋，放入杯中，用沸水冲泡，频饮。

（3）外感温燥证：桑叶 3 克，杏仁 4.5 克，沙参 6 克，浙贝 3 克，香豉 3 克，栀皮 3 克，梨皮 3 克。加水 2 杯，煮取 1 杯，1 次饮完。

（4）风热表证、感冒风热：桑叶、菊花各 6 克，薄荷 3 克，苦竹叶 15 克，白糖适量。将桑叶、菊花、薄荷、苦竹叶加水适量，煮沸，将药液滗入茶杯内。加适量白糖，当茶频频饮服。

（5）肺热型支气管炎：桑叶 20 克，丝瓜花 10 克。将桑叶、丝瓜花洗净，放入茶盅内，加开水冲泡，盖上盖，浸泡几分钟即可。服用时，拣去桑叶、丝瓜花不用，趁热饮用，每日 3 次。

（6）高血压、高脂血症：桑叶 10 克，新鲜荷叶 1 张，粳米 100 克，砂糖适量。先将桑叶、新鲜荷叶洗净煎汤，取汁去渣，加入粳米（洗净）同煮成粥，对入砂糖调匀即可。供早、晚餐温热服，或作点心服食。

菊花

【**别名**】节华，金精，日精，甘菊，真菊，金蕊，药菊。

【**性味归经**】辛、甘、苦，微寒。归肺、肝经。

【**功效主治**】菊花能疏散风热，清肝明目，平肝阳，解毒。用于感冒风热，发热头昏；肝经有热；目赤多泪，或肝肾阴虚，眼目昏花；肝阳上亢，眩晕头痛；疮痈肿痛。现代又用于冠心病、高血压病。

1　药材性状

（1）亳菊：头状花序倒圆锥形或圆筒形，有时稍压扁呈扇形，直径 1.5～3 厘米。总苞碟状，总苞片 3～4 层，卵形或椭圆形，草质，黄绿或褐绿，外被柔毛，边缘膜质，花托半球形，无托片或托毛。舌状花数层，雌性，位于外围，类白色，散生金黄色腺点；管状花多数，两性，位于中央，黄色，顶端 5 齿裂。瘦果不发育。体轻质柔润，干时松脆。气清香，味甘、微苦。

（2）滁菊：不规则球形或扁球形，直径 1.5～2.5 厘米。舌状花白色，不规则扭曲，内卷，边缘皱缩，管状花大多隐藏。

（3）贡菊：扁球形或不规则球形，直径 1.5～2.5 厘米。舌状花白色或类白色，斜升，上部反折，边缘稍内卷而皱缩，通常无腺点。

（4）杭菊：碟形或扁球形，直径 2.5～4 厘米，常数个相连成片。舌状花类白色或黄色，平展或微折叠，彼此粘连，通常无腺点。

2　药材禁忌

脾胃虚寒者不宜服用。

3　药材选购

颜色太鲜艳、太漂亮的菊花不能选，可能是硫磺熏的，这种菊花用滚水冲泡后，有硫磺味。要选有花萼，花萼偏绿色的新鲜菊花。颜色发暗的菊花也不要选，这种菊花是陈年老菊花，且受潮了，可能还长了霉，这样的菊花吃了对身体有害。用手摸一摸，松软的，顺滑的菊花比较好；花瓣不零乱，不脱落，即表明是刚开的菊花就采摘了。

4 偏方妙用

（1）高血压：每日用金银花，菊花各 24 克。头晕甚者加桑叶 12 克，血脂高者加山楂 12～24 克，开水冲当茶饮。

（2）咽干喉痛、口渴干咳：菊花 10 克，玄参、麦冬各 15 克，蜂蜜 30 克，桔梗 3 克。先将菊花、玄参、麦冬、桔梗共煎水取药汁。将药汁滗出，放入蜂蜜，搅匀，即可饮用。不分次数，频频代茶饮。

（3）心肝失调型冠心病：菊花 6 克，甘草 3 克，白糖 30 克。把菊花洗净，去杂质；甘草洗净，切成薄片。把菊花、甘草放入锅内，加清水 300 毫升，把锅置中火上烧沸，再用文火煮 15 分钟，过滤，除去药渣，留汁。在药汁内加入白糖，拌匀即成。

（4）醒脑、明目：菊花 30 克，干地黄、当归各 10 克，枸杞子 20 克，白酒 500 克。将上述药物洗净装入布袋中，再放入器皿中，并放入白酒，浸泡 7 日后即成。

（5）肝肾不足，眼目昏暗：甘菊花 120 克，枸杞子 90 克，肉苁蓉 60 克，巴戟天 30 克。上药研为细末，炼蜜为丸，每次 6 克，温开水送下。

蔓荆子

【别名】荆子，蔓荆实，万荆子，蔓青子。

【性味归经】辛、苦，微寒。归膀胱、肝、胃经。

【功效主治】疏散风热，清利头目。用于风热感冒头痛，齿龈肿痛，目赤多泪，目暗不明，头晕目眩。

1 药材性状

果实球形，直径 4～6 毫米。表面黑色或棕褐色，被粉霜状茸毛，有细纵沟 4 条。用放大镜观察可见密布淡黄色小点。顶端微凹，有脱落花柱痕，下部有宿萼及短果柄，宿萼包住果实的 $1/3 \sim 2/3$，顶端 5 齿裂，常在一侧撕裂成两瓣，灰白色，密生细茸毛。体轻质坚，不易破碎。横断面果皮灰黄色，有棕褐色点排列成环，分为 4 室，每室种子 1 枚，种仁白色，有油性。气特异而芳香，味淡、微辛。

2　药材禁忌

胃虚，服之恐致痰疾。血虚头痛，二者禁用。

3　药材选购

蔓荆子以粒大、饱满、气芳香、无杂质者为佳。

4　偏方妙用

（1）头晕：远志、菊花、当归、枣皮、茯神、白术、补骨脂、蔓荆子各 9 克，泡参、巴戟天各 12 克，炙甘草 3 克，大枣 6 枚，水煎服。3/ 日。

（2）过敏性鼻炎：取 20 克蔓荆子叶煎剂滴鼻，每日 3～5 次，每次 3～5 滴，连滴 2 天。

（3）头风：蔓荆子、独活、防风、秦艽、白芍、菊花各 6 克，当归、川芎、生地、甘草各 9 克，羌活、白芷各 4.5 克，水煎服。

（4）老年型白内障：蔓荆子 5 克，猪肉 50 克。蔓荆子研粉，猪肉剁细。蔓荆子粉与猪肉拌匀、炖熟，一次服完，日 1 次，一般服 2～3 日可见效。

（5）急、慢性鼻炎：葱须 20 克、薄荷 6 克、蔓荆子 15 克。制法：上述药物加水煎，取汁即可。用法：代茶饮用，每日 1 剂。

（6）风热头痛：蔓荆子 30 克，酒 500 克。将蔓荆研为粗末，浸泡酒中，7 天后使用。每日 3 次，每次服 10～20 毫升，温服为佳。

柴　胡

【别名】地薰，茈胡，山菜，茹草，柴草。

【性味归经】苦、辛，微寒。归肝、胆经。

【功致主治】柴胡具有清热解表、和解少阳、疏肝解郁、升阳举陷的功能。治外感发热、寒热往来、疟疾、黄疸、胸胁胀痛、头痛止赤、耳聋口苦、月经不调等症。

1 ▍ 药材性状

（1）柴胡：根圆锥形或圆柱形，有时略弯曲，长6～15厘米，直径0.3～1.2厘米，常有分枝，根头膨大，顶端残留数个茎基或短纤维状叶基。表面灰褐色或棕褐色，具纵皱纹、枝根痕及皮孔。质坚硬，不易折断，断面纤维性，横断面皮部淡棕色，木部黄白色。气微香，味微苦。

（2）狭叶柴胡：根长圆锥形，少分枝，长5～14厘米，直径3～8毫米；表面红棕色或深褐色，有纵纹，近根头处具多数横向疣状突起，有的近于环纹，顶端密被纤维状叶基。质硬脆，易折断，断面较平坦，淡棕色，形成层环色略深。具败油气。

2 ▍ 药材禁忌

本品性能升散，故真阴亏损，肝阳上亢者忌服。

3 ▍ 药材选购

以条粗长、均匀、皮细、质坚实，外皮灰黄色，断面黄白色者为佳。

4 ▍ 偏方妙用

（1）慢性、迁移性肝炎：灵芝8克，丹参、柴胡各15克，五味子5克。将上述材料切碎放入砂锅中，加水用小火煎煮，滤取第一次煎液，再加水煎煮，合并2次煎液。每日1剂，分2次服用。

（2）口苦、咽干、目眩、呕吐：柴胡12克，人参、黄芩、生姜、半夏各9克，炙甘草6克，红枣5克。将诸药一同放入砂锅中，水煎30分钟，取汁即可。每日1剂，分2次温服。

（3）和解退热、疏肝解郁：柴胡10克，大米100克，白糖适量。将柴胡择净，放入锅中，加清水适量，水煎取汁，加大米煮粥，待熟时调入白糖，再煮一二沸即成，每日1～2剂，连续3～5天。

（4）风寒感冒：柴胡、黄芩、芍药各6克，干葛9克，甘草、羌活、白芷、桔梗各 3 克。水煎服。

（5）小儿便秘肝气郁结证：柴胡、当归各 10 克，枳实、厚朴、生首乌、肉苁蓉、紫菀各 15 克，白芍、火麻仁各 20 克，甘草 3 克。水煎，去渣取汁，分 2 次温服，每日 1 剂。

（6）跌打损伤，胸胁瘀痛：柴胡、当归、花粉、桃仁各 9 克，红花、山甲珠、酒大黄各 6 克，甘草 3 克，水煎服。

薄 荷

【别名】猫儿薄荷，升阳菜，薄苟，仁丹草，见肿消，土薄荷。

【性味归经】辛、凉。归肺、肝经。

【功效主治】薄荷具有疏风散热、清头目、利咽喉、透疹、解郁的功效。主治风热表症，头痛眩晕，目赤肿痛，咽痛声哑，鼻渊，牙痛，麻疹不透，隐疹瘙痒，肝郁胁痛脘胀，瘰疬结核。

1 药材性状

茎方柱形，有对生分枝，长 15～40 厘米，直径 2～4 毫米，表面紫棕或淡绿，节间长 2～5 厘米，叶片皱缩卷曲，完整叶片展平呈披针形，卵状披针形、长圆状披针形至椭圆形，边缘在基部以上疏生粗大的牙齿状锯齿，侧脉 5～6 对，上表面深绿色，下表面灰绿色，背面在放大镜下可见凹点状腺鳞。茎上部有腋生的轮伞花序，花萼钟状，先端 5 齿裂，萼齿狭三角状钻形，微被柔毛，花冠多数存在。揉搓后有特殊清凉香气，味辛凉。

2 药材禁忌

血虚眩晕、阴虚发热者均应慎服；表虚自汗、哺乳期的妇女应忌服；孕妇忌过量食用。饮薄荷汤、茶，忌久煮。

3 药材选购

薄荷干品以身干、无根、叶多、色深绿、气味浓者为良品。

（1）风热型小儿上呼吸道感染：薄荷 6 克，白米 30 克。冰糖少许。把薄荷加水稍煮，滤取出约 150 毫升的药汁备用。将白米加水煮成稀粥，调入薄荷汁，再稍煮，加入少许冰糖调味即可。每日早晚服食 2 次，温热食用。

（2）头目昏眩，精神不爽，咽干鼻塞：薄荷 90 克，甘草 42 克，天花粉 8 克，荆芥穗、白盐各 36 克，缩砂仁 3 克。上述药材研为末，每次 3 克，水送服。

（3）宣肺散寒、化痰平喘：杏仁 30 克（去皮尖），鲜薄荷 10 克，粳米 50 克。先将杏仁放入沸水中煮到七分熟。再加入粳米共煮成粥，加入薄荷，煮片刻即可食用。

（4）消化不良、食欲不振：薄荷 50 克，白酒 750 克，白砂糖 5 克。将薄荷叶择洗干净，沥干水分，放进纱布袋，放入容器中，加入白砂糖和白酒，密封 1 个月，捞出薄荷叶，即可饮用。早、中、晚酌量饮用。

（5）胸闷烦渴，小便赤短：佩兰、藿香各 20 克，薄荷 10 克，白糖适量。将佩兰、藿香、薄荷一同放入锅中，加入 2000 克水煎煮 20 分钟，取汁加入白糖，搅拌至白糖溶化，晾凉即可。每日 1 剂，不拘时，代茶饮用。

升麻

【**别名**】周升麻，周麻，鸡骨升麻，鬼脸升麻，绿升麻。

【**性味归经**】辛、微甘，微寒。归肺、脾、胃、大肠经。

【**功效主治**】升麻具有发表透疹、清热解毒、升举阳气的功效。用于风热头痛、齿痛、口疮、咽喉肿痛、麻疹不透、阳毒发斑、脱肛、子宫脱垂等症。

1 药材性状

（1）大三叶升麻：根茎呈不规则长块，多分枝成结节状。长 5 ～ 22 厘米，直径 2 ～ 6 厘米。表面灰褐色或黄褐色，粗糙。茎基痕圆盘状或槽状，直径 1 ～ 3.5厘米，高 0.5 ～ 2 厘米。盘和槽内壁显网状纹理，下面有坚硬的须根残基。

（2）兴安升麻：根茎呈不规则长条状，多分枝成结节状，长 3 ～ 13 厘米，直径 1.5 ～ 2.4 厘米。表面灰黑色，粗糙，茎基痕圆洞状，直径 0.5 ～ 1.5 厘米，高 1 ～ 3 厘米，洞内壁显纵向或网状沟纹，下面有坚硬的须根残基。体轻质坚，不易折断，断面极不平坦。

（3）升麻：根茎呈不规则长块状，分枝较多，长3～17厘米，直径0.7～4厘米。表面具多个圆形空洞状的茎基，直径0.8～2.5厘米。高1～2厘米，内壁粗糙，洞浅，下面有众多须根残基。断面不平坦，木部黄绿色，呈放射状，髓部稍平坦，灰绿色。

2　药材禁忌

本品具升浮之性，凡阴虚阳浮、喘满气逆及麻疹已透者，均当忌用；另外，本品对消化道有一定刺激性，应适量应用，过量可引起眩晕。

3　药材选购

升麻以个大，质坚，表面黑褐色，无须根者为佳。

4　偏方妙用

（1）胃下垂：以100％胃升液（升麻、黄芪）穴位注射，每穴3毫升，以足三里、胃俞或脾俞为主，交替选穴，每日1次，6次后休息1日，1月为1个疗程，不超过3个疗程，并配合医疗体操。

（2）气虚月经过多、过期不止：人参5～10克，升麻3克，粳米30克。将前两味药水煎煮取汁，与粳米同煮为粥，每日1剂，连服1周。

（3）脱肛及子宫下垂：升麻10克，北芪30克，益母草15克，枳壳3克，粳米30克。前4味加水煎煮至1/3量，去渣取汁，粳米加水煮粥，粥成调入药汁，拌匀即可食用。

（4）肾虚之子宫下垂：猪大肠1段（约30厘米），升麻15克，黑芝麻100克，盐适量。将猪大肠仔细搓洗干净，用盐稍腌。将升麻、芝麻放入猪大肠内，加水适量炖熟，去升麻后调味食，每日2次。

（5）风热感冒、头痛：升麻10克，蜂蜜15毫升。升麻研成细粉，过筛。锅中放入升麻粉、蜂蜜，加适量清水，小火煮25分钟左右即可。代茶饮用。

第二节

清热中药，清解里热散湿邪

胡黄连

【别名】割孤露泽，胡连，假黄连。

【性味归经】苦，寒。归心、肝、胃、大肠经。

【功致主治】清热，凉血，燥湿。治痔疾，惊痫，泻痢，劳热骨蒸，自汗，盗汗，吐血，衄血，火眼，痔瘘，疮疡。

1 药材性状

根茎圆柱形，平直或弯曲，多不分枝，市售品多为小段，长2～9厘米，直径3～8毫米。表面灰黄色至黄棕色，有光泽，粗糙，具纵皱纹及横环纹，栓皮脱落处呈褐色，上端有残留的叶迹，密集呈鳞片状，暗红棕色，或脱落后呈半圆状的节痕，根痕圆点状，近节处较多。质硬而脆，易折断，棕黄色或棕黑色，断面可见维管束小点4～7个，排列成环，中央灰黑色（髓部）。气微，味极苦。

2 药材禁忌

脾胃虚弱者慎服。

3 药材选购

胡黄连以条粗、折断时有粉尘、断面灰黑色、味苦者为佳。

4 偏方妙用

（1）慢性胰腺炎：胡黄连、大黄、苍术各10克，龙胆、山栀子、柴胡各15克，茵陈、金钱草、薏苡仁各 30 克，黄芩、白芍各 12 克，木香 6 克，水煎服。

（2）小儿疳积：胡黄连、甘草各 3 克，党参、白术、茯苓各 12 克，炙蟾皮、神曲、山楂、麦芽各 12 克，水煎服。

（3）小儿疳热，肚胀，潮热，发焦：胡黄连 25 克，灵脂 50 克。上药研为末，雄猪胆汁和丸绿豆大。米汤饮服，每服 10 ～ 20 丸。

（4）吐血、衄血：生地黄、胡黄连各等分。上为末，用猪胆汁为丸如梧桐子大。每服 50 丸，临卧煎茅花汤送下。

（5）慢性荨麻疹：胡黄连 10 克，生地黄 30 克，蝉蜕 10 克，徐长卿 10 克，紫草 10 克，地骨皮 10 克，红花 10 克，黄柏 10 克，白藓皮 15 克。水煎服，每日 1 剂。将剩余药渣煎煮熏洗患处，每日 2 次。

（6）便秘：胡黄连、枳壳、大黄各 15 克，火麻仁 8 克，芒硝 6 克。将上药研末混匀，以蜂蜜为丸，每服 6 克，日 2 次，米汤送下。

青蒿

【别名】蒿，草蒿，方溃，讯蒿，臭蒿。

【性味归经】苦、辛，寒。归肝、胆、肾经。

【功效主治】清热解暑，除蒸，截疟。用于暑邪发热，阴虚发热，夜热早凉，骨蒸痨热，疟疾寒热，湿热黄疸。

1 药材性状

茎圆柱形，上部多分枝，长 30 ～ 80 厘米，直径 0.2 ～ 0.6 厘米，表面黄绿色或棕黄色，具纵棱线，质略硬，易折断，断面中部有髓。叶互生，暗绿色或棕绿色，卷一缩，易碎，完整者展平后为三回羽状深裂，裂片及小裂片矩圆形或长椭圆形，两面被短毛。气香特异，味微苦。

2 药材禁忌

产后血虚，内寒作泻及饮食停滞泄泻者青蒿青，勿用。凡产后脾胃薄弱者忌用。

3　药材选购

以色绿，叶多，香气浓者为佳。

4　偏方妙用

（1）脂溢性皮炎：青蒿（后下）、柴胡、黄芩、牡丹皮、橘叶、川楝子各10克，金钱草30克，水煎，每日1剂，分3次服。

（2）小儿夜咳：青蒿10克，款冬花12克，地龙干10克，前胡10克，甘草3克，杏仁5克，百部5克，茯苓20克，开水煎汤，分多次服。

（3）虚痨盗汗、烦热、口干：青蒿500克取汁熬膏入人参末、麦冬末各50克，熬至丸如梧桐子大，每食后米汤饮下20丸。

（4）治肺结核：黄精、青蒿、白芨各20克，百部、夏枯草、九龙草、玄参、麦冬、地骨皮各10克。水煎，每日1剂，3次分服。随证加减。

（5）声音嘶哑：取青蒿干品60克，加清水1000毫升，浸泡半小时，旺火煎或用开水冲泡代茶饮，每日1剂，分2～3次服用，一般连用2～3剂即可见效。

（6）肺结核：鳖甲25克，知母、青蒿各10克，诸药同放入砂锅内，加水煎煮30～60分钟，取汁即可。每日1剂，分2次温服。

白薇

【别名】白幕，薇草，骨美，白微，白龙须，白马薇，金金甲根。

【性味归经】苦、咸，寒。归胃、肝、经。

【功效主治】具有清热凉血、利尿通淋、解毒疗疮之功。主治阴虚内热、肺热咳血、温疟、产后虚烦血厥、热淋、血淋、风湿痛、瘰疬等症。

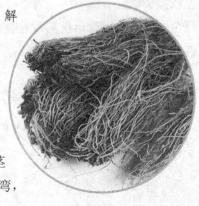

1　药材性状

根茎多弯曲，粗短，有结节，直径0.5～1.2厘米，顶端有数个圆形凹陷的茎痕，或有短的茎基，下方及两侧簇生多数须根。根圆柱形，略弯，形似马尾，长 5～25 厘米，直径 1～2 毫米，表面黄棕色至棕色，具细纵皱纹或平滑。质脆，易折断，断面平坦，皮部发达，黄白色至淡黄棕色，木部小，黄色。气微，味微苦。

2 药材禁忌

凡伤寒及出汗多损阳过甚者，或内虚食欲差，或食下泄泻不止者，均应忌服。

3 药材选购

主产山东、辽宁、安徽。以根色黄棕、粗壮、条匀、断面白色实、实心者为佳。

4 偏方妙用

（1）损伤后瘀血发热、大便干结：白薇 10 克，丹参 15 克，桃仁 10 克，粳米 50 克。先将桃仁研碎去皮尖，备用。再将桃仁与白薇、丹参一起放入锅中同煎，去渣取汁。用药汁煮粳米粥，粥熟即可食。

（2）失眠：白薇、地骨皮、生地黄、酸枣仁、知母，黄连，阿胶、麦冬、夜交藤、柏子仁各 10 克，水煎服。用于阴虚火旺之失眠。

（3）肺痈：白薇、青蒿、十大功劳叶、地骨皮各 10 克，水煎服。用于肺痈恢复期之阴虚发热者。

（4）咳血：白薇 100 克，白芨 100 克，百合 80 克，大枣 50 克。将上药研末混均，蜂蜜为丸，每次 9 克，每日 2 次，7 天为 1 个疗程。

（5）口腔溃疡：白薇 30 克，山萸肉 10 克，旱莲草 10 克，怀山药 15 克。将上药研末混匀，水泛为丸，每次 6 克，每日 2 次。

（6）失眠多梦：白薇 20 克，酸枣仁 15 克，柏子仁 10 克，黄连 10 克，磁石 30 克。水煎服，每日 1 剂，连用 21 天。

地骨皮

【别名】杞根，地骨，地辅，枸杞子根。

【性味归经】甘、淡，寒。归肺、肝、肾经。

【**功致主治**】凉血除蒸，清肺降火。用于阴虚潮热、骨蒸盗汗、肺热咳嗽、咯血、衄血。内热消渴。

1　药材性状

根皮呈筒状、槽状或不规则卷片，大小不一，一般长3～10厘米，直径0.5～2厘米，厚1～3毫米。外表面土黄色或灰黄色，粗糙，有不规则纵裂纹，易成鳞片状剥落，内表面黄白色，具细纵条纹。质松脆，易折断，折断面分内外两层，外层（落皮层）较厚，土黄色，内层灰白色。气微，味微甘而苦。

2　药材禁忌

脾胃虚寒者忌服。

3　药材选购

以筒粗，肉厚，整齐，无木心及碎片者为佳。

4　偏方妙用

（1）糖尿病：地骨皮30克，桑白皮15克，麦冬10克，面粉适量，取地骨皮、桑白皮、麦冬放入砂锅浸泡20分钟，煎20分钟，去渣取汁，面粉调成糊，共煮为稀粥。随意饮用或佐食。

（2）哮喘：地骨皮、南沙参、苦杏仁、玄参、女贞子、旱莲草各10克，甘草3克，蜜炙麻黄5克，蜜炙紫菀12克，水煎服。用于哮喘。

（3）鸡眼：地骨皮6克，红花3克，共研细末，加适量麻油和少许面粉，调和成糊状，密封备用。先将患部死皮去掉，再将药敷于患部，用纱布包好，每2日换药1次。

（4）小儿肺炎：桑白皮15～30克，地骨皮15～30克，炙甘草3克，粳米60克。先将桑白皮、地骨皮稍加浸洗后，随即取出。再把粳米淘洗干净。把桑白皮、地骨皮、炙甘草同粳米一并放入砂锅内，加水适量（约1000毫升），加热煮粥。待煮沸后，再煮5～10分钟，撇取米粥汤。分作2次，温热饮用，连用5～7天，直至痊愈。

（5）肝肾阴虚型高脂血症：珍珠母30克，地骨皮15克，大米100克，白糖适量。

先将珍珠母、地骨皮清洗干净，浸泡5～10分钟。锅中放入适量水，放入以上两药，水煎，去渣取汁。用药汁煮大米粥，待熟时调入白糖，再煮1～2沸即成。

（6）肺结核：鲜桑葚60克，地骨皮、冰糖15克，水煎服，每日2次。

紫 柴 胡

【别名】银夏柴胡，银胡，牛肚根，沙参儿，土参。

【性味归经】甘，微寒。归肝、胃经。

【功效主治】清热凉血。治虚痨骨蒸，阴虚久疟，小儿疳热羸瘦。

1 药材性状

根呈类圆柱形，长15～40厘米，直径1～2.5厘米，支根多已碎断。表面黄白色或淡黄色，纵皱纹明显，向下渐呈向左扭曲状，疏具孔状凹陷（细根痕），习称"沙眼"。顶端根头部略膨大，密集灰棕黄色、疣状突起的茎痕及不育芽苞，习称"珍珠盘"。质硬而脆，易折断，断面有裂隙，皮部甚薄，木部有黄、白色相间的放射状纹理。气微，味甘。

2 药材禁忌

外感风寒及血虚无热者忌服银柴胡。

3 药材选购

银柴胡以根条细长、表面黄白色并显光泽、顶端有"珍珠盘"。质细润者为佳。

4 偏方妙用

（1）高烧：银柴胡15克，秦艽、鳖甲、黄连各10克，地骨皮30克，青蒿15克，知母、女贞子、山萸肉、五味子各10克，陈皮6克，每日1剂，水煎服。

（2）过敏性鼻炎发作期：乌梅、五味子、白芍、银柴胡、防风、苍耳子各9克，粳米100克，大枣8枚。先将乌梅、五味子、白芍、银柴胡、防风、苍耳子洗净并浸泡半小时，大火煮沸后改小火煮15分钟，去渣取汁；将粳米、大枣洗净，加入药汁中，再酌加清水共煮至米烂即成。每日1剂，分2次服食。

（3）噎膈病：沙参 15 克，麦冬 12 克，玉竹 9 克，桑叶 9 克，天花粉 9 克，白扁豆 12 克，甘草 6 克，生地 15 克，玄参 12 克，银柴胡 12 克，山豆根 15 克，徐长卿 15 克，首乌 15 克。煎水服。

（4）外感时疫邪毒：青蒿 6 克（后下），银柴胡 12 克，桔梗 12 克，黄芩 12 克，连翘 12 克，银花 12 克，板蓝根 12 克。水煎服，每日 1 剂，日服 2 次。

（5）小儿脾虚肝旺的疳积症：银柴胡 5 克，党参 3 克，地骨皮 5 克，甘草 2 克。上药研为细末，放入杯中，以沸水冲泡，焖 10 分钟，代茶频饮。

四季青

【别名】冬青叶，四季青叶。

【性味归经】苦、涩，寒。归肺、心经。

【功效主治】清热解毒，活血止血。用于，慢性气管炎，肾盂肾炎，细菌性痢疾；外用治烧烫伤，下肢溃疡，麻风溃疡，创伤出血，冻伤，乳腺炎，皮肤皲裂（烧灰调油外搽）。

1 药材性状

叶长椭圆形或披针形，少卵形，长 5～11 厘米，宽 2～4 厘米。先端短渐尖，基部楔形，边缘有疏生的浅圆锯齿，上表面黄绿色至绿褐色，有光泽，下表面灰绿色至黄绿色，两面均无毛，中脉在叶下面隆起，侧脉每边 8～9 条。气微，味苦、涩。

2 药材禁忌

四季青煎剂内服可引起轻度恶心和食欲减退，注射液肌注局部可致疼痛，静滴可致疼痛乃至发生静脉炎，四季青涂布于早期烧伤创面也有持续 5～10 分钟的一过性疼痛，上述不良反应都系四季青含的多量鞣质所致。

3 药材选购

以身干、色绿、无枝梗者为佳。

4　偏方妙用

（1）创伤出血：用四季青鲜叶洗净，捣烂外敷伤口；也可用干叶研细，撒敷在伤口上，外加包扎。

（2）一或二度烧伤：四季青配绿茶叶，文火煎至浓缩成黏胶状，直接涂敷创面，随干随涂，以创面不痛为度。

（3）外伤出血：取四季青鲜叶捣敷伤口；也可用干叶研细，撒敷在伤口，外加包扎。

（4）热疖痈肿初启：可用鲜叶适量，洗净，加食盐少许，同捣烂，外敷患处。

（5）感冒发热，肺热咳嗽，咽喉肿痛，小便淋沥涩痛及痢疾、腹泻病症：可单用本品 50 克，煎服；也可配合蒲公英、乌蔹莓、鸭拓草等同用。

金银花

【别名】忍冬花，银花，鹭鸶花，双花，二花，金藤花，双苞花，金花，二宝花。

【性味归经】甘，寒。归肺、心、胃经。

【功效主治】金银花具有清热解毒、疏散风热、凉血止痢的功效。用治痈肿疔疮、咽喉肿痛、乳痈、肠痈，风热感冒、温病初起、热毒血痢等症。

1　药材性状

呈棒状，上粗下细，略弯曲，长 2～3 厘米，上部直径 3 毫米，下部直径 1.5 毫米，表面黄白色或绿白色，密被短柔毛。偶见叶状苞片，花萼绿色、先端 5 裂，裂片有毛，长约 2 毫米，开放者花冠筒状，先端二唇形，雄蕊 5 附于筒壁，黄色；雌蕊 1 个，子房无毛，气清香，味淡微苦。

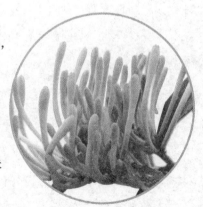

2　药材禁忌

脾胃虚寒、疮疡属阴证者应谨慎服用。

3　药材选购

金银花以花未开放、花蕾肥壮、色泽青绿微白、无枝叶、无熏头和油条、身干、有香气者为良品。

4　偏方妙用

（1）热淋：金银花、海金沙藤、天胡荽、金樱子根、白茅根各50克。水煎服，每日1剂，5～7日为1个疗程。

（2）预防乙脑、流脑：金银花、连翘、大青根、芦根、甘草各15克。水煎代茶饮，每日1剂，连服3～5日。

（3）降压，聪耳明目：金银花30克，白米50克，白糖适量。将白米洗净，放入锅中，加入适量清水，并以小火熬煮。至粥快熟时，加入金银花，再重新煮沸，加入白糖即成。

（4）疮肿、肺痈、肠痈：银花50克，甘草10克，白酒适量。将金银花、甘草用适量清水煎后，再调入白酒，略煎，分3份即可。早、午、晚各服1份。

（5）清热清喉：蜂蜜、金银花各15克。将金银花洗净，置于干净瓷杯里；用开水冲泡，盖闷10分钟；去渣后用蜂蜜调和即可饮用。当日分几次服完，每日1剂。

（6）风热外侵引起的喉炎：金银花、连翘各9克，胖大海6枚，冰糖适量。将金银花、连翘置于锅中，用适量清水煮沸；待开后，放入胖大海，加盖闷30分钟左右，再加冰糖适量，趁热即可饮用。

马齿苋

【别名】马齿草，马苋，马齿菜，五行草，长命菜，九头狮子草，长寿菜。

【性味归经】酸，寒。归肝、大肠经。

【功效主治】清热解毒，利水去湿，散血消肿，除尘杀菌，消炎止痛，止血凉血。主治痢疾，肠炎，肾炎，产后子宫出血，便血，乳腺炎等病症。

1 　药材性状

全草多皱缩卷曲成团。茎圆柱形，长 10 ～ 30 厘米，直径 1 ～ 3 毫米，表面黄棕色至棕褐色，有明显扭曲的纵沟纹。叶易破碎或脱落，完整叶片倒卵形，绿褐色，长 1 ～ 2.5 厘米，宽 0.5 ～ 1.5 厘米，先端钝平或微缺，全缘。花少见，黄色，生于枝端。蒴果圆锥形，长约 5 毫米，帽状盖裂，内含多数黑色细小种子。气微，味微酸。

2 　药材禁忌

凡脾胃虚寒、腹泻便溏者忌食本品；孕妇忌食。忌与胡椒同食；不宜与甲鱼同食，否则会导致消化不良、食物中毒等症。

3 　药材选购

原产于印度，现在我国各地均有分布。以株小、质嫩、整齐少碎、叶多、青绿色、无杂质者为佳。

4 　偏方妙用

（1）妇女赤白带下：取 250 克马齿苋捣烂绞汁，2 个鸡蛋，取其蛋清与马齿苋搅匀，用沸水冲开。该品每日分 2 次服用。

（2）痢疾便血、湿热腹泻：马齿苋 30 克，粳米 100 克。将马齿苋洗净，切成 6 分长的节。粳米淘净，放入锅内，加马齿苋，清水适量，用武火烧沸后，转用文火煮至米熟即可。每日 2 次，早、晚餐食用。

（3）带状疱疹：赤小豆 60 克，马齿苋 30 克，大黄 4 克，雄黄 3 克。将上药共研为细末，香油调敷。

（4）耳疮：马齿苋 50 克，黄檗 15 克，将两味捣碎，裹于棉花或纱布中，然后将药球放置于耳内患处即可。

（5）凉血止血、消毒：马齿苋液 50 毫升，蜂蜜 20 毫升。将两味一同放入杯中，加入适量沸水冲泡，搅拌均匀即可饮用。

（6）热痢，血淋，痈肿疮疡：马齿苋 5 克，绿茶 3 克。用 200 毫升开水冲泡 10 分钟后即可，冲饮至味淡。

连翘

【别名】旱连子，空翘，空壳，落翘。

【性味归经】苦，微寒。归肺、心、胆经。

【功效主治】连翘清热解毒，消肿散结。用于急性扁桃体炎、淋巴结核、尿路感染、急性肝炎、过敏性紫癜、流行性腮腺炎、乳腺炎、感冒、流感、乙型脑炎、疖肿等症。

1 药材性状

果实长卵形至卵形，稍扁，长1～2.5厘米，直径0.5～1.3厘米。"老翘"多自顶端开裂，略向外反曲或裂成两瓣，基部有果柄或其断痕，果瓣外表面棕黄色，有不规则的纵皱纹及多数凸起的淡黄色瘤点，基部瘤点较少，中央有一条纵凹沟。内表面淡棕黄色，平滑，略带光泽，中央有一条纵隔，种子多已脱落，果皮硬脆，断面平坦。"青翘"多不开裂，表面绿褐色，瘤点较少，基部多具果柄，内有种子多数，披针形，微弯曲，长约0.7厘米，宽约0.2厘米，表面棕色，一侧有窄翅。

2 药材禁忌

脾胃虚弱，气虚发热，痈疽已溃、脓稀色淡者忌服。

3 药材选购

青翘以色绿、不用裂者为佳；老翘以色黄、瓣大、壳厚者为佳。以青翘品质为优。

4 偏方妙用

（1）瘰疬结核不消：连翘、鬼箭羽、瞿麦、甘草（炙）各等分。上为细末，每服10克，临卧米泔水调下。

（2）恶寒头痛、目赤眩晕：连翘、防风、荆芥、麻黄、薄荷、川芎、当归、白芍、白术、山栀、大黄、芒硝各10克，石膏、黄芩、桔梗各5克，甘草10克，滑石15克，将上述药物放入锅中，加水煎煮30分钟，取汁即可。每日1剂，分

2 次温服。

（3）清热解毒：连翘 10 克，白糖 15 克，粳米 50 克。加水熬煮成粥，每日早晚食用。

（4）清热解毒，疏风透表：金银花、连翘各 5 克。将金银花和连翘冲洗干净表面杂质，放入锅中，加入适量水，煮沸 5 分钟，代茶饮。

（5）通利五淋，疏散风热：连翘 10 克，冰糖 15 克，水发银耳 200 克。炖至银耳软烂，出锅前加入冰糖即可。佐餐食用。

（6）疹出不畅、咽喉肿痛：紫草 8 克，牛蒡子 6 克，连翘 8 克，山豆根 6 克。将四味药物放入砂锅内，水煎 30 分钟，取汁即成。每日 1 剂，分 2 次温服。

紫花地丁

【别名】堇堇菜，箭头草，地丁，羊角子，地丁草，宝剑草，紫地丁，小角子花。

【性味归经】苦、辛，寒。归心、肝经。

【功效主治】清热解毒，消痈散结：用于痈肿疔毒，乳痈肠痈，丹毒肿痛；蛇毒咬伤。此外，还可治肝热目赤肿痛。

 1 药材性状

全草多皱缩成团。主根淡黄棕色，直径 1～3 毫米，有细纵纹。叶灰绿色，展平后呈披针形或卵状披针形，长 4～10 厘米，宽 1～4 厘米，先端钝，基部截形或微心形，边缘具钝锯齿，两面被毛；叶柄有狭翼。花茎纤细，花紫色、淡棕色，花瓣具细管状，蒴果椭圆形或裂为三果，种子多数，淡棕色。气微，味微苦而稍黏。

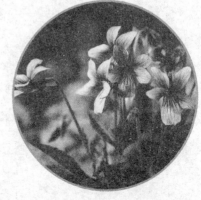

2 药材禁忌

阴疽漫肿无头及脾胃虚寒者慎服。

3 药材选购

紫花地丁以色绿、根黄者为佳。

（1）痈疮疖肿：金银花 10 克，野菊花、蒲公英、紫花地丁、紫背天葵子各 3 克，白酒适量。用适量清水煎服上述药材，再加适量白酒和服即可。

（2）疔疮肿毒：紫花地丁草适量捣汁服。也可用紫花地丁草、葱头、生蜜一起捣烂贴患处。

（3）前列腺炎：紫花地丁、紫参、车前草各 15 克，海金沙 30 克，煎服。

（4）扁平疣：地丁草、半枝莲、板蓝根、生薏苡仁各 15 克，常山 6 克。每日 1 剂上午服头煎下午服 2 煎。药渣加适量水略煎后趁热洗涤患处洗后抹干不用水清洗。7 天为 1 个疗程。

（5）压疮：地丁、银花、蒲公英各 50 克，罂粟壳 20 克，赤石脂 40 克，紫花地丁（16 朵或 16 支）共研极细面备用。取药粉适量用 50 度的白酒调成糊状平敷患处外用纱布覆盖固定。24 小时换药 1 次。若同时配合理疗或按摩效果更佳。

（6）痢疾：紫花地丁、红藤各 30 克，蚂蚁草 60 克，黄芩 27 克，煎服。

野菊花

【别名】山菊花，千层菊，黄菊花。

【性味归经】苦、辛，微寒。归肝、肺经。

【功效主治】清热解毒。用于疗疮痈肿，咽喉肿痛，目赤肿痛，头痛眩晕。此外，还可治皮肤瘙痒，湿疹、湿疮。

1　药材性状

头状花序类球形，直径 1.5～2.5 厘米，棕黄色。总苞片 4～5 层，外层苞片卵形或卵状三角形，长 2.5～3 毫米，外表面中部灰绿色或淡棕色，常被有白毛，边缘膜质，中层苞片卵形，内层苞片长椭圆形。总苞基部有的残留总花梗。舌状花 1 轮，黄色，皱缩卷曲，展平后，舌片长 1～1.3 厘米，顶端全缘或 2～3 齿，筒状花多数，深黄色。气芳香，味苦。

2　药材禁忌

脾胃虚寒者忌食。野菊花不宜多食，否则容易引起腹泻等症。

3　药材选购

广东所产品质优。选黄色、干燥、微香者为佳。

4　偏方妙用

（1）预防口腔溃疡：野菊花 48 克，蒲公英 48 克，紫花地丁 30 克，连翘 30 克，石斛 30 克，水煎，每日分 3 次服。

（2）支气管炎：野菊花 30 克，一点红 15 克，金银花 30 克，积雪草 15 克，犁头草 15 克，白茅根 15 克，水煎服．每日 1～2 剂。

（3）痔疮伴炎症：金银花 50 克，野菊花、蒲公英、紫花地丁各 25 克，紫背天葵子 15 克，每日 1 剂，水煎后分 2 次服。

（4）湿疹、皮肤瘙痒：苦参、白藓皮、野菊花各 30 克，黄柏、蛇床子各 15 克，煎汁，倒入浴盆中，加温水到能够浸渍患处为度，每日洗浴 1 次，每次浸泡 30 分钟。

（5）多发性疖肿：金银花、野菊花各 12 克，生甘草 5 克。先将金银花、野菊花和生甘草研为粗末。将以上末放入保温瓶中，冲入沸水 300 毫升，泡闷 15 分钟，代茶饮。

（6）高血压、动脉硬化：牡丹皮 6 克，野菊花、佩兰各 9 克，银花藤、鸡血藤各 18 克，石决明 10 克。将上药一同放置于砂锅中，加适量清水煎煮 30 分钟，取汁即可。每日 1 剂，分 2 次温服。

穿心莲

【别名】春莲秋柳，一见喜，榄核莲，苦胆草，四方莲，日行千里，苦草。

【性味归经】苦，寒。归肺、胃、大肠、小肠经。

【功效主治】清热解毒，燥湿止痢，利胆，抗蛇毒，抗癌。治肺热喘咳、肺痈咳吐脓血、咽喉肿痛、温病初起、热邪较甚、发热头痛、咽痛、湿热泻痢、热淋、湿疹、疖肿、毒蛇咬伤等症。

1　药材性状

茎呈方柱形，多分枝，长 50～70 厘米，节稍膨大，质脆，易折断。单叶对生，叶柄短或近无柄，叶片皱缩、易碎，完整者展开后呈披针形或卵状披针形，长 3～1.2 厘米，宽 2～5 厘米，先端渐尖，基部楔形下延，全缘或波状，上表面绿色，下表面灰绿色，两面光滑。气微，味极苦。

2　药材禁忌

不宜多服久服，以免损伤胃气；脾胃虚寒者不宜用；有中止妊娠作用，孕妇忌用。

3　药材选购

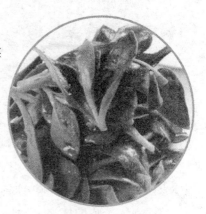

穿心莲以色绿、茎粗、叶多且完整，味极苦者为佳。

4　偏方妙用

（1）细菌性痢疾：穿心莲 15 克，木香 10 克，甘草 10 克，用清水煎煮后当茶饮用。

（2）大叶性肺炎：穿心莲 30 克，梅叶冬青 50 克，麦门冬 25 克，白茅根 50 克，金银花 25 克。水煎，分 2 次服，每日 1 剂。

（3）胆囊炎：穿心莲 25 克，六月雪 100 克，大青根 75 克，黄栀子根 50 克，虎刺 50 克，阴行草 50 克。水煎服，如食欲不振，加野山楂果（炒）100 克。

（4）疖肿，蜂窝组织炎：三颗针 25 克，穿心莲 25 克，金银花 15 克，野菊花 15 克，七叶一枝花 10 克。水煎服。

（5）痈疖疔疮：穿心莲粉加凡士林调成 30% 的软膏，外敷患处，每日换药 1 次。同时可口服穿心莲片，每次 5 片，每日 3 次。

（6）支气管肺炎：取穿心莲、十大功劳各 15 克，陈皮 10 克，水煎取汁 100 毫升，分早晚各服 1 次，每日 1 剂。

土茯苓

【别名】禹余粮，白余粮，草禹余粮，仙遗粮，土苓，土太片。

【性味归经】甘、淡，平。归肝、胃经。

【功效主治】除湿解毒，通利关节：用于湿热淋浊，带下，痈肿，瘰疬，疥癣，梅毒，及汞中毒所致的肢体拘挛，筋骨疼痛等。

1 药材性状

根茎近圆柱形，或不规则条块状，有结节状隆起，具短分枝，长5～22厘米，直径2～5厘米。表面黄棕色，凹凸不平，突起尖端有坚硬的须根残基，分枝顶端有圆形芽痕，有的外皮呈不规则裂纹，并有残留鳞叶。质坚硬，难折断，切面类白色至淡红棕色，粉性，中间微见维管束点，并可见沙砾样小亮点（水煮后依然存在），水湿润后有黏滑感。气微，味微甘、涩。

2 药材禁忌

肝肾阴虚者应谨慎服用。土茯苓忌与茶同服，故在食用土茯苓的过程中不可饮茶。

3 药材选购

土茯苓为浙江省地道药材。以质略韧、干燥、无异味，且表面为灰褐或棕黄色者为佳。

4 偏方妙用

（1）食管癌：土茯苓60克，白花蛇舌草、忍冬藤各30克，白花丹12克，天花粉、甘草各6克，水煎，每日1剂，分3次服，能使梗阻缓解。

（2）扁平疣：木贼10克，土茯苓、生薏苡仁各30克，土贝母、莪术、丹参、赤芍各15克，生香附12克，生黄芪10～30克，党参、柴胡各10克。每日1剂，水煎服。第3次煎药液熏洗患处，用小毛巾蘸药液用力搓擦皮损。1剂为1个疗程。连用2个疗程。

（3）前列腺炎下焦湿热证：萹蓄、石韦、土茯苓各15克，滑石20克，车前草、败酱草各30克，酒大黄、瞿麦各10克，木通、甘草各5克。水煎，每日1剂，分早、晚各服1次。

（4）阴茎癌：土茯苓、蜀羊泉各30克，重楼、蛇莓、半边莲、忍冬藤各15克，水煎，每日1剂，分3次服。可使溃疡愈合，肿痛消失。

（5）肝胆湿热证：粳米150克，薏苡仁50克，土茯苓50克。将土茯苓用纱布包好，同粳米、薏苡仁同煮至米烂粥浓。挑去土茯苓，温服粥。

（6）糖尿病：猪脊骨 500 克，土茯苓 50 ～ 100 克。猪骨打碎，加水熬汤约 2 小时，去骨及浮油，剩下 3 大碗，下入土茯苓，再煎至 2 碗，去渣，每日 1 剂，分 2 次服。

大青叶

【别名】蓝叶，蓝菜。

【性味归经】苦、咸，大寒。归心、肺、胃经。

【功效主治】大青叶清热解毒、凉血消斑。主治高热烦渴、斑疹、吐血、衄血、黄疸、泻痢、口疮、痄腮等症。

1 药材性状

叶多皱缩，破碎，完整的叶片长椭圆形至长圆状倒披针形，长 4 ～ 16 厘米，宽 1 ～ 4 厘米。先端钝尖或钝圆，基部渐狭下延成翼状叶柄，全缘或微波状，上下表面均灰绿色或棕绿色，无毛，羽状网脉，主脉在下表面突出。质脆。气微，味微酸、苦、涩。

2 药材禁忌

脾胃虚寒者忌服。

3 药材选购

主产于福建、广西等地。以叶大、无柄者为佳。

4 偏方妙用

（1）防治疔、疖、痱子：大青叶（鲜）150 克。水煎服，每日 1 剂。也可取大青叶适量，水煎浓汁，加薄荷油适量，洗患处，每日 2 ～ 3 次。

（2）淋巴腺炎；阑尾术后感染等炎症：大青叶、木芙蓉叶各 250 克，蒲公英 150 克。水煎 12 小时，取汁 2000 毫升，每服 20 毫升，每日 3 次。

（3）脑热耳聋：大青叶、大黄（锉、炒）、栀子（去皮）、黄芪（制）、升麻、黄连（去须）各 50 克，朴硝 100 克。上 7 味，捣研为末，炼蜜丸如梧桐子大。每服 30 丸，温水下。

（4）风热毒型寻常疣：大青叶、桃仁各 30 克，粳米 200 克。先将大青叶、桃仁放入锅中，水煎取汁液。将粳米放入锅中，加水 1 升，先大火烧沸后改小火煮粥，入药汁略煮即成。

（5）高脂血症、高血压：山楂 30 克，当归 15 克，大青叶 30 克。先将山楂、当归、大青叶洗净，备用。再将以上 3 味一同放入锅中，加水煎汤，去渣，取汁即成。

（6）带状疱疹：柴胡 15 克，大青叶 15 克，粳米 30 克。白糖适量。把柴胡、大青叶加水煎煮；将其去渣、滤汁；用药汁煮粳米，加白糖。每日 1 剂，连服 6 天。

板蓝根

【别名】靛青根，蓝靛根，靛根，大青，大蓝根，菘蓝根，北板蓝根。

【性味归经】苦，寒。归心、胃经。

【功效主治】板蓝根清热解毒、凉血利咽。治流感、流脑、乙脑、肺炎、咽肿、痄腮、痈肿等症。

1 药材性状

根圆柱形，稍扭曲，长 10～20 厘米，直径 0.5～1 厘米。表面淡灰黄色或淡棕黄色，有纵皱纹及横生皮孔，并有支根或支根痕，根头略膨大，可见轮状排列的暗绿色或暗棕色叶柄残基、叶柄痕及密集的疣状突起。体实而稍软，折断面略平坦，皮部黄白色，约占半径的 $1/2～3/4$，木部黄色。气微，味微甜后苦涩。

2 药材禁忌

脾胃虚寒、无实热火毒者慎服。

3 药材选购

以条长、坚实、平直粗壮、粗细均匀、粉性大者为佳。

4　偏方妙用

（1）流行性腮腺炎：板蓝根12克，黄芩、连翘、柴胡、牛蒡子、玄参各9克，黄连、桔梗、陈皮、僵蚕各6克，升麻、甘草各3克，马勃、薄荷（后下）各4.5克，水煎服。

（2）痘疹出不快：板蓝根50克，甘草1.5克（锉，炒）。上同为细末，每服2.5克或5克，取雄鸡冠血三两点，同温酒少许，调后，同食下。

（3）清热消炎：板蓝根20克，竹叶10克，莲子心10克，糯米150克，白糖适量。将糯米淘洗后放入砂锅中，放入清水煮粥，至糯米半熟时，把洗净捣烂的板蓝根、竹叶、莲子心放入粥中，继续煮至糯米烂熟为止。喝粥时可加入白糖调和苦味。

（4）扁平疣：板蓝根100克，薏米150克。将板蓝根煮沸半小时后，取出药汁与薏苡仁煮粥。

（5）腮腺炎肿痛发热有硬块：板蓝根30克，夏枯草20克，白糖适量。将板蓝根、夏枯草水煎，加白糖适量。每次10～20克，每日3次。

（6）预防流感：羌活10克，板蓝根30克。加水煎煮，去渣取汁，代茶饮。每日1剂，分2次饮用。连服3天。

鱼腥草

【别名】岑菜，蕺，蕺菜，紫蕺，九节莲，肺形草，紫背鱼腥草，臭腥草。

【性味归经】辛，微寒。归肺经。

【功效主治】鱼腥草清热解毒，消痈排脓，利尿通淋。用于肺炎，支气管炎，上呼吸道感染，尿道炎，中耳炎等症。

1　药材性状

茎扁圆形，皱缩而扭曲，长20～30厘米，表面棕黄色，具纵棱，节明显，下部节处有须根残存，质脆，易折断。叶互生，多皱缩，展平后心形，长3～5厘米，宽3～4.5厘米，上面暗绿或黄绿色，下面绿褐色或灰棕色，叶柄细长，基部与托叶合成鞘状。穗状花序顶生。搓揉有鱼腥气，味微涩。

2　药材禁忌

虚寒性体质及疔疮肿疡属阴寒，无红肿热痛者忌服。

3　药材选购

购买时以淡红褐色、茎叶完整、无泥土等杂质者为佳。

4　偏方妙用

（1）感冒发烧：细叶香茶菜 20 克，鱼腥草 16 克，水煎服，或将上药共研细末，煎煮滤液浓缩，并与细末混合压片，每片 0.3 克，每日 3 次，每次 3 ～ 4 片，小儿酌减。

（2）单纯性疱疹：鱼腥草 500 克。上药加水 1500 毫升，得蒸馏液 750 毫升，局部外敷。同时，可用上述溶液内服，每次 10 ～ 20 毫升，每日 3 次。

（3）清热解毒：绿豆 50 克，猪肝 200 克，水适量，炖熟，加入鱼腥草 30 克，姜、葱、精盐各适量。稍煮片刻，即可起锅。

（4）腹痛、腹泻症状较轻者：山楂 60 克，鱼腥草 60 克。将鱼腥草、山楂洗净。先将山楂放锅内加适量清水煮沸，再加入鱼腥草，煎煮成汤即可。每日食 1 次。

（5）急性黄疸性肝炎：鱼腥草 180 克，白糖 30 克，水煎服，每日 1 剂，连服 5 ～ 10 剂。

（6）肝胆火热型的急性化脓性中耳炎：地胆头 15 克，鱼腥草 15 克，猪瘦肉 100 克，精盐适量。将地胆头、鱼腥草、猪瘦肉洗净，一同放入煲内煎煮，去渣，用精盐调味，饮汤食肉。

蒲公英

【别名】仆公英，蒲公罂，婆婆丁，黄花地丁，蒲公丁，黄花草。

【性味归经】苦、甘，寒。归肝、胃经。

【功效主治】清热解毒，消肿散结。有显著的催乳作用，治疗乳腺炎十分有效。无论煎汁口服，还是捣泥外敷，皆有效验。此外，蒲公英还有利尿、缓泻、退黄疸、利胆、助消化、增食欲，治疗胃及十二指肠溃疡，还可防胃癌、食管癌及各种肿瘤等功效。

1　药材性状

　　全草呈皱缩卷曲的团块。根呈圆锥状，多弯曲，长3～7厘米。表面棕褐色，抽皱，根头部有棕褐色或黄白色的茸毛。叶基生，多皱缩破碎，完整叶片呈倒披针形，长6～15厘米，宽2～3.5厘米，绿褐色或暗灰色，先端尖或钝，边缘倒向浅裂或羽状分裂，裂片牙齿状或三角形，基部渐狭，下延呈柄状，下表面主脉明显，被蛛丝状毛。花茎1至数条，每条顶生头状花序，总苞片多层，花冠黄褐色或淡黄白色。气微，味微苦。

2　药材禁忌

　　阳虚外寒、脾胃虚弱者忌用。

3　药材选购

　　蒲公英以叶多、色绿、根长者为佳。

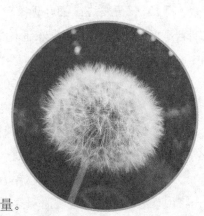

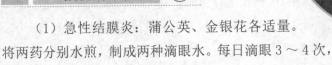 4　偏方妙用

　　（1）急性结膜炎：蒲公英、金银花各适量。将两药分别水煎，制成两种滴眼水。每日滴眼3～4次，每次2～3滴。

　　（2）肝炎：蒲公英干根18克，茵陈蒿12克，柴胡、生山栀（栀子）、郁金、茯苓各9克。煎服，或用干根、天名精各30克。煎服。

　　（3）疖肿：蒲公英、地丁、草河车、金银花各15克，连翘10克，黄芩8克，赤芍12克，马齿苋30克，防风6克，水煎服。

　　（4）烧烫伤：鲜蒲公英200克，捣烂取汁，加入冰片10克，白糖适量，涂干烧伤处，适用于Ⅰ度、Ⅱ度烧伤。

　　（5）急性乳腺炎：夏枯草、蒲公英各15克，益母草20克，鸡蛋2个，红糖50克。将夏枯草、蒲公英、益母草装入纱布袋内，扎口，置砂锅内，加清水适量，旺火煮沸，打入鸡蛋，加红糖，改文火煨60分钟，将汤、蛋倒入大碗中。吃蛋，喝汤。每日早、晚各1次。

　　（6）痰热郁肺：蒲公英15克，金银花、鱼腥草、黄芩、桑白皮各12克，生栀子、知母、浙贝、北杏仁、栝楼仁各9克，甘草6克，水煎服。

败酱草

【别名】鹿肠，鹿首，马草，泽败，败酱，苦菜。

【性味归经】辛、苦，微寒。归胃、大肠、肝经。

【功效主治】清热解毒，祛瘀排脓。用于阑尾炎、痢疾、肠炎、肝炎、眼结膜炎、产后瘀血腹痛、痈肿疔疮。

1 药材性状

多年生草本，高1～1.5米。根状茎横走，有陈腐气味；地上茎下部有脱落性倒生粗毛，茎上部近无毛或有一排硬毛。基部叶簇生，卵形或长卵形，有长柄，不裂或羽状分裂，钝头，边缘有粗齿，花时枯萎；茎生叶对生，披针形或阔卵形，长5～15厘米，2～3对羽状深裂或全裂，顶端裂片最大，椭圆形或卵形，两侧裂片椭圆形或披针形，向下逐渐变小，边缘有粗齿，两面疏生粗毛或近无毛；靠近花序的叶片线形，全缘。顶生大型伞房状聚伞花序；花序梗仅一侧有白色硬毛，苞片小；花萼不明显；花冠黄色，直径2～4毫米，上端5裂；雄蕊4。瘦果长椭圆形，长3～4厘米，无翅状苞片，仅有由不发育2室扁成窄边。花期7～8月。

2 药材禁忌

久病脾胃虚弱，泄泻厌食，一切虚寒下脱之症禁服。

3 药材选购

以干燥、叶多、气浓、无泥沙杂草者为佳。

4 偏方妙用

（1）阑尾炎：败酱草、紫花地丁、金银花、冬瓜仁、薏苡仁各15克，牡丹皮、连翘各9克，桃仁、延胡索各6克，水煎，分2次服，每日1剂。

（2）慢性前列腺炎：王不留行、败酱草各30克，穿山甲（代）、桃仁、半边莲、红花各10克，白花蛇舌草、赤芍、川芎各15克，丹参、黄柏、泽兰各20克，甘草6克。水煎服，每日1剂，1个疗程为14日。随证加减。

（3）腹痛：薏苡仁3克，附子0.6克，败酱草1.5克，共捣为末。每次取一撮，加入400毫升水，煎成200毫升，一次服下。

（4）防治糖尿病：败酱草（鲜）250克，南瓜100克，乌梅30克。败酱草洗净，沸水烫后捞出切段；南瓜切块。同入锅煮，熟后即可食用，吃菜饮汤。

（5）肝癌：败酱草（鲜）120克，鸡血藤50克，鸡蛋2只。前2味加水煮成败酱卤，取卤水300毫升，放入鸡蛋，煮熟后去壳再煮片刻，食蛋饮汤。

（6）痢疾：鲜败酱草60克，冰糖15克，开水炖服。

山豆根

【别名】广豆根，大山豆根，黄结，苦豆根，南豆根，豆根，岩黄连。

【性味归经】苦，寒；有毒。归肺、胃经。

【功效主治】清热解毒、消肿利咽。用于火毒蕴结、咽喉肿痛、口腔炎、扁桃体炎、咽喉炎、齿龈肿痛等症。

1 药材性状

根茎呈不规则结节状，横向延长，顶端常残存茎基或茎痕，其下着生根数条。根长圆柱形，有时分枝，略弯曲，长短不一，直径0.7～1.5厘米。表面棕色至黑棕色，有不规则纵皱纹及突起的横长皮孔。质坚硬，难折断，断面略平坦，皮部淡黄棕色，木部淡黄色。微有豆腥气，味极苦。

2 药材禁忌

脾胃虚寒泄泻者忌服。因有毒，内服不宜过量。

3 药材选购

以粗壮块大、粉多者为佳。

4 偏方妙用

（1）食管癌：山豆根、乌梅各90克，斑蝥、红娘各15克，蜈蚣6克，红枣肉1000～2500克，制成糖丸，丸重6克，每次1丸，含化咽下，每日3次。

（2）疹出不畅、咽喉肿痛：紫草8克，牛蒡子6克，连翘8克，山豆根6克。将4味药物放入砂锅内，水煎30分钟，取汁即成。每日1剂，分2次温服。

（3）急性咽喉炎：桑叶、荆芥、桔梗各6克，菊花、金银花、连翘、大青叶、山豆根各10克，马勃、蝉蜕各3克。水煎，去渣取汁，每日1剂，分2次温服。

（4）风火牙痛：山豆根、夏枯草各15克，将其分成3等份，每日取其1份放入暖瓶内，倒入开水，闷1小时，当茶饮，1日内喝完，中间可以续水，但不能加药。连喝3天。

（5）热症咽喉、牙龈肿痛：山豆根、射干各9克，桔梗、牛蒡子各6克，生甘草3克。水煎服。

（6）咽喉肿痛：山豆根9克，射干、金银花、板蓝根各6克，水煎服。

拳参

【别名】紫参，牡蒙，山虾子，刀剪药，红重楼，回头虾，破伤药。

【性味归经】苦，凉。归肝、大肠经。

【功效主治】清热解毒，凉血。用于肠炎、痢疾、肝炎、痔疮出血；外治口腔炎、咽喉炎。

1 药材性状

根茎扁圆柱形，弯曲成虾状，长4～15厘米，直径1～2.5厘米。表面紫褐色或紫黑色，稍粗糙，有较密环节及残留须根或根痕，一面隆起，另面稍平坦或略具凹槽。质硬，断面近肾形，浅棕红色或棕红色，黄白色维管束细点排成断续环状。气微，味苦、涩。

2 药材禁忌

无实火热毒者不宜使用。阴证疮疡患者忌服。

3 药材选购

以粗大、坚硬、断面浅红棕色者为佳。

4 偏方妙用

（1）直肠癌：拳参、白头翁、苦参、刺猬皮各9克，广木香6克，白槿花、地榆、侧柏叶各 12 克，红藤、凤尾草、马齿苋各 15 克，水煎服，每日 1 剂。能使血性黏液逐渐减少，阵发性疼痛缓解，肿物缩减。

（2）食管癌：拳参、白花蛇舌草、山豆根、金银花、紫草、薏苡仁、黄柏各 15 克，香橼 4.5 克，共研末，炼蜜和丸，丸重 9 克，每服 2 丸，每日 3 次，温开水送服。

（3）食管癌：苣荬菜、山豆根、夏枯草、白藓皮各 120 克，黄药子、拳参各 60 克，共研细末，炼蜜和丸，丸重 6 克，每服 1～2 丸，温开水送，日 2 次。能使反食、瘀痛及胀闷等多种压迫症状缓解，吞咽顺利。

（4）银屑病：土茯苓 30 克，菝葜 30 克，苦参 9 克，白藓皮 18 克，黄柏 9 克，拳参 9 克，金银花 9 克，连翘 9 克，蝉蜕 6 克。水煎 2 次，一日 1 剂

（5）银屑病：生地、土茯苓各 30 克，板蓝根、草河车（拳参）、白藓皮、忍冬藤各 15 克，威灵仙、山豆根各 10 克，生甘草 6 克。每日 1 剂。水煎，早晚饭后各服一次。1 个月 1 个疗程。本方适用于血热风燥型银屑病。

半 边 莲

【别名】急解索，蛇利草，细米草，蛇舌草，半边菊，箭豆草。

【性味归经】甘、淡，寒。归心、小肠、肺经。

【功效主治】具清热、解毒、散瘀、止血、定痛之效。可治吐血、咳血、尿血、血痢、跌打损伤、蛇虫咬伤以及无名肿毒，对肝炎、尿道炎、咽喉炎、扁桃体炎、淋巴腺炎及淋巴结核也有不错疗效。

1　药材性状

全草长 15～35 厘米，常缠结成团。根细小，侧生纤细须根。根茎细长圆柱形，直径 1～2 毫米，表面淡黄色或黄棕色，具细纵纹。茎细长，有分枝，灰绿色，节明显。叶互生，无柄，叶片多皱缩，绿褐色，展平后叶片呈狭披针形或长卵形，长 1～2.5 厘米，宽 2～5 毫米，叶缘具疏锯齿。花梗细长，花小，单生于叶腋，

花冠基部连合，上部5裂，偏向一边，浅紫红色，花冠筒内有白色茸毛，花萼5裂，裂片绿色线形。

2 药材禁忌

血虚者不宜，孕妇慎服。

3 药材选购

以叶绿、根黄、干净无杂质的全草为佳。

4 偏方妙用

（1）肝癌：半边莲、龙葵、白英、金钱草各30克，蛇莓15克，水煎服，另以重楼用高粱酒捣敷患处，能消肿块与腹水。

（2）毒蛇咬伤风毒内攻证：徐长卿、半边莲各15克，青木香20克，细辛3克，菊花10克，白芷、钩藤、夏枯草各12克，甘草5克。水煎服，急性期每日2剂，清醒后每日1剂。

（3）乳房纤维瘤，多发性神经纤维瘤：半边莲30克，六棱菊30克，野菊花30克，或加当归尾15克，象皮10克，穿山甲10克，全蝎6克，蜈蚣2条，水煎服，连服20～30剂。

（4）皮肤莫名肿胀、瘀血、发痒：半边莲、白花蛇舌草25克，糙米适量。将两种药材用1000毫升清水熬成一半，滤取药汁熬粥即可。

（5）鼻咽癌：半边莲30克。将半边莲（干品）拣杂，切碎，放入杯中，用沸水冲泡，加盖，闷15分钟即可饮用。当茶，频频饮用，一般可冲泡3～5次。

（6）肺脓疡：半边莲、蝉蜕、菊花各6克甘草、荆芥各3克桑叶、白蒺藜、决明子、忍冬藤、败酱草、紫花地丁赤芍、蒲公英、地肤子、女贞子各10克。水煎服，1日1剂。

白花蛇舌草

【别名】蛇舌草，蛇舌癀，千打捶，蛇总管，羊须草，竹叶草。

【性味归经】微苦、甘，寒。归胃、大肠、小肠经。

【功效主治】白花蛇舌草清热解毒，利尿消肿，活血止痛，有抗肿瘤作用。治热毒痈肿疔疮、咽喉肿痛、肺热咳嗽、湿热泻痢、水肿、淋证、黄疸、多种肿瘤、食管癌、肝癌、胃癌、肠癌等症。

1 药材性状

全草扭缠成团状，灰绿色至灰棕色。主根细长，粗约2毫米，须根纤细，淡灰棕色。茎细，卷曲，质脆，易折断，中心髓部白色。叶多皱缩，破碎，易脱落，托叶长1—2毫米。花单生或成对生于叶腋，常具短而略粗的花梗。气微，味淡。

2 药材禁忌

孕妇慎用。

3 药材选购

白花蛇舌草以植株完整、带有花果、干燥无杂质者为良品。

4 偏方妙用

（1）慢性肾炎：山慈姑10克，白花蛇舌草、藤梨根、生牡蛎各30克，半枝莲、何首乌各15克，生黄芪20克。水煎服，每日1剂。3个月为1个疗程。随证加减。

（2）食管癌：白花蛇舌草、半边莲、白茅根、铁树叶各30克，水煎去渣，加红糖18克，分3次温服。可结合放射疗法，能加速改善症状。

（3）蛇毒伤：白花蛇舌草15克，放入白酒中煮沸，去渣取汁，先吸出毒血后，2/3口服（早晚分服），另外1/3外敷伤口，3～6剂可治愈。

（4）防癌抗癌：白花蛇舌草80克，菱粉50克，薏苡仁50克。将白花蛇舌草洗净加水1500毫升，急火煮开改文火煎15分钟，去渣取汁。加薏苡仁煮至薏苡仁裂开，再加菱粉煮熟即可。分数次温热食用。

（5）鼻咽癌：乌龟1只，柴胡9克，桃仁10克，白术15克，白花蛇舌草30克。将龟宰杀切块，其他药物煎汤去渣，入乌龟肉炖熟。食龟肉饮汤。每2～3天为1剂，常食。

（6）肝癌：茵陈、白花蛇舌草各30克，绿茶3克，甘草6克。先将茵陈、白花蛇舌草、甘草加水1000毫升，煮沸15分钟左右，取药汁冲茶叶。每日1剂，不拘时徐徐饮之。

白头翁

【别名】野丈人，胡王使者，白头公，翁草，犄角花，老翁花。

【性味归经】苦，寒。归大肠经。

【功效主治】凉血、清热、解毒。主治热毒血痢，温疟，血衄，痔疮出血等症。治阿米巴痢疾有特效。

1 药材性状

根长圆柱形或圆锥形，稍扭曲，有时扭曲而稍偏，长5～20厘米，直径0.5～2厘米。表面黄棕色或棕褐色，有不规则纵皱纹或纵沟，中部有时分出2～3支根，皮部易脱落而露出黄色且常朽蚀成凹洞，可见纵向突起的网状花纹，根头部稍膨大，有分叉，顶端残留数层鞘状叶柄基及幼叶，密生白色长茸毛。质脆硬，折断面稍平坦，黄白色，皮部与木部间有时出现空隙。气微，味微苦、涩。

2 药材禁忌

白头翁虽然对急性、慢性阿米巴痢疾者都有良好效果，但如下痢已久，元气已衰，脾胃欠佳者不要用白头翁，需用时在白头翁汤基础上再加党参、白术。

3 药材选购

以根条均匀，质地坚实者为佳。

4 偏方妙用

（1）直肠癌：白头翁15克，藤梨根、瞿麦、猪瘦肉各12克，加水至3升，煎至500毫升，早、晚分服，食肉饮汤。

（2）牙龈肿痛：白头翁切碎3份，白胡椒1份，加水少许，捣成泥状，塞入牙肿处，上下牙咬紧，几分钟后吐出漱口。

（3）瘰疬延生，身发寒热：白头翁100克，当归尾、牡丹皮、半夏各50克。炒为末，每服15克，白汤调下。

（4）溃疡性结肠炎：木香、黄芩、枳壳、延胡索各10克，白头翁、赤芍、薏苡仁、白术、白花蛇舌草各15克，黄连、吴茱萸、甘草各5克。将上药水煎服，每日1剂，分2次内服。加减：辨证为实火者甚至出现便结者加大黄、芒硝各10克调冲；阴虚者甚者出现口渴、舌燥者加麦冬、天花粉各10克。

（5）瘰疬：取白头翁250克，洗净剪成寸段，用白酒1000毫升浸泡，装坛内密封，隔水煎煮数沸，取出后放地上阴凉处2～3天，然后开坛，捞出白头翁，将酒装瓶密封备用。早晚食后1小时各服1次，每次饮1～2盅。一般1～2个月为1个疗程。

（6）男子疝气或偏坠：用白头翁、荔枝核各100克，俱酒浸，炒为末每早服15克，白汤调下。

白蔹

【别名】白敛，兔核，白根，昆仑，猫儿卵，鹅抱蛋，山地瓜。

【性味归经】苦、辛，微寒。归心、胃经。

【功效主治】清热解毒；散结止痛；生肌敛疮。主治疮疡肿毒，瘰疬，烫伤，湿疮，温疟，惊痫，血痢，肠风，痔漏，白带，跌打损伤，外伤出血。

1 药材性状

块根长圆形或纺锤形，多纵切成瓣或斜片。完整者长5～12厘米，直径1.5～3.5厘米。表面红棕色或红褐色，有纵皱纹、细横纹及横长皮孔，栓皮易层层脱落，脱落处呈淡红棕色。断面类白色或浅红棕色，皱缩不平，两侧各有一条形成层线纹。体轻，质硬脆，粉性。气微，味甘。

2 药材禁忌

脾胃虚寒及无实火者忌服。

3 药材选购

以肥大、断面粉红色、粉性足者为佳。

4 偏方妙用

（1）黄褐斑：白蔹、白芷、白芨、当归、川芎、桃仁、细辛各100克，共研细末，过 80 目筛备用。洁面后取 15 克，用开水调成糊状，待温热时敷于面部，40 分钟后洗去，每 3 天 1 次。

（2）面色萎黄：白蔹、白芷、白附子、阿胶、白胶蜜、白蒺藜、白胶香各等份，不拘多少，如豆痕，加乳香，用一料，加皂角末 500 克，水调涂。有明显的增白功效。

（3）瘰疬生于颈腋，结肿寒热：白蔹、甘草、玄参、木香、赤芍药、川大黄各 15 克。上药捣细罗为散，以醋调为膏，贴于患处，干即易之

（4）冻耳成疮，或痒或痛者：黄柏、白蔹各 25 克，研为末，先以汤洗疮，后用香油调涂。

（5）皮肤皲裂：白蔹、白芨各 30 克，大黄 50 克，同焙黄，研粉，另冰片研极细末，上药和匀过筛，加蜂蜜调成糊状，用时将患处洗拭干净后涂药膏，每日 3～5 次，以愈为度。

（6）急慢性菌痢：用白蔹块根晒干或焙干，研成细末，装入胶囊每粒装药末 0.3 克，每次服 6 粒，每日 3 次，治急性菌痢 3 日为 1 个疗程，慢性菌痢 5 日为 1 个疗程。

绿豆

【别名】青小豆。

【性味归经】甘，寒。归心、胃经。

【功效主治】绿豆可清热解毒、利水消肿、消暑止渴。可治水肿、泻利、丹毒、痈肿等，并可解热药毒、改善高血压、红眼病症状。若出现食物中毒、药草中毒、金石中毒、农药中毒、煤气中毒、磷化锌中毒时，也可作应急之用。另外，绿豆对烧烫伤、腮腺炎也有一定的功效。

1 药材性状

种子短矩圆形，长 4～6 毫米。表面绿黄色、暗绿色、绿棕色，光滑而有光泽，种脐位于种子的一侧，白色，条形，约为种子长的 $1/2$，种皮薄而坚韧，剥离后露出淡黄绿色或黄白色 2 片肥厚的子叶。气微，味微甜，嚼之有腥味。

2　药材禁忌

平素脾胃虚寒易泻之人忌食。绿豆反榧子、忌鲤鱼，故不可与之同食。

3　药材选购

以粒大、饱满、色绿而有光泽者为佳。

4　偏方妙用

（1）中暑：绿豆 30 ～ 60 克，煮烂后加大米 30 ～ 60 克，煮粥食用。绿豆 50 克，车前子 60 克，橘皮 15 克，通草 10 克，高粱米 100 克，将车前子、橘皮、通草用纱布包，煮汁去渣，再入绿豆和高粱米煮粥。空腹服，连服数日。

（2）食物中毒：绿豆 30 克，生甘草 9 克，将两味放入砂锅中，加入适量清水煎煮 30 分钟。取汁即可，每日 1 剂，分 2 次温服。

（3）夏季中暑：绿豆 20 克，金银花 10 克，将上述药物放入砂锅中，加水煎煮 30 分钟，取汁即成。每日 1 剂，分 2 次温服。

（4）高血压和冠心病：红枣 10 枚，绿豆 75 克，白果 15 克，白糖适量。将白果、红枣、绿豆分别洗净，备用。煮沸一锅水，再加入白果，改以小火煮 20 分钟后，放入绿豆、红枣至绿豆熟软，加入白糖调味即可。

（5）慢性肾炎、尿道感染：鲜鱼腥草 100 克，绿豆 50 克，猪肚 200 克，姜、葱、盐各适量。鲜鱼腥草、绿豆洗净。猪肚洗净，切 2 厘米见方的块。把猪肚、绿豆放入炖锅内，加水 800 毫升左右，煮 1 小时。再放入鱼腥草及适量姜、葱、盐，再煮 10 分钟即可食用。每日 1 次，每周 3 次。

（6）小便不通、淋漓：绿豆 50 克，冬麻子 30 克（绞取汁）陈皮 10 克（为末），共煮熟热食之。

生地黄

【别名】干地黄，生地，地黄。

【性味归经】甘、苦，寒。归心、肝、肺经。

【功效主治】生地黄清热生津滋阴，养血。主治阴虚发热，消渴，吐血，衄血，血崩，月经不调，胎动不安，阴伤便秘。

1 药材性状

多呈不规则的团块状或长圆形，中间膨大，两端稍细，有细小长条状，稍扁而扭曲，长6～12厘米，直径2～6厘米。表面棕黑色或棕灰色，极皱缩，具不规则的横曲纹。体重，质轻软而韧，不易折断，断面棕黑色或乌黑色，有光泽，具黏性。气微，味微甜。

2 药材禁忌

胃虚食少、脾虚泄泻、胸膈多痰者应慎服生地黄。加工时地黄不宜使用铜或铁器，否则会使人肾亏、长白头发，男性营养不良，女性卫气亏损。

3 药材选购

生地黄以质重、肥大、柔韧、外皮呈灰白色或灰褐色、断面乌黑油润，且有菊花心者为佳。

4 偏方妙用

（1）胃癌：生地黄、北沙参各1.5克，麦冬、石斛、天花粉、玉竹、竹茹各9克，诃子肉4.5克，蜂蜜1食匙，水煎服。能养阴生津，宜于胃癌之伴有心烦口干、脘中灼热等阴津枯竭者。

（2）老年性阴道炎肝肾亏损证：生地黄12克，黄柏15克，知母、茯苓、泽泻、椿树皮、山茱萸、牡丹皮、金樱子各10克，鸡冠花30克，甘草6克。水煎服，每日1剂。

（3）失眠：酸枣仁15克，生地黄50克，白糖适量，捣泥，沸水冲泡，闷20分钟，即可。每日2次，适用于肝胆火旺引起的失眠。

（4）月经过多：侧柏叶15克，生地黄15克，墨旱莲10克，茜草炭10克，制女贞子10克。水煎服。

（5）男女血虚：麦冬、生地黄各1500克，取汁熬成膏，加入适量蜂蜜，熬片刻，凉后装入瓶中备用，每日白汤点服。

（6）便秘：生地黄、天花粉、生石膏各15克，玄参12克，麦冬、知母各9克，黄连3克，水煎服。

玄参

【别名】重台，正马，玄台，鹿肠，鬼藏，黑参，野脂麻，元参，山当归。

【性味归经】甘、苦、咸，寒。归肺、胃、肾经。

【功效主治】玄参凉血滋阴，泻火解毒。用于热病伤阴，舌绛烦渴，温毒发斑，津伤便秘，骨蒸劳嗽，目赤，咽痛，瘰疬，白喉，痈肿疮毒。

1 药材性状

根类圆柱形，中部略粗，或上粗下细，有的微弯似羊角状，长6～20厘米，直径1～3厘米。表面灰黄色或棕褐色，有明显纵沟或横向皮孔，偶有短的细根或细根痕。质坚实，难折断，断面略平坦，乌黑色，微有光泽。气特异似焦糖，味甘、微苦。

2 药材禁忌

脾虚便溏或脾胃有湿者禁服。玄参不宜与藜芦同用。

3 药材选购

以个肥大、皮细、质坚实、断面乌黑色而油润者为佳。

4 偏方妙用

（1）白血病：玄参、生地黄各1.2克，水牛角30克，牡丹皮9克，当归、天门冬、麦冬、大青叶各1.5克，黄精、蚤休各30克，水煎，分3次服。能使发热、出血、头昏、心慌等症状部分或完全缓解，肝脾软缩，延长生存期。

（2）咽喉肿痛：玄参、麦冬60～90克，冰糖适量，将2味药一次性煎好（冰糖在中药煎得快透时加入），每日分次服用。

（3）淋巴结核：生牡蛎50克，贝母10克，玄参15克。将上3味药入锅，加水1500毫克，煎煮1小时，弃药渣取药液。1日1剂，一次150毫升，早、晚分服。

（4）咽喉干燥、心中烦热、大便干燥：玄参15克，益智仁12克。玄参研末。锅内放适量水，加玄参末、益智仁一起水煎。

（5）烦热口渴、脓水淋漓：玄参15克，当归10克，金银花15克，生甘草5克。将上述药物一同放入药锅中，加水煎煮30分钟，取汁即成。每日1剂，分2～3次温服。

（6）解诸热，消疮毒：玄参、生地黄各50克，大黄25克（煨）。上为末，炼蜜丸，灯心、淡竹叶汤下，或入砂糖少许亦可。

牡丹皮

【**别名**】牡丹根皮，丹皮，丹根。

【**性味归经**】苦、辛，微寒。归心、肝、肾经。

【**功效主治**】牡丹皮清热凉血，活血化瘀。主要用于温毒发斑，吐血衄血，夜热早凉，无汗骨蒸，经闭痛经，痈肿疮毒，跌仆伤痛等。

1 药材性状

根皮呈筒状、半筒状或破碎成片状，有纵剖开的裂隙，两面多向内卷曲，长5～20厘米，直径0.1～1.5厘米，厚1～4毫米。外表面灰褐色或紫褐色，粗皮脱落处显粉红色，有微突起的长圆形横生皮孔及支根除去后的残迹，内表面棕色或淡灰黄色，有细纵纹，常见发亮的银星（牡丹酚结晶）。质硬而脆，易折断，断面较平坦，显粉性，外层灰褐色，内层粉白或淡粉红色，略有圆形环纹。有特殊浓厚香气，味微苦而小涩。

2 药材禁忌

血虚、寒证者禁服。孕妇及月经量过多的人慎服。

3 药材选购

以条粗长、皮厚、粉性足、香气浓、切面为极淡的粉红色、结晶状物多者较为佳。

4 偏方妙用

（1）痛经：牡丹皮、桃仁、赤芍、桂枝、茯苓各等份，共研为末，炼蜜和为丸，每次服9克，每日2次，温开水送服。

（2）月经不调：牡丹皮32克，苦参16克，去心贝母0.9克。共研为末，用炼蜜做成绿豆大丸。每次空腹米汤调服39丸，1日3次。

（3）高血压、动脉硬化：牡丹皮6克，野菊花、佩兰各9克，银花藤、鸡血藤各18克，石决明10克。将上药一同放置于砂锅中，加适量清水煎煮30分钟，取汁即可。每日1剂，分2次温服。

（4）产后血晕、血崩经水不调远年干血气：红花、干荷花、牡丹皮、当归、蒲黄（炒）各等分，上药共研细末每服25克，酒煎连渣温服。

（5）白血病：牡丹皮、生地、玄参、重楼各15克，薏苡仁20克，地骨皮9克，白花蛇舌草、生黄芪、大青叶各30克，水煎服。宜于急性白血病，能使症状完全或部分缓解。

（6）腹痛：牡丹皮90克，薏苡仁50克，桃仁25克，冬瓜仁15克，粳米150克，白糖适量。先将丹皮、桃仁、冬瓜仁水煎，去渣留汁。再加入粳米、薏苡仁（已泡软）、适量水，按常法煮粥。日服1剂，分3次服。

赤芍

【别名】木赤芍，赤芍药，红赤芍，草赤芍。

【性味归经】苦，微寒。归肝经。

【功效主治】赤芍清热凉血，活血化瘀，止痛。用于血热妄行，吐衄发斑，瘀血经闭，跌打损伤，热毒疮疡，肝火目赤。

1 药材性状

赤芍呈圆柱形，稍弯曲，长5～40厘米，直径0.5～3厘米。表面棕褐色，粗糙，有纵沟及皱纹，并有须根痕及横向凸起的皮孔，有的外皮易脱落。质硬而脆，易折断，断面粉白色或粉红色，皮部窄，木部放射状纹理明显，有的有裂隙。气微香，味微苦、酸涩。

2 药材禁忌

阳虚，血虚无瘀之症及痈疽已溃者忌服。

3　药材选购

赤芍为甘肃省地道药材。以条粗长、断面粉白色、粉性大者为佳。

4　偏方妙用

（1）胃癌：赤芍、昆布、海藻、代赭石、制鳖甲（先煎）各9克，旋覆花、煨三棱、煨莪术各6克，夏枯草、白茅根、白花蛇舌草各15克，水煎，分3次温服。

（2）女子月经量少：泽兰叶90克，赤芍30克，当归30克，桃仁30克（去皮），甘草30克。以上原料共研末，用纱布包好，放入料酒2000克中浸泡，密封，14天后饮用，每次60毫升，每日2次。

（3）子宫肌瘤、盆腔炎：丹参30克，赤芍15克，紫草根20克，大黄、甘草各6克，薏苡仁60克。以上原料水煎，过滤留汁，再放入薏苡仁，加白糖、清水各适量，共同煮粥，每日1剂，分为早晚2次食用，连续15～20日。

（4）骨折早期、骨折部位肿胀：红花15克，赤芍10克，桃仁20克，粳米100克。将桃仁浸泡发透去皮；将红花、赤芍水煎，去渣取汁，入桃仁、粳米煮粥服食。每日1剂，连用5～7天。

（5）输卵管不通：桃仁10克，当归10克，赤芍10克，三棱12克，莪术12克，昆布12克，路路通18克，地龙18克，川芎6克。水煎服，每日1剂。

（6）遗精：赤芍、猪苓各30克，做成绿豆大的丸，每次以盐汤送服50丸，每日1次。

紫　草

【别名】茈，紫丹，地血，鸦衔草，紫草根，山紫草，红石根，红紫草，野紫草。

【性味归经】甘，寒。归心、肝经。

【功效主治】紫草解毒透疹。主要用于血热毒盛，斑疹紫黑，麻疹不透，疮疡，湿疹，水火烫伤等。

1　药材性状

（1）新疆紫草：根呈不规则的长圆柱形，多扭曲，长7～20厘米，直径1～2.5厘米。表面紫红色或紫褐色，皮部疏松，呈条形片状，常10余层重叠，易剥落，顶端有的可见分歧的茎残基。体软，质松软，易折断，断面不整齐，木部较小，黄色或黄白色。气特异，味涩。

（2）紫草：根呈圆锥形或圆柱形，扭曲，有分枝，长7～1.4厘米，直径1～2厘米。表面紫红色或紫黑色，皮部薄，易剥落。质硬而脆，易折断，断面皮部深紫色，木部较小，灰黄色。

（3）内蒙紫草：根呈圆锥形或圆柱形，扭曲，长6～20厘米，直径0.5～4厘米。根头部略粗大，顶端有1或多个残茎，被短硬毛。表面紫红色或暗紫色，皮部略薄，常数层相叠，易剥离。

2　药材禁忌

本品有缓泻作用，故脾虚便溏者忌服。

3　药材选购

以条粗长、色紫、质软、皮厚者为佳。

4　偏方妙用

（1）疹出不畅、咽喉肿痛：紫草8克，牛蒡子6克，连翘8克，山豆根6克。将四味药物放入砂锅内，水煎30分钟，取汁即成。每日1剂，分2次温服。

（2）急性静脉炎：益母草60～100克，紫草、赤芍、牡丹皮各15克，紫花地丁、生甘草各30克。将上药水煎服，每日1剂。同时取生大黄粉500克，紫金锭10克，面粉适量，调成糊敷患处。

（3）小儿急性湿疹：青黛3克，紫草8克，荷叶5克，败酱草10克，地肤子、生地黄各9克。水煎，去渣取汁，分2次温服，每日1剂。

（4）阴道炎：紫草100克，菜油200克，配以50克茶油浸剂外涂，3～5日见效。1～3周可使充血、出血及脓性分泌物减少直至痊愈。

（5）肝癌：紫草、重楼、半边莲各30克，生地黄、地榆、蒲公英各15克，沙参、百部备12克，桑枝9克，水煎，分3次服，每日1剂。

（6）细菌性角膜溃疡：黄连、紫草、密蒙花、蕤仁各15克，秦皮、木贼、谷精草、秦艽各20克。每日1剂，水煎，分2次服用。同时用毛巾浸2次水煎药液敷眼，每次20～30分钟，每日3～4次。2周为1个疗程，间隔3日，治疗2个疗程。

知母

【别名】连母，水参，货母，韭逢，东根，苦心，儿草，兔子油草，山韭菜，虾草。

【性味归经】苦，甘，寒。归肺、胃、肾经。

【功效主治】知母具有清热泻火、滋阴润燥、止渴除烦的功效。主温热病，高热烦渴，咳嗽气喘，燥咳，便秘，骨蒸潮热，虚烦不眠，消渴淋浊。

1 药材性状

知母为多年生草本。叶由基部丛生细长披针形，长 33～66 厘米。花茎自叶丛中长出，直立，圆柱形，总状花絮，花淡紫色。果实长椭圆形，内有多数黑色种子。根茎横生于地下，略呈扁圆形，上面密生金黄色长绒毛。根茎横走，其上残留许多黄褐色纤维状的叶基，下部生有多数肉质须根。叶基生，线形，长 15～70 厘米，宽 3～6 毫米，基部常扩大成鞘状，具多条平行脉，而无明显中脉。花葶直立，不分枝，高 50～100 厘米，其上生有尖尾状的苞片，花 2～3 朵成一簇，生在顶部成穗状；花被 6 片，2 轮，花粉红色，淡紫色至白色；雄蕊 3 枚；子房上位，3 室，蒴果长圆形，具体 6 条纵棱。花期 5～8 月，果期 8～9 月。

2 药材禁忌

便溏者不能服用本品。

3 药材选购

选择以质硬，易折断，断面黄白色。气微，味微甜、略苦，嚼之带黏性的为好。

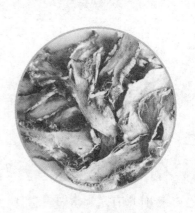

4 偏方妙用

（1）前列腺肥大：知母、黄柏、牛膝各 12 克，丹参 20～30 克，大黄 10～15 克，益母草 30 克，水煎服。

（2）糖尿病：生怀山药 30 克，生黄芪 15 克，知母 18 克，生鸡内金 6 克，葛根 4.5 克，五味子 9 克，水煎服。

（3）伤寒胃中有热，心觉懊恼，六脉洪数，或大便下血：知母 10 克，黄芩 10 克，甘草 5 克，水煎热服。

（4）肺结核：鳖甲 25 克，知母、青蒿各 10 克，诸药同放入砂锅内，加水煎煮 30～60 分钟，取汁即可。每日 1 剂，分 2 次温服。

（5）小儿高热口渴、便秘：石膏 12 克，知母 6 克，柴胡 6 克，黄芩 6 克，大黄 6 克，青蒿 10 克，水煎服。

（6）牙疼：取生石膏 15～30 克，知母、谷精草、金银花各 12 克，蝉衣 6 克，甘草 3 克。将上述药草用清水煎服。每日 1 剂，每日 2 次。

淡竹叶

【别名】竹叶，苦竹叶。

【性味归经】甘、辛、淡，寒。归心、胃、小肠经。

【功效主治】清热泻火，除烦。用于心火上炎，口舌生疮，心烦不手，温热病邪陷心包，神昏诡语；热病伤津，烦热口渴；口感风热，烦热口渴。

1 药材性状

茎圆柱形，长 25～30 厘米，直径 1.5～2 毫米，表面淡黄绿色，有节，节上抱有叶鞘，断面中空。叶多皱缩卷曲，叶片披针形，长 5～20 厘米，宽 1～3.5 厘米，表面浅绿色或黄绿色，叶脉平行，具横行小脉，形成长方形的网格状，下表面尤为明显，叶鞘长约 5 厘米，开裂，外具纵条纹，沿叶鞘边缘有白色长柔毛。体轻，质柔韧。气微，味淡。

2 药材禁忌

体虚有寒，孕妇应忌服。

3 药材选购

以体轻，质柔软、色青绿、叶片大、不带花穗和根，有淡淡的气味者为佳。

4 偏方妙用

（1）心火旺盛之暑热：淡竹叶、木通各 1.2 克，生地 18 克，甘草梢 6 克，水煎服。

（2）治尿路感染：淡竹叶 12～15 克，叮咚藤、凤尾草各 30 克，或灯心草 10 克，水煎服，每日 1 剂。

（3）火热牙痛、牙龈溃烂：淡竹叶 50 克，生姜 5 克，食盐 2 克，生石膏 30 克，水煎，药液频频含咽。

（4）小儿发热、惊风：淡竹叶、灯心、麦冬各 6 克，乌豆 15 克，竹心 20 条，柿饼 1 块，水煎服。

（5）口舌生疮：淡竹叶 6 克，灯心草 1.5 克，人乳或牛乳约 100 毫升，先将竹叶与灯心同煎为药汁，然后取 10 毫升加入乳汁中和匀服用。

（6）口干、口臭、口苦、心火、胃火上升：淡竹叶、白茅根各 31 克，西瓜 1 大片，甘草适量，蜂蜜少许。将淡竹叶、白茅根洗净。锅中加适量水，放入淡竹叶、白茅根、甘草、西瓜（连皮），煮半小时后，去渣取汁，待凉再加蜂蜜饮用。

芦 根

【别名】芦苇根，苇根，芦茹根，芦柴根，芦通，苇子根。

【性味归经】甘，寒。归肺、胃经。

【功效主治】清热生津、除烦止呕。主治肺热咳嗽、肺痈、热病烦渴及消渴症，也可用于湿热阻滞中焦所致的热淋及呕吐等。

1 药材性状

鲜根茎长圆柱形，有的略扁，长短不一，直径 1～2 厘米，表面黄白色，有光泽，外皮疏松可剥离，节呈环状，有残根及芽痕，体轻，质韧，不易折断，折断面黄白色，中空，壁厚 1～2 毫米，有小孔排列成环。气味。干根茎呈压扁的长圆柱形，表面有光泽，黄白色，节处较硬，红黄色，节间有纵皱纹。质轻而柔韧。无臭，味甘。

2 药材禁忌

脾胃虚寒者应慎服本品。

3 药材选购

以条粗壮、黄白色、有光泽、无须根、质嫩者为佳。

4 偏方妙用

（1）清热除烦：芦根 30 克，大米 50 克，白糖适量，水煎取汁，加大米煮粥，待熟时调入白糖，再煮一两沸即成，每日 1 剂，连续 3 ～ 5 天。

（2）清烦热，清心火：鲜芦根 60 克，竹茹 15 克，粳米 50 克。先将粳米洗净加水适量煮成稀粥，芦根、竹茹水煮，取汁。待米将烂时，加入芦根、竹茹药液（提前煮好），文火煮 15 分钟左右，调味食用。

（3）胸膈气滞，烦闷不下食：芦根 150 克锉为粗末，加水 3 大碗，煮至 2 碗，去渣取汁，温服。

（4）肺胃热盛之咽炎：鲜芦根 30 克，土牛膝 15 克，藕粉 10 克。鲜芦根、土牛膝煎水取汁，藕粉和水调湿。将前汁煎沸，冲入藕粉；加白糖调味，分 2 次服。

（5）妇女妊娠呕吐：鲜芦根 100 克，竹茹 20 克，粳米 100 克，生姜 10 克。将鲜芦根洗净切成小段，与竹茹同煎去渣取汁，加入粳米同煮粥，粥将熟时加入生姜，略煮即可。佐餐食用，每日 2 ～ 3 次，连用 5 日。

（6）除烦安神、止呕：芦根 20 克，青橄榄 8 克。将两味放入杯中，冲入适量开水冲泡，加盖闷 15 分钟左右即可饮用。

天花粉

【别名】栝楼根，白药，瑞雪，天瓜粉，花粉，屎瓜根，楼粉。

【性味归经】甘、微苦，微寒。归肺、胃经。

【功效主治】清热生津、消肿排脓。治热病烦渴、肺热燥咳、内热消渴、疮疡肿毒等症。

1　药材性状

该品呈不规则圆柱形、纺锤形或瓣块状，长 8～16 厘米，直径 1.5～5.5 厘米。表面黄白色或淡棕黄色，有纵皱纹，细根痕及略凹陷的横长皮孔，有的有黄棕色外皮残留。质坚实，断面白色或淡黄色，富粉性，横切面可见黄色木质部，略呈放射状排列，纵剖面可见黄色纵条纹状木质部。无臭，味微苦。

2　药材禁忌

脾胃虚寒大便滑泄者忌服。

3　药材选购

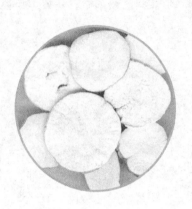

以山东所产品质优。以色洁白、粉性足、质细嫩、体肥满者为佳；色棕、纤维多者为次。

4　偏方妙用

（1）消渴：天花粉去皮，切细，加水泡 5 天，每日换水。取出捣碎，过滤、澄粉、晒干，每次加水服 1 勺，一日 3 次。

（2）胃及十二指肠溃疡：天花粉 30 克，贝母 15 克，鸡蛋壳 10 个，研末，每服 6 克，白开水送服。

（3）养阴清热：天花粉 30 克，菊花 30 克，生甘草 6 克。锅中加入适量水，放入上述原料，浸泡 2 小时。先用大火煮沸，再改用小火煮 15 分钟。去渣取汁，代茶饮。

（4）各型糖尿病：天花粉 20 克，银耳 15 克，黑木耳 15 克。将银耳、黑木耳用温水泡发，摘除蒂柄，除去杂质，洗净，放入碗内，将天花粉放入，加水适量。将盛木耳的碗置蒸笼中，蒸 1 小时，待木耳熟透即成。

（5）热病伤津、舌苔变黑：鲜石斛、连翘（去心）各 9 克，天花粉 6 克，麦冬（去心）、鲜生地 12 克，参叶 2.4 克，水煎服。

（6）头目昏眩，精神不爽，咽干鼻塞：薄荷 90 克，甘草 42 克，天花粉 8 克，荆芥穗、白盐各 36 克，缩砂仁 3 克。上述药材研为末，每次 3 克，水送服。

栀子

家庭养生本草精选 ▲

【别名】木丹，鲜支，卮子，越桃，山栀子，黄荑子，黄栀子。

【性味归经】苦，寒。归心、肝、肺、胃、三焦经。

【功效主治】栀子具有泻火除烦、清热利湿、凉血解毒、消肿止痛的功效。治热病虚烦不眠，黄疸，淋病，消渴，目赤，咽痛，吐血，衄血，血痢，尿血，热毒疮疡，扭伤肿痛。

1　药材性状

果实倒卵形、椭圆形或长椭圆形，长 1.4～3.5 厘米，直径 0.8～1.8 厘米。表面红棕色或红黄色，微有光泽，有翅状纵棱 6～8 条，每两翅棱间有纵脉 1 条，顶端有暗黄绿色残存宿萼，先端有 6～8 条长形裂片，裂片长 1～2.5 厘米，宽 2～3 毫米，多碎断，果实基部收缩成果柄状，末端有圆形果柄痕。果皮薄而脆，内表面鲜黄色或红黄色。有光泽，具隆起的假隔膜 2～3 条，折断面鲜黄色。种子多数，扁椭圆形或扁长圆形，聚成球状团块，棕红色，表面有细而密的凹入小点，胚乳角质，胚长形，具心形子叶 2 片。气微，味微酸而苦。

2　药材禁忌

脾虚便溏者忌服。

3　药材选购

福建省栀子品质最优。以个小、完整、皮薄、仁饱满、内外色红黄褐者为佳。

4　偏方妙用

（1）急性胃肠炎：栀子 9 克，紫金皮 1.5 克，青木香 6 克。上药炒黑存性，加蜂蜜 15 克。水煎，分 2 次服。

（2）黄疸性肝炎、胆囊炎：栀子仁 3～5 克，粳米 50～100 克。将栀子仁碾成细末备用。用粳米煮稀粥，待粥将成时，调入栀子末稍煮即成。空腹食用，每日服食 2 次，2～3 日为 1 个疗程。

（3）酒糟鼻、毛囊虫皮炎：枇杷叶、栀子仁各等份，白酒适量。将枇杷叶与栀子仁混合，磨成粉，再倒入白酒混合至稠状即可。每次服用6克，每日3次。

（4）声音嘶哑：金银花15克，栀子花5枚，甘草6克，浸泡于500毫升鲜蜂蜜内，1周后食蜜。

（5）口渴心烦、发热：肥栀子15克，黄柏6克，甘草3克。将3味放入砂锅中，水煎30分钟，取汁即成。每日1剂，分2次温服。

（6）跌打损伤：桃仁、生栀子、大黄、降南香各适量，共研末，以米酒调匀后敷于患处。

夏枯草

【别名】夕句，乃东，铁色草，棒槌草，灯笼草，牛低头。

【性味归经】辛、苦，寒。归肝、胆经。

【功效主治】夏枯草具有清肝明目、平肝降压、清热散结等功效。主治肝热目赤、肝阳眩晕、瘰疬、瘿瘤等病症。现代常用于急性结膜炎、高血压、慢性淋巴结炎、淋巴结核、单纯性甲状腺肿、肺结核等。

1 药材性状

果穗呈圆棒状，略压扁，长1.5～8厘米，直径0.8～1.4厘米，淡棕色或棕红色，少数基部带有短茎。全穗由4～13轮宿存苞片和花萼组成，每轮有对生苞片2枚，呈横肾形，长约8毫米，宽约1.2厘米，膜质，先端尖尾状，脉纹明显，外有白色粗毛。每一苞片内有花2～3朵，花冠多脱落，残留花冠长约13毫米，宿萼二唇形，上唇3齿裂，下唇2裂，闭合，内有小坚果4枚。果实卵圆形，尖端有白色突起。体轻。气微，味淡。

2 药材禁忌

脾胃气虚者慎服。夏枯草忌铁。

3 药材选购

江苏省及上海市品质最优。以质轻柔，不易破裂，气微清香，味淡、色紫褐、穗大者为佳。

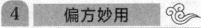

4　偏方妙用

（1）腮腺炎肿痛发热有硬块：板蓝根 30 克，夏枯草 20 克，白糖适量。将板蓝根、夏枯草水煎，加白糖适量。每次 10～20 克，每日 3 次。

（2）慢性胆囊炎、胆石症：夏枯草 60 克，金钱草 60 克，茶叶 10 克。将夏枯草、金钱草切细，并与茶叶混合，以开水冲泡。10 分钟后即可饮用。

（3）高血压：夏枯草 6 克，苦丁茶 5 克，菊花 5 克，决明子 4 克，每日 1 剂，水煎代茶饮。适用于肝阳偏亢型高血压。

（4）急性扁桃体炎：夏枯草 30～60 克，水煎 2 次，混合药液后一日内频频服完，服时徐徐咽下，以延长药液在咽部的滞留时间，使药直接作用于病灶处，有很好的作用。

（5）百日咳：夏枯草 15 克，桑白皮 10 克，黄芩 9 克，地骨皮 9 克，枇杷叶 10 克，炒地龙 9 克，僵蚕 10 克，甘草 3 克，水煎服，每日一剂，治小儿百日咳可获良效。

（6）甲状腺肿大：夏枯草、海藻各 15 克，昆布 30 克，共研细末，炼蜜为丸，每服 9 克，日服两次，久服必验。

决明子

【别名】草决明，羊明，羊角，还瞳子，假绿豆，马蹄子，羊角豆。

【性味归经】甘、苦、咸，微寒。归肝、肾、大肠经。

【功致主治】决明子具有清热明目、润肠通便的功效。叶的功效与种子相似。常用于目赤肿痛、涩痛、羞明流泪、头痛眩晕、目暗不明、大便秘结。

1　药材性状

决明呈四棱状短圆柱形，一端钝圆，另一端倾斜并有尖头，长 4～6 毫米，宽 2～3 毫米。表面棕绿色或暗棕色，平滑，有光泽，背腹面各有 1 条凸起的棱线，棱线两侧各有 1 条从脐点向合点斜向的浅棕色线形凹纹。质坚硬，横切面种皮薄，胚乳灰白色，半透明，胚黄色，两片叶子重叠呈"S"状折曲。气微，味微苦。

2　药材禁忌

脾虚便溏者、低血压者需要谨慎服用，决明子不可煎得太久。

3　药材选购

决明子以颗粒均匀、饱满、黄褐色、干燥者为佳。

4　偏方妙用

（1）阴道炎：将决明子30克，加水煮沸后熏洗外阴及阴道，每日1次，每次15～20分钟，10天为1个疗程。

（2）急性角膜炎：决明子15克，菊花9克，谷精草9克，荆芥9克，黄连6克，木通12克。水煎服。

（3）目赤红肿、怕光多泪：决明子10～15克，白菊花10克，粳米100克。先将决明子放入锅内，炒至微有香气时取出，待冷后与白菊花同煮，去渣取汁。用决明子熬出的汁和粳米同煮。粥成入冰糖，煮沸即可。

（4）肠胃积热引起的便秘：决明子10克，茄子2个，精盐适量。先将决明子放入砂锅中加水适量煎煮，并滤取药汁备用。快炒茄子，并放入药汁及适量精盐，炖熟食之即可。

（5）清肝明目：枸杞子10克，菊花3克，决明子20克。将枸杞子、菊花、决明子同时放入较大的有盖杯中，用沸水冲泡，加盖，闷15分钟后可开始饮用。代茶，频频饮用，一般可冲泡3～5次。

（6）风热偏头痛：决明子、野菊花各9克，川芎、蔓荆子、全蝎各6克。水煎服。

石膏

【**别名**】白虎，细石，软石膏，玉大石，冰石。

【**性味归经**】甘、辛，大寒。归肺、胃经。

【**功效主治**】石膏解肌清热，除烦止渴，止痛敛疮，用于治疗热病谵言、肺热喘气、热毒壅盛、心烦神昏、口渴咽干、中暑、胃火牙痛、头痛、疮渍不收。

1　药材性状

本品为纤维状集合体。呈长块状、板块状或不规则块状。白色、灰白色或淡黄色，条痕白色，有的半透明，上下两面较平坦，无纹理及光泽，纵面通常呈纵向纤维状纹理，具绢丝样光泽；体重，质软，指甲可刻划成痕。气微，味淡。

2　药材禁忌

阴虚内热及脾胃虚寒者忌服。

3　药材选购

选购时以块大、色白、半透明、纵断面如丝、无杂质者为佳。

4　偏方妙用

（1）烧伤：先将创面洗净，拭去污物，剪开水泡，除掉腐皮，再用 2～4 毫升普鲁卡因液涂布创面，然后将煅石膏粉装入纱布袋内，均匀撒布在创面上，1～2 小时后，即可形成石膏痂片。痂片干涸后，不宜过早剥去，以免引起剧痛、出血、感染。

（2）暑湿困阻中焦：生石膏 30～60 克，生薏苡仁 30～45 克，砂仁 5 克，粳米 100 克，砂糖适量。先将石膏加水煎汁去渣，然后放入洗净的薏苡仁、粳米同煮为稀粥，后入砂仁。粥熟可调入少量砂糖。每日 2 次服食。

（3）牙疼：取生石膏 15～30 克，知母、谷精草、金银花各 12 克，蝉衣 6 克，甘草 3 克。将上述药草用清水煎服。每日 1 剂，每日 2 次。

（4）发热：取石膏 150 克，乌梅 20 枚，白蜜 3 克，将石膏捣碎，纱布包裹，与乌梅同用水煎，过滤取汁，去渣，调入白蜜。

（5）阴股部多汗：枯矾 3 克，滑石粉 30 克，煅石膏 30 克，乌贼骨 6 克，五倍子 10 克，研细末，撒布患处。

（6）清热止渴：石膏、粳米各 60 克。将石膏捣碎，置砂锅内，加水煎 15 分钟，滤去渣。将粳米淘洗干净，放入盛石膏汁的砂锅内，熬煮至熟即成。

白藓皮

【**别名**】藓皮，北鲜皮，野花椒根皮，臭根皮。

【**性味归经**】苦，寒。归脾、胃经。

【**功效主治**】白藓皮清热燥湿，祛风解毒。主治湿热疮毒，黄水淋漓，湿疹，风疹，疥癣疮癞，风湿热痹。

1 药材性状

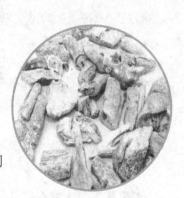

根皮呈卷筒状，长5～15厘米，直径1～2厘米，厚2～5毫米。外表面灰白色或淡灰黄色，具细纵皱纹及细根痕，常有突起的颗粒状小点，内表面类白色，有细纵纹。质脆，折断时有粉尘飞扬，断面不平坦，略呈层片状，剥去外层，对光可见闪烁的小亮点。有羊膻气，味微苦。

2 药材禁忌

脾胃虚寒证忌服白藓皮。

3 药材选购

购买时以条大、肉厚、外表面灰白、断面分层者为佳。

4 偏方妙用

（1）产后中风：独活45克，白藓皮15克，羌活30克，人参20克，白酒适量。将前4味共研粗末，和匀备用。加入白酒适量，浸泡5～7日，过滤去渣即成。适量服用。

（2）皮肤、阴部、肛门、腋窝瘙痒：蝉蜕、白藓皮、蛇床子、百部各30克，白酒500毫升。将蝉蜕、白藓皮、蛇床子、百部共捣碎，和白酒一同置于洁净容器中，密封，浸泡。每日振摇1～2次，7日后过滤去渣留液。外用。不拘时，每用消毒棉球蘸本酒涂搽患处。

（3）小儿湿疹脾虚湿胜证：焦三仙各20克，党参10克，茯苓、泽泻、白藓皮、蒺藜、白芍、甘草各6克。水煎，去渣取汁，分2次温服，每日1剂。

（4）扁平疣、黄褐斑：白藓皮、白矾各30克。将上述两味药加水至250毫升后，煎沸3～5分钟，温后外搽或搽洗病处，1日1次，每次15分钟，每剂可洗1周，每次先将药液加温后热用，2剂为1个疗程。

（5）急性肝炎：白藓皮9克，茵陈15克，栀子9克，大黄9克。水煎服。

（6）神经性皮炎：蛇床子、苦参各25克，防风、白藓皮、明矾各12克，川椒10克，50度白酒（或75%酒精）1000毫升。先将所有药研为细末，一起装入纱布袋中。再将药袋放入瓶中，用酒密封浸泡一个月，浸泡期间经常摇晃。一个月后除去药袋即可饮用。

黄芩

【别名】腐肠，黄文，印头，内虚，黄金条根，元芩。

【性味归经】苦，寒。归肺、胆、大肠经。

【功效主治】黄芩清热燥湿，泻火解毒，止血安胎，常用于治疗湿温暑湿、胸闷呕恶、湿热痞满、泻痢、黄疸、肺热咳嗽、高热烦渴、衄血、痈肿疮毒、胎热不安。

1 药材性状

根多细长，圆锥形或圆柱形，长7～15厘米，直径0.5～1.5厘米。表面棕黄色或深黄色，有稀疏的疣状侧根残痕，顶端有茎痕或残留茎基，上部较粗糙，有扭曲的纵皱纹或不规则的网纹，下部有顺纹和细皱纹。质硬而脆，易折断，断面黄色，中间红棕色，新根内部充实，老根木部枯朽，棕黑色或中空者，称枯芩。气微，味苦。

2 药材禁忌

脾胃虚寒，食少便溏，孕妇胎寒者忌服。

3 药材选购

辽宁所产的品质最优。以条粗、色黄、质坚实、除尽外皮、内心充实、橘心少者为佳。

4 偏方妙用

（1）风热夹痰引起的眉棱骨疼痛者：黄芩（酒浸炒）、白芷各 30 克，茶叶 6 克。将黄芩、白芷共研成细末。将茶叶置于保温瓶中，冲入沸水闷 10 分钟左右。取茶汁趁热对入药末 10 ～ 12 克，搅匀即可饮用。

（2）新生儿黄疸：茵陈 10 克，黄芩 6 克，大黄 2 克，甘草 1 克。水煎，去渣取汁，分 2 次温服，每日 1 剂。

（3）血热之先兆流产：猪腰 2 个，黄芩 12 克，调料适量。将猪腰切开去筋膜，洗去血水切成片，放入清水中浸泡 30 分钟。将猪腰与黄芩共置瓷器内，酌加调料，隔水用旺火蒸至猪腰熟透，去黄芩，分 2 次食用，5 日为 1 个疗程。

（4）肝火型，病程尚短者中耳炎：银花 10 克，黄芩 6 克，白糖 30 克。将银花、黄芩加水煎 15 ～ 20 分钟，加入白糖即成。趁热饮服，每日 2 剂，连用 10 日。

（5）肝胆湿热型血脂异常：胡黄连、黄芩各 10 克，粳米 100 克，白糖适量。将胡黄连、黄芩择净，同放锅中，加清水适量，浸泡 5 ～ 10 分钟后，水煎取汁。粳米入药汁中煮粥，待熟时，调入白糖，再煮一二沸即成，每日 1 剂。

（6）气管炎：黄芩、葶苈子各等份，共研细末，糖衣为片，每片含生药 0.3 克，每日 3 次，每次 5 片。

黄连

【别名】味连，雅连，云连，川连。

【性味归经】苦，寒。归心、胃、肝、大肠经。

【功效主治】黄连具有清热泻火、燥湿解毒的功能。治高热烦躁、神昏谵语、胸膈热闷、心烦失眠、口舌生疮、吐血、热毒疮疡、湿疹、牙龈肿痛；肠胃湿热，脘腹痞满，泄泻、痢疾、热毒疮疡，湿疹、烫伤等症。

1 药材性状

（1）黄连根茎：多簇状分枝，弯曲互抱，形似倒鸡爪状，习称"鸡爪黄连"，单枝类圆柱形，长 3 ～ 6 厘米，直径 2 ～ 8 毫米。表面灰黄或黄棕色，粗糙，有不规则结节状隆起、须根及须根残基，有的节间表面平滑如茎秆，习称"过桥"，上部多残留褐色鳞叶，顶端常留有残余的茎或叶柄。质坚硬、折断面不整齐，皮部橙红色或瞎棕色,其厚度约为半径的 $1/3$,木部鲜黄或橙黄色,可见放射状纹理,髓部红棕色,有时中空。气微,味极苦。

（2）三角叶黄连：多为单枝,略呈圆柱形,微弯曲,长 4～8 厘米。直径 5～10 毫米。过桥较长。顶端有少许残茎。质轻而硬。

（3）云连：略呈连珠状圆柱形,多为单枝,弯曲呈钩状,较细小,长 2～5 厘米,直径 2～4 毫米。质轻而脆。

2 药材禁忌

凡有胃虚呕恶、脾虚泄泻、五更肾泻者均慎服。此外,用药期间忌食猪肉。

3 药材选购

四川所产品质最优。以条肥壮、连珠形、质坚实、断面红黄色、无残茎及须根者为佳。

4 偏方妙用

（1）腹痛胀满：黄连、厚朴各 250 克,制甘草、大黄各 100 克,枣 10 枚,大枳实 5 枚,肉桂 60 克,生姜 150 克,加水 10000 毫升,煎至 4 升。每日温服 800 毫升,分多次服。

（2）胃痛呕吐：人参 18 克,炒黄连、炙甘草、炮姜、桂枝各 24 克,碎半夏 100 克,红枣 12 枚,水煎服,每日 1 剂。

（3）胆石症：黄连 3 克,黄芩 9 克,枳壳 9 克,木香 6 克,大黄 6 克,每日 1 剂,分 2～3 次,温服。

（4）胃癌：黄连 3 克,稠米汤 250 毫升。先将黄连拣杂,洗净,晒干或烘干,研成细末,放入杯中,用煮沸的稠米汤冲泡,调和均匀,加盖焖 3 分钟,即成。早晚 2 次分服。

（5）利尿、解毒、退热：黄连 5 克,女贞子、枸杞子、沙苑子各 10 克。将几味放入保温杯中,以适量沸水冲泡,加盖闷 15 分钟左右即可饮用。

（6）失眠多梦、惊悸不安：黄连 10 克,白芍 20 克,鸡蛋 2 个,阿胶 50 克。先将黄连、白芍加水煮沸,滤取约 150 毫升药汁,去渣备用；鸡蛋取蛋黄备用；将阿胶以 50 毫升清水隔水蒸至溶化。再把药汁倒入阿胶中,用小火煎成膏,最后放入蛋黄拌匀。每次适量,每晚睡前服 1 次。

黄柏

【**别名**】檗木，檗皮，檗荣。

【**性味归经**】苦，寒。归肾、膀胱、大肠经。

【**功效主治**】黄柏清热燥湿，泻火解毒，用于急性菌痢、急性肠炎、泌尿系统感染、湿疹等症。

1　药材性状

（1）黄檗：树皮呈板片状，略弯曲，长宽不一，厚1～7毫米。栓皮已除去，有残留部分栓皮，呈灰棕色或灰白色，稍有弹性。外表面黄绿或淡黄棕色，平滑，内表面暗黄色或浅黄棕色，有细密的纵行纹理。体轻，质硬脆，断面绿黄色或淡黄色。皮层部位颗粒状，韧皮部纤维状，呈裂片状分层。气微，味极苦，嚼之有黏性。

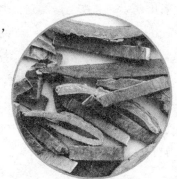

（2）黄皮树：老树皮多呈板片状，外面常残存稍厚的栓皮，无弹性，灰褐色，内皮黄色或黄棕色，厚4～6毫米，内表面黄色或淡棕黄色，有细条纹及横皱纹。幼树皮多呈浅槽状或卷筒状，外面带有较薄的栓皮，呈灰褐色至褐色，有纵条纹、横向皮孔和地衣白斑，内皮黄色，厚1～3毫米，内表面棕黄色或淡棕色，有浅条纹。体轻，质硬脆，易折断，断面深黄色，短纤维性。

2　药材禁忌

本品大苦大寒，易损胃气，故脾胃虚寒者忌用。

3　药材选购

黄柏以色鲜黄、粗皮去净、皮厚、皮张均匀、纹细、断面色黄者为佳。

4　偏方妙用

（1）足癣：用黄柏研粉，撒于患处。趾间湿烂严重者用黄柏20克、苦参30克、地肤子 20 克、白藓皮 20 克、枯矾 15 克，水煎，去渣放温后浸泡患处，每日数次，每次 30 分钟。

（2）急慢性脓耳：取黄柏 30 克，加水 250 毫升，慢火煎 30 分钟，滤去渣，浓缩至 20 毫升备用。先用双氧水将患耳脓液洗净，拭干后滴入上药，每日 3 次。

（3）尿布皮炎：黄柏 10 克，滑石 30 克，冰片 1 克，研末过筛，取细粉备用。用时以温开水将患处洗净拭干，再以消毒棉签或纱布蘸药末薄薄地扑撒于患处，每日 3 次。

（4）耳部湿疹：用黄柏粉 1 份、香油 1.2 份调成糊状，每日涂药 1 次，一般用药 1 ～ 2 次后，湿烂面开始干燥结痂，5 ～ 7 日后基本好转或痊愈。

（5）神经性皮炎：黄芪 30 克，当归 15 克，金银花 24 克，土茯苓 24 克，黄柏 12 克，天花粉 12 克，蛇床子 12 克，水煎服。

（6）带下色黄、其气腥秽：鲜怀山药 100 克（或干怀山药 30 克），芡实、车前子各 15 克，黄柏、白果仁各 10 克，粳米 100 克，红糖适量。先将怀山药、黄柏、芡实、车前子煎煮，去渣取汁，加入粳米、白果仁煮成粥，调入红糖即成。每日 2 次，空腹热服。

龙 胆

【别名】陵游，草龙胆，龙胆草，苦龙胆草，地胆草，胆草，山龙胆，四叶胆。

【性味归经】苦，寒。归肝、胆、膀胱经。

【功效主治】龙胆具有清热燥湿、泻肝胆火的功效，常用于头痛、目赤、咽痛、黄疸等症。

1 药材性状

（1）龙胆：根茎多横生，长 0.5 ～ 3 厘米，直径 3 ～ 8 毫米，有多个茎痕，下面有 4 ～ 30 余条根，常多于 20 条，根细长圆柱形，略扭曲，直径 1 ～ 3 毫米。表面灰白色或棕黄色，上部横纹较明显，下部有纵皱纹及细根痕。断面黄棕色，木部呈黄白色点状，环列。气微，味极苦。

（2）条叶龙胆：根茎多直生，块状或长块状，长 0.5 ～ 1.5 厘米。直径 4 ～ 7 毫米，下面丛生 2 ～ 16 条根，根长约 15 厘米，直径 2 ～ 4 毫米。表面黄棕色或灰棕色，有扭曲的纵皱纹，上部细密横纹明显，有少数突起的支根痕。

（3）三花龙胆：根茎多直生，长1～5.5厘米，直径0.7～1.5厘米，下面有4～30余条根，常多于15条，直径1～6毫米。表面黄白色。全体横纹均较明显。

（4）坚龙胆：根茎结节状，有1～10个残茎，下面有4～30余条根，根细圆柱形，略弯曲，直径1～4毫米。表面淡棕色或棕褐色。横切面中央有白色木心。

2　药材禁忌

脾胃虚弱作泄及无湿热实火者忌服，勿空腹服用。

3　药材选购

购买时，以条粗长、色黄、残茎少者为良品。

4　偏方妙用

（1）盗汗：取龙胆研为细末，每服3克，并加猪胆汁100克（滴入少许温酒）调服。如治小儿盗汗，可加防风。

（2）痰火扰心之惊悸、失眠症：龙胆草10克，竹茹15克，莲子心9克。将龙胆草切细，与竹茹、莲子心放入大茶缸内，冲入沸水，浸泡15分钟。随饮随加水，直到味淡色清为止。每日1剂，连服3～7日。

（3）肝郁化火引起的失眠兼急躁易怒：龙胆草10克，竹叶20克，大米100克。将龙胆草、竹叶洗净后，用水煎取汁液．去渣后再加入大米同煮成粥即可。

（4）清热消炎：龙胆草10克，冬瓜250克，冰糖100克。龙胆草浸泡、洗净；冬瓜洗净，切块。一起下瓦煲，加入清水2000毫升（约8碗量），武火滚沸后改文火煲约40分钟，下糖便可。

（5）小儿高热惊痫：钩藤30克，龙胆草15克，菊花9克。水煎服。每日1剂，以温开水调服。

（6）急性黄疸型传染性肝炎：龙胆草、茵陈各12克郁金、黄柏各6克，水煎服。

秦 皮

【别名】秦白皮，蜡树皮。

【性味归经】苦、涩，寒。归肝、胆、大肠经。

1 药材性状

枝皮呈卷筒状或槽状，长 10～60 厘米，厚 1.5～3 毫米。外表面灰白色、灰棕色至黑棕色或相间呈斑状，平坦或稍粗糙，并有灰白色圆点状皮孔及细斜皱纹，有的具分枝痕。内表面黄白色或棕色，平滑。质硬而脆，断面纤维性，黄白色。干皮为长条状块片，厚 3～6 毫米。外表面灰棕色，有红棕色圆形或横长的皮孔及龟裂状沟纹。质坚硬，断面纤维性较强。气微，味苦。

2 药材禁忌

脾胃虚寒者忌。

3 药材选购

以整齐、长条呈筒状者为佳。

4 偏方妙用

（1）牛皮癣：秦皮 50～100 克。加半面盆水煎，煎液洗患处，每日或隔 2～3 日洗 1 次。药液温热后仍可用，每次煎水可洗 3 次。洗至痊愈为止。

（2）热痢下重者：白头翁 100 克，黄柏 150 克，黄连 150 克，秦皮 150 克。上 4 味，以水 7000 毫升，煮取 2000 毫升，去滓，温服 1000 毫升。不愈，再服 1000 毫升。

（3）慢性细菌性痢疾：秦皮 20 克，生地榆、椿皮各 15 克。水煎服。

（4）急性肝炎：秦皮 9 克茵陈、蒲公英各 30 克黄柏 9 克，大黄 9 克，水煎服。

（5）溃疡性结肠炎：葛根 10 克，秦皮、茯苓、焦术各 12 克，黄芩、太子参、郁金、川牛膝各 15 克，白花舌蛇、草豆蔻仁各 20 克，黄芪克、黄连、甘草各 6 克。上药加水适量煎煮，连煎 2 次，取药汁 300 毫升。每日 1 剂，早、晚温服。

（6）滴虫性阴道炎：秦皮 12 克，乌梅 30 克。将上 2 味加适量水煎煮，去渣取汁，临服用时加白糖适量。每日 2 次，早、晚空腹服，每日 1 剂，连服 5 日。

苦参

【别名】苦骨，川参，凤凰爪，牛参，山槐根，地参。

【性味归经】苦，寒。归心、肝、胃、大肠、膀胱经。

【功效主治】苦参清热燥湿，杀虫止痒，利尿消肿。用于细菌性痢疾、湿疹、疥癣、急性传染性肝炎、滴虫性阴道炎等症。

1 药材性状

根长圆柱形，下部常分枝，长 10～30 厘米，直径 1～2.5 厘米。表面棕黄色至灰棕色，具纵皱纹及横生皮孔。栓皮薄，常破裂反卷，易剥落，露出黄色内皮。质硬，不易折断，折断面纤维性。切片厚 3～6 毫米，切面黄白色，具放射状纹理。气微，味极苦。

2 药材禁忌

脾胃虚寒者忌服。

3 药材选购

购买时，以整齐、色黄白、味苦者为良品。

4 偏方妙用

（1）痢疾：陈苦参 350 克，粉甘草 350 克，碾为末，用姜 5 克与陈茶一撮煎水用煎药，大人服 5 克，婴儿服 1.5～2.5 克。

（2）痔漏出血，肠风下血酒毒下血：苦参（切片酒浸湿蒸晒九次为度 炒黄为末净）500 克，地黄（酒浸一宿蒸熟 捣烂）200 克，加蜂蜜为丸，每服 10 克，白滚汤或酒送下，日服 2 次。

（3）妊娠小便难饮食如故：当归、贝母、苦参各 200 克，上三味研为末之炼蜜丸如小豆大，饮服三丸，加至十丸。

（4）痔疮：苦参30克，黄柏30克，生大黄30克，金银花15克，马齿苋，15克，蒲公英15克，芒硝20克。苦参、黄柏先煮十五分钟，加上生大黄、金银花、马齿苋、蒲公英再煮10分钟，总量3000毫升。芒硝放盆中，用药汤冲化，待水温降到40℃，坐于其中。

（5）脚气：取苦参15克，花椒、绿茶各10克，陈醋50毫升。加热开水2500毫升，浸泡2小时，晚上睡觉前把药液倒入盆内，泡洗双脚30分钟，然后用干净毛巾擦干双脚，袜子用此药液浸泡后，用清水洗净晒干，连用7天为1个疗程。

（6）痤疮：苦参20克，川楝子10～20克，白藓皮、荆芥、紫草、当归、硼砂各15克，野菊花30克，加水两碗煎后温洗面部，每次30分钟，每日两次，每剂连用两天。

第三节

祛风湿药，舒筋通络止疼痛

狗 脊

【别名】金毛狗脊，金狗脊，金丝毛，金毛狮子，黄狗头，老猴毛。

【性味归经】苦、甘、温。归肝、肾经。

【功效主治】具有强腰膝，祛风湿，固肾气的功效。主治肾虚腰痛脊强，足膝软弱无力，风湿痹痛，遗尿，尿频，遗精，白带。

1 药材性状

根茎呈不规则的长块状，长10～30厘米，少数可达50厘米。表面深棕色。密被光亮的金黄色茸毛，上部有数个棕红色叶柄残基，下部丛生多数棕黑色细根。

（1）生狗脊片：呈不规则长条形或圆形纵片，长 5～20 厘米，周边不整齐，外表深棕色，偶带未去尽的金黄色茸毛。

（2）熟狗脊片：全体呈黑棕色木质纹理明显。

2 药材禁忌

本品有温补固摄作用，所以肾虚有热、小便不利、或短涩黄赤、口苦舌干等，均忌用。

3 药材选购

原药材以肥大、质坚实无空心、外表略有金黄色茸毛者为佳。狗脊片以厚薄均匀、坚实无毛、不空心者为佳。

4 偏方妙用

（1）腿软无力：狗脊、丹参、黄芪、萆薢、牛膝、川芎、独活、制附子各 18 克，白酒 1 升。将上药捣碎，入布袋，置于容器中，加入白酒，密封，隔水以文火煮沸，离火待冷，再浸泡 7 天后，过滤去渣，即成。每日一次，适量服用。

（2）流产：炙黄芪、益智仁各 15 克，炒杜仲、补骨脂、菟丝子各 12 克，续断、狗脊各 20 克，阿胶 10 克，黑艾叶 9 克。每日 1 剂，水煎服，连服 7～10 剂。自觉症状改善后，改为每周服药 2 剂，至妊娠 6 个月后停药。

（3）妇女更年期身痛（绝经前后身痛）：仙灵脾 10～30 克，全狗脊 10～15 克，巴戟天 12～15 克，生地、熟地各 30～60 克，桑寄生 12～18 克，炒杜仲 12 克，鸡血藤 30 克，全当归、炒白芍各 10 克。每日 1 剂，水煎服。

（4）不育：金樱子、菟丝子各 30 克，淫羊藿、枸杞子各 12 克，破故纸、熟地、川续断、狗脊、党参各 15 克，仙茅 10 克，肉苁蓉 15～20 克。气虚者加北芪；腰痛者选黄精、桑寄生、乌药等；早泄可加牡蛎、山萸肉、五味子；脾虚纳少可加怀山药、云苓等。水煎服，每日 1 剂。

（5）跟骨骨刺：熟地、狗脊、牛膝、赤芍、威灵仙各 9 克，丝瓜络 15 克，鹿角胶（烊化）6 克。每日 1 剂，水煎服。

（6）膝关节痛：羌活、独活、威灵仙、松树针、狗脊各 6 克，水煎取液洗足，温药浸足，每日 1 次，每次 15～30 分钟。

五加皮

【别名】南五加皮，五谷皮，红五加皮。

【性味归经】辛、苦，温。归肝、肾经。

【功效主治】风湿，壮筋骨，活血去瘀。五加皮苦泄辛散，能治风湿；入肝肾，可去湿邪，所以能强筋骨、补虚劳；填精髓。现代药理研究发现，五加皮有抗炎、镇痛、解热的作用。另有北五加，可强心、利尿，但其有毒，故很少用，要注意区分。

1 药材性状

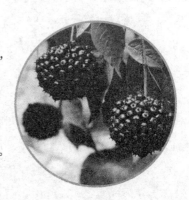

根皮呈不规则双卷或单卷筒状，有的呈块片状，长 4～15 厘米，直径 0.5～1.5 厘米，厚 1～4 毫米。外表面灰棕色或灰褐色，有不规则裂纹或纵皱纹及横长皮孔，内表面黄白色或灰黄色，有细纵纹。体轻，质脆，断面不整齐，灰白色或灰黄色。气微香，味微辣而苦。

2 药材禁忌

阴虚火旺者忌用，忌与蛇皮、玄参同食。

3 药材选购

以粗长、皮厚、整齐、气香、无木心者为佳。

4 偏方妙用

（1）风湿性关节炎：五加皮、穿山龙、白藤皮各 20 克，秦艽、木瓜各 30 克，白酒 500 毫升。将上药切碎，置于容器中，加入白酒，密封，浸泡 7～14 日后，过滤去渣，即成。每次口服 10～20 毫升，每日 2 次。

（2）动脉粥样硬化：五加皮、羌活、小茴香、独活、防己各 8 克，桂枝、白芷、青蒿、威灵仙各 10 克，麻黄 20 克，当归、栀子、川芎各 6 克，丁公藤 120 克，白酒、冰糖适量。将上药用水润透，浸入白酒中，加入冰糖，密封浸泡2周后饮服，每次15毫升，每日2次，饭前饮服。

（3）血瘀所致的产后痛风：五加皮、山楂各15克，桃仁10克，黄酒适量。将前3味水煎取汁，兑入黄酒服用。每日1剂，2次分服，连服5日。

（4）小儿发育迟缓：五加皮15克，牛膝、桑寄生、续断各7.5克。研末，每服1.5克。

（5）腰腿酸痛：刺五加30克，大力王12克，九龙藤25克，鸡血藤35克，五指风10克，水煎服，每日1剂，分2次服。

（6）水肿，小便不利：五加皮12克，茯苓15克，大腹皮9克，生姜皮、陈皮各6克，开水送服。

桑寄生

【别名】桑上寄生，寄生树，寄生草，茑木。

【性味归经】苦、甘，平。归肝、肾经。

【功效主治】祛风湿、强筋骨、安胎元、补肝肾。治腰膝酸软、风湿痹痛、胎动不安、崩漏经多、高血压等症。

1 药材性状

带叶茎枝圆柱形，有分枝，长30～40厘米，粗枝直径0.5～1厘米，细枝或枝梢直径2～3毫米。表面粗糙，嫩枝顶端被有锈色毛绒，红褐色或灰褐色，有多数圆点状、黄褐色或灰黄色皮孔和纵向细皱纹，粗枝表面红褐色或灰褐色，有突起的枝痕和叶痕。质坚脆，易折断，断面不平坦，皮部薄，深棕褐色，易与木部分离，木部宽阔，占茎的大部，淡红棕色，髓射线明显，放射状，髓部小形，色稍深。叶片常卷缩、破碎，完整者卵圆形至长卵形，长3～6厘米，宽2.5～4厘米，先端钝圆，基部圆形或宽楔形，茶褐色或黄褐色，全缘，侧脉3～4对，略明显。气微，味涩。

2 药材禁忌

孕妇、小儿及体虚、肾虚有热者禁服。忌与豆类同服。

3　药材选购

以枝细、质嫩、红褐色、叶未脱落者为佳。

4　偏方妙用

（1）风湿腰痛：桑寄生12克，党参、秦艽、熟地黄、杜仲、牛膝各9克，独活、防风、当归、白芍、茯苓各6克，川芎、甘草各3克，细辛、桂心各1.5克，水煎服。

（2）习惯性流产属肾虚型：桑寄生、川续断、阿胶、菟丝子各45克，椿根皮15克，共研细末，每服9克，每月逢1、2、3日，11、12、13日，21、22、23日各服1次。

（3）坐骨神经痛：独活、桑寄生、牛膝、地龙、羌活、防风各10克，威灵仙15克，木瓜、川续断、当归各12克，干姜4克，三七6克。每日1剂，水煎2次，三七研末冲服，21日为1个疗程，隔月后可进行下1个疗程。

（4）颈椎病性根痛症：黄芪、白芍、桑寄生30克，天麻10克，黄精20克，羌活、甘草各6克。每日1剂，水煎，分3次饭后服。

（5）类风湿关节炎肝肾气血两亏证：桑寄生30克，独活、秦艽、防风、当归、白芍、川芎、白术、地黄各10克，党参、杜肿、牛膝、茯苓、黄芪各15克，肉桂3克，甘草、细辛各5克。水煎，去渣取汁，每日1剂，分2～3次温服。

（6）血压：取桑寄生干品15克，煎煮约15分钟后饮用，每日早晚各1次。对治疗高血压具有明显的辅助疗效。

独活

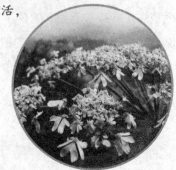

【别名】大活，山独活，川独活，肉独活，巴东独活，香独活。

【性味归经】辛、苦，微温。归肝、膀胱经。

【功效主治】祛风、除湿、散寒、止痛。治风寒湿痹、腰膝酸痛、手脚挛痛、慢性气管炎、头痛、齿痛等症。

1 药材性状

根头及主根粗短，略呈圆柱形，长1.5～4厘米，直径1.5～3.5厘米，下部有数条弯曲的支根，长12～30厘米，直径0.5～1.5厘米。表面粗糙，灰棕色，具不规则纵皱纹及横裂纹，并有多数横长皮孔及细根痕，根头部有环纹，具多列环状叶柄痕，中央为凹陷的茎痕。质坚硬，断面灰黄白色，形成层环棕色，皮部有棕色油点（油管），木部黄棕色，根头横断面有大型髓部，亦有油点。有特异香气，味苦、辛，微麻舌。

2 药材禁忌

阴虚血燥、遍身疼痛者慎服。

3 药材选购

以条粗肥、油润、香气浓者为佳。

4 偏方妙用

（1）类风湿：独活、防风、防己、白术、羌活、桂枝、当归、茯苓、甘草各10克，生黄芪30克，生姜2片，大枣5枚，水煎服。一日二次服。

（2）腰椎间盘突出症：独活9克，桑寄生、川牛膝、杜仲各15克，秦艽、当归、白芍、防风各10克，细辛3克，每日1剂，水煎2次，共取汁400毫升，早晚各服200毫升，7剂为1个疗程。

（3）类风湿性关节炎：独活、青风藤、鹿角霜各15克，熟地黄30克，穿山甲（代）、当归、乌梢蛇、狗脊、木通各10克，田三七、炙甘草各3克。水煎2次，每日1剂，去渣取汁300毫升，早晚饭后分服。

（4）重症肌无力：独活20克，寄生、杜仲、秦艽、茯苓、防风、川芎、人参各10克，肉桂、细辛各6克，生姜3片，大枣5枚。将上药水煎，每日1剂，分3次服。同时以独活50克，配鸡矢藤、樟木叶、常春藤、桂枝各20克，水煎2次，趁热外洗患肢，每日2次，6日为1个疗程。

（5）增生型脊柱炎：独活12克，乌豆60克，米酒适量。将独活、乌豆放入水中，文火煎煮2小时，取汁，兑入米酒。1日内分2次温服。

（6）产后中风、困乏多汗：独活45克，白藓皮15克，羌活30克，人参20克，白酒适量。将前4味共研粗末，和匀备用。加入白酒适量，浸泡5～7日，过滤去渣即成。

威灵仙

【别名】能消，铁脚威灵仙，灵仙，黑脚威灵仙，黑骨头。

【性味归经】辛、咸，温。归膀胱经。

【功效主治】祛风除湿，通络止痛，消痰肿。用于风湿性关节炎，肢体麻木，手足不遂，骨质增生，骨鲠咽喉等。

1 药材性状

（1）威灵仙：根茎横长，呈圆柱状，长1.5～10厘米，直径0.3～1.5厘米，两侧及下方着生多数细根，表面淡棕黄色至棕褐色，皮部常脱裂而呈纤维状，节隆起，顶端常残留木质茎基，质较坚韧，断面纤维性。根长圆柱形，稍扭曲，长7～20厘米，直径1～3毫米，表面棕褐色或黑褐色，有细纵纹，有时皮部脱落而露出淡黄色木部，质硬脆，易折断，断面皮部较宽。气微，味淡。

（2）棉团铁线莲：根茎呈短柱状，长1～4厘米，直径0.5～1厘米。根较少，长4～20厘米，直径1～2毫米，表面棕褐色至棕黑色，断面木心圆形细小，占根直径的$1/2$以下。

（3）东北铁线莲：根茎呈柱状，长1～11厘米，直径0.5～2.5厘米。根多数，细长密集如马尾状，表面棕黑色或棕褐色，有多数明显的细皱纹，断面皮部白色，木心近圆形，较细小。

2 药材禁忌

气虚血弱，无风寒湿邪者忌服。孕妇忌服。

3 药材选购

以根长、色黑、无地上残基者为佳。

4 偏方妙用

（1）食管癌：威灵仙 60 克，板蓝根、猫眼草各 30 克，制南星 9 克，人工牛黄 6 克，硇砂 3 克制成浸膏干粉。每服 1.5 克，每日 4 次，温开水送服。

（2）中老年足根痛症：威灵仙、淫羊藿各 12 克，川芎、枯矾各 6 克，仙人掌 12 克。将前 4 味药同研为末，再将鲜仙人掌捣烂后合上药末制成药饼备用。用时，在患者足跟疼痛处鞋底部剪去一块，将药饼放入后穿用，每 3 日换 1 次药饼，连用 3 个月。同时，加服中药六味地黄丸、三妙丸更佳。

（3）传染性肝炎：威灵仙 9 克，鸡蛋 1 枚，搅匀，用麻油煎后 1 次服，每日 2 次，连服 3 日，可获治愈。

（4）骨鲠：威灵仙 30 克。加水 2 碗，煎成 1 碗，在 0.5 ～ 1 小时内慢慢咽完，1 天内可咽服 1 ～ 2 剂。亦可将威灵仙 16 克，和入米醋适量，煎取药液缓缓咽服，可获良效。

（5）手足麻痹，时发疼痛：威灵仙（炒）155 克，生川乌头、五灵脂各 124 克，共研为末，以醋糊做成绿豆大丸，每次以精盐汤送服 7 丸。忌茶。

（6）舒筋活络，祛风除湿：威灵仙 50 克，低度白酒 1000 毫升。将药物放入装有白酒的玻璃瓶中，密封浸泡 7 日即可。每日早晚各饮用 1 小杯（约 10 毫升）。

蕲 蛇

【别名】白花蛇，五步蛇，百步蛇，盘蛇，棋盘蛇，五步跳，龙蛇，犁头匠。

【性味归经】甘、咸，温；有毒；归肝经。

【功效主治】祛风，通络，止痉。用于风湿顽痹，麻木拘挛，中风口眼歪斜，半身不遂，抽搐痉挛，破伤风，麻风疥癣。

1 药材性状

卷曲成团盘形，盘径 17 ～ 34 厘米，体长可达 2 米。头在中央稍向上翘起，呈三角形而扁平，吻端向上，习称"翘鼻头"，眼与鼻孔之间具有颊窝。背部两侧各有黑褐色与浅棕色组成的"人"形斑纹 17 ～ 25 块，其"∧"形的顶端在背中线上相接，习称"方胜纹"，有的左右不相接呈交错排列。腹部撑开或不撑开，灰白色。鳞片较大，有黑色圆形的斑点，习称"连珠斑"，腹内壁黄白色，脊椎骨显露突起，两侧具有多数肋骨。尾部骤细，末端有三角形深灰色的角质鳞片1枚，习称"指甲尾"。气腥，味微咸。

2　药材禁忌

阴虚以及血热者不宜。

3　药材选购

以头尾齐全、条大、花纹斑块明显、内壁洁净者为佳。

4　偏方妙用

（1）肝癌：蕲蛇、僵蚕、青黛、三棱、莪术、丹参、黄精各75克，鳖甲150克，干蟾5个，共研细末，水泛为丸，代赭石为衣，每服6克，每日3次。能消除肿痛，延长生存期。

（2）风湿麻痹：蕲蛇125克，羌活、天麻、秦艽、五加皮各60克，防风30克，入白酒2500毫升，浸泡7日，每次服15毫升，每日2次。

（3）肩周炎：全蝎45克，蜈蚣30条，僵蚕90克，蕲蛇80克，金钱白花蛇5条。将上述药末和匀为20日剂量，即1个疗程，一日3次，每日加红糖15克，芝麻粉25克，水冲服。

（4）老人腰腿疼：杜仲（炒）30克，熟地黄、蕲蛇、制川乌、制草乌、铁皮枫斗各10克，金狗脊、威灵仙、五加皮各15克，蜈蚣2条，细辛6克，炙甘草5克。水煎服，每日1剂，上、下午分服。

（5）寒湿痹阻证：制马钱子、制附片（浸泡）、山甲珠各30克，蜈蚣15条，蕲蛇40克，透骨草20克。将上药共研为末，炼蜜为丸，每次3克，每日3次。

（6）破伤风：蕲蛇、乌梢蛇各30克，蜈蚣1条，研为细末，每服6克，温酒送服。

乌梢蛇

【别名】乌蛇，黑捎蛇，剑脊乌梢，黑花蛇，乌峰蛇，青蛇，乌风蛇，剑脊蛇，黑乌梢。

【性味归经】甘，平。归肝经。

【功效主治】风，通络，止痉。用于风湿顽痹，麻木拘挛，中风口眼㖞斜，半身不遂，抽搐痉挛，破伤风，麻风疥癣，瘰疬恶疮等。

1 药材性状

卷成圆盘状，盘径约至16厘米，表面黑褐色或绿褐色，被鳞片，无光泽。头扁圆形，盘于中央，口内有多数刺状牙齿，眼大不陷而有光泽，头与颈部分界不明显，体鳞14～16行，背中央2～4行起棱，形成两条纵贯全体的黑线。脊部高耸呈屋脊状，俗称"剑脊"。脊肌肉厚，黄白色或淡棕色，可见排列整齐的肋骨，腹部剖开边缘向内卷曲，尾部渐细而长，尾下鳞双行，气腥，味淡。

2 药材禁忌

血虚生风者忌用。《本经逢原》："忌犯铁器。"

3 药材选购

以身干、皮黑褐色、肉黄白色、脊背有棱、质坚实者为佳。

4 偏方妙用

（1）风湿性关节炎：乌梢蛇、蕲蛇、防己、防风、生地黄、羌活、桑枝、甘草各30克，蜈蚣5条，全蝎、蜣螂虫各10克，露蜂房15克，高粱酒2.5升。将上药捣碎，置于容器中，加入高粱酒，密封，浸泡2周后即可开封取用。

（2）皮肤癌：乌梢蛇3克，蛇蜕、全蝎、地龙、蜂房、板蓝根、蒲公英各6克，共研细末，每服3克，每日3次，温开水送服。

（3）银屑病：白花蛇舌草、乌梢蛇各60克，三七粉、苦参各50克，白藓皮、土槿皮、赤芍、丹参、当归各30克。将上药共研为细末，装入0.3克胶囊。用药头3天每日1粒，用药第4～6天，每日3次，每次2粒，以后为每日3次，每次2粒，均为饭后服用。20日为1个疗程。

（4）中风后偏瘫：乌梢蛇、白花蛇各15克，鸡血藤、黄芪各30克，当归、白芍、川芎、红花、桃仁各12克，丹参25克，桂枝、山楂、甘草各10克。将上药水煎3次后合并药液，分2次温服，每日1剂，15剂为1个疗程。

（5）急性肾炎：乌梢蛇、蝉衣、浮萍、西河柳、晚蚕沙各 30 克，白藓皮、地肤子、蛇床子各 12 克，麻黄 6 克。每日 1 剂，水煎服。

（6）风癣：大蜈蚣 31 克，乌梢蛇 62 克。共焙研细末，体强者每服 3 克，弱者每服 1.5 克，1 日 2 次，开水下。

木瓜

【**别名**】木瓜实，铁脚梨，秋木瓜，酸木瓜。

【**性味归经**】酸，温。归肝、脾经。

【**功效主治**】平肝舒筋，和胃化湿。用于湿痹拘挛，腰膝关节酸重疼痛，吐泻转筋，脚气水肿。

1 药材性状

果实多呈纵剖成对半的长圆形，长 4～9 厘米，宽 2～5 厘米，厚 1～2.5 厘米。外表面紫红色或红棕色，有不规则的深皱纹，剖面边缘向内卷曲，果肉红棕色，中心部分凹陷，棕黄色。种子扁长三角形，多脱落。质坚硬。气微清香，味酸。

2 药材禁忌

胃酸过多、内有郁热、小便短赤者忌用。

3 药材选购

以质坚实、肉厚、紫红色、皮皱味酸、气香者为佳。

4 偏方妙用

（1）肩周炎：木瓜、当归各 15 克，威灵仙、狗脊、牛膝、鸡血藤、人参、川乌、川芎、草乌各 10 克，白芷、甘草各 6 克。将上药水煎，每日 1 剂，分 2 次温服。1 周为 1 个疗程。

（2）风湿痹痛型类风湿关节炎：木瓜 1 个去皮、切片，放入锅内，调入适量蜂蜜、生姜末。煮沸后转文火再煮 10 分钟，即可食用。

（3）直肠癌：木瓜、瞿麦根各 30 克，制成浸膏，每次服 15 克，每日 2 次，温开水送服。可使大便脓血消失，肿瘤逐渐缩小。

（4）偏正头痛：白矾、苏叶、木瓜、槟榔、防风各 30 克，煎汤 1000 毫升，趁热浸足，每日 1 次。10 次为 1 个疗程。

（5）风寒湿型老年类风湿性关节炎患者：木瓜 10 克，生姜 10 克，蜂蜜 30 克，粳米 100 克。将木瓜片装入布袋，备用。锅中加适量水，下粳米、生姜片煮成稠粥，粥熟取出药袋，趁温对入蜂蜜，调匀即成。

（6）足跟痛：制川乌、制草乌、木瓜、红花各 30 克，水煎约 30 分钟，温热后浸洗患处。每日 2 次，每日 1 剂。

蚕沙

【别名】原蚕沙，蚕砂，晚蚕沙，蚕屎，原蚕屎，晚蚕矢，马鸣肝。

【性味归经】甘、辛，温。归肝、脾、胃经。

【功效主治】祛风燥湿、清热活血。治风湿、皮肤不仁，关节不遂，急剧吐泻转筋，筋骨不遂、腰脚痛、腹内瘀血、头风赤眼。

1 药材性状

蚕沙呈颗粒状六棱形，长 2～5 毫米，直径 1.5～3 毫米。表面灰黑色或黑绿色，粗糙，有 6 条明显的纵绝及横向浅沟纹。气微，味淡。粪便呈短圆柱形颗粒状，长 2～5 毫米，直径 1.5～3 毫米。表面灰黑色或灰棕色。纵向有六条棱脊，棱上横向有 3～4 条浅沟，粗沟，粗糙显麻纹状。质坚硬，不易碎（遇潮后易散碎）。微有青草气。

2 药材禁忌

瘫缓筋骨不随，由于血虚不能荣养经络，而无风湿外邪侵犯者，不宜服。

3 药材选购

以干燥、色黑、坚实、均匀、无杂质者为佳。

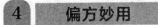 4 偏方妙用

（1）防治类风湿：蚕沙（包）20～30克，防己、苍术、防风、黄柏、怀牛膝各10克，生薏苡仁、土茯苓、草薢各30克，水煎服。

（2）面瘫：蚕沙50克，川芎30克，白附子50克，白酒500毫升。将上药捣碎，入布袋，置于容器中，加入白酒，密封，浸泡5～7天后，过滤去渣，即成。每次口服10毫升，每日3次。

（3）风湿热湿热痹证：防己、连翘、蚕沙、黄柏、知母、苍术、赤小豆、栀子、牡丹皮各10克，薏苡仁、牛膝各15克，滑石、海风藤、海桐皮各20克。水煎取汁，每日1剂，分2次温服，早、晚各服。

（4）动脉粥样硬化：嫩桑叶30克，蚕沙15克。水煎服。每日1剂，2次分服，连服10日为1个疗程。

（5）小儿腹泻：怀山药、滑石、白术、车前子、神曲各10克，蚕沙5克，葛根6克，伏龙肝15克。每日1剂，水煎服。

（6）感冒引起的脾胃不和、恶心呕吐：蚕砂100克，竹茹100克，陈皮100克。陈皮切成丝，蚕砂用擀面杖捣成粉末。把全部原料分成10份，分别装入10个茶包袋。每次取1袋，用沸水冲泡，1分钟后倒掉水。再次冲入沸水，焖30分钟后饮用，可以反复冲泡。

川乌

【别名】乌头，乌喙，奚毒，即子，鸡毒，毒公，耿子。

【性味归经】辛、苦，温；有大毒。归心、肝、肾、脾经。

【功效主治】祛风除湿，温经止痛。用于风寒湿痹，关节疼痛麻木，心腹冷痛，寒疝作痛，麻醉止痛等。

1 药材性状

母根为不规则圆锥形，稍弯曲，顶端常有残茎，中部多向一侧膨大，长2～7.5厘米，直径1.2～2.5厘米。表面棕褐色或灰褐色，皱缩，有小瘤状侧根及子根痕。质坚实，断面类白色或浅灰黄色，形成层环多角形。气微，味辛辣，麻舌。

2 药材禁忌

生川乌忌内服。孕妇忌用。

3 药材选购

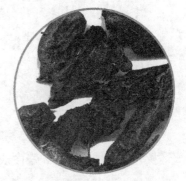

以质坚实，断面类白色或浅灰黄色，形成层环纹呈多角形，气微，味辛辣、麻舌为佳。

4 偏方妙用

（1）腰椎间盘突出症引起的腰腿痛：生草乌、生川乌各10克，三七20克，马钱子12克，醋适量。将前4味研为细末，用醋调匀，敷于患处。治疗过程中应卧床休息，不宜过分活动。

（2）肩周炎（偏寒、偏瘀型）：秦艽、川乌、草乌各6克，广郁金、羌活、川芎各10克，白瓜20克，全蝎2克，红花8克，透骨草、鸡血藤各30克，60°白酒1000毫升。将前11味捣碎或切片，置容器中，加入白酒，密封。浸泡15日后，过滤去渣即成。

（3）跌打伤肿：生川乌30克，草乌、红花、乌梅、甘草各10克，用白酒500克浸泡1周，局部用药棉蘸药水外敷肿处。

（4）牙痛：川乌头0.3克（生用），附子0.3克（生用），以上各药，捣烂为末，用面糊做成小豆大丸。用棉球裹一丸，塞在牙痛处咬之。

（5）风寒湿痹、四肢与腰膝疼痛：生川乌头2克，姜汁10滴，粳米30克，蜂蜜适量。先将川乌头研为细末，备用。锅中加入适量水，放入粳米煮粥，煮沸后加入川乌头末，小火煮至粥熟后加姜汁、蜂蜜搅拌均匀，再煮一沸即可食用。

（6）通风：大川乌2个（去皮烘燥研末），黑豆21粒（炒），全虫21枚（水洗），地龙15克（焙干去泥），麝香0.75克。共研为细末，粉糊丸如绿豆大，每次10丸，温酒送下。

伸筋草

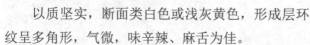

【别名】铺筋草，抽筋草，分筋草，过筋草，金毛狮子草，狮子草，金腰带。

【性味归经】辛、苦，温。归肝经。

【功效主治】祛风散寒，除湿消肿，舒筋活络。用于风寒湿痹，筋脉拘挛疼痛。外用治跌打扭伤肿痛。

1　药材性状

匍匐茎圆柱形，细长弯曲，长2米，多断裂，直径3～5毫米，表面黄色或淡棕色，侧枝叶密生，表面淡棕黄色。匍匐茎下有多数黄白色不定根，二歧分叉。叶密生，线状披针形，常皱缩弯曲，黄绿色或灰绿色，先端芒状，全缘或有微锯齿。枝端直立棒状，多断裂。质韧，断面浅黄色，有白色木心。气微，味淡。

2　药材禁忌

因为本品有消肿活血作用，孕妇慎服。本品性温，有湿热者，要配以利湿热的药物。

3　药材选购

以茎长、黄绿色者为佳。

4　偏方妙用

（1）风湿腰腿痛：伸筋草、制川乌、牛膝、鸡矢藤各15克，制草乌10克，白酒500毫升。将上药切碎，置于容器中，加入白酒，密封，浸泡3天后，过滤去渣，即成。每次口服10～15毫升，每日1～2次。

（2）肩周炎：伸筋草、威灵仙、续断、麻黄、桂枝各15克，当归、红花、川乌、草乌、乳香、没药、川芎各12克。将上药用冷水浸泡于搪瓷盆内，2小时后，文火煎20分钟，不去渣，待放置温度适宜后，用毛巾蘸药液热敷患处，或直接用药液洗浴患处，再次用时加温即可，加温前可续水。每日1～2次，每次30分钟，每剂药可用1周。

（3）各型颈椎病：葛根24克，伸筋草、白芍、丹参各15克，秦艽、灵仙、桑枝、鸡血藤各12克。每日1剂，水煎，分早、晚2次温服。药渣用布包煎汤，早、晚用毛巾蘸药热敷颈部及肩部肌肉，每次20分钟，10日为1个疗程。

（4）中风后手足拘挛：南五加、伸筋草各20克，红花8克。将上药水煎成

30～50毫升的药液涂于患处，保持温度在30～40℃，泡浸15～20分钟，每日3次。手足皆拘挛者，先泡手后泡足，在浸泡时手足自行伸屈，加强活动力。连治2个月，有良效。

（5）坐骨神经痛：当归12克，川芎、桃仁、红花、羌活、独活、制没药、香附、川牛膝、秦艽、地龙、伸筋草各9克，甘草6克。水煎2次分服，每日1剂。

（6）腰痛：伸筋草30克，五加皮20克，豨莶草20克，木瓜20克，研为粗末，加入白酒500毫升中浸泡7日。每次15毫升，每日服2次。

松节

【别名】黄松木节，油松节，松郎头。

【性味归经】苦、温。归肝、肾经。

【功致主治】祛风、燥湿，舒筋，通络。治历节风痛，转筋挛急，脚气痿软，鹤膝风，跌损瘀血。

1 药材性状

呈不规则块状或片状，大小粗细不等，一般长宽为5～10厘米，厚1～3厘米。表面红棕色至暗棕色。横切片较粗糙，中心为淡棕色，边缘为深棕色而油滑。质量坚硬，不易折断，断面呈刺状。有松脂特异香气，味微苦涩。

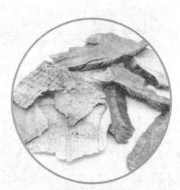

2 药材禁忌

阴虚血燥者慎服。

3 药材选购

以体大、色红棕、油性足者为佳。

4 偏方妙用

（1）脚气：松节500克，干地黄、秦艽、牛膝各150克，桂心、防风各60克，牛蒡根 500 克，丹参、萆薢、苍耳子、独活各 90 克，大麻仁 100 克，白酒 3000 毫升。将上药捣碎，入布袋，置于容器中，加入白酒，密封，浸泡 6、7 日后，过滤去渣，即成。每次空腹温服 20～30 毫升，每日 3 次。

（2）风湿痹痛：松节 9～15 克，水煎服。另方，治风湿痹痛：南五加皮、木瓜各 500 克，松节 400 克，黄酒 2000 毫升。将药拌匀，蒸气消毒，再加酒浸，冬春浸 15 日，夏秋浸 7 日。每次 20 毫升，每日 3 次，酒量大者可多服。

（3）祛风散寒，除湿止痛：松节 200～300 克，黄酒 250 克，黑大豆 1000 克。取松树骨砍碎成薄片或细条状，与洗净的黑豆一起倒入大砂锅内，加冷水浸泡半小时，用中火煮半小时许，至黑豆已熟，加黄酒 250 克，再改用小火慢煮 1 小时，直至黑豆酥烂、汁水快干时离火。拣去松节片，将黑豆烘干或晒干，装瓶。每日 3 次，每次服黑豆 50 粒。随时可食，吃时要细嚼成糊，再咽下。

（4）风湿骨痛：五加皮、木瓜、松节各 30 克。共研为细末。每次 6 克，每日 2 次。

（5）风湿性关节炎：松节 18 克，桑枝 30 克，木瓜 9 克。水煎服。

臭梧桐

【别名】八角梧桐，揪叶常山，矮桐子，楸茶叶，百日红，臭牡丹，臭桐柴。

【性味归经】辛、苦、甘，凉。归肝经。

【功效主治】祛风湿。治风湿痹痛，半身不遂，高血压，偏头痛；疟疾，痢疾，痔疮，痈疽疮疥。

1 药材性状

小枝类圆形或略带方形，直径约 3 毫米，黄绿色，有纵向细皱纹，具黄色点状皮孔，密被短茸毛，稍老者茸毛脱落，质脆，易折断，断面木部淡黄色，髓部白色。叶对生，多皱缩卷曲，或破碎，完整者展平后呈广卵形或椭圆形，长 7～25 厘米，宽 5～9 厘米，先端渐尖，基部阔楔形或截形，全缘或具波状齿，上面灰绿色，下面黄绿色，两面均有短柔毛，叶柄长 2～8 厘米，密被短柔毛。花多枯萎，黄棕色，具长梗，雄蕊突出于花冠外，已经结实者，花萼宿存，枯黄色，内有一果实，三棱状卵形，灰褐色，具皱缩纹理。气异臭，味苦、涩。

2 药材禁忌

臭梧桐经高热煎煮后，降压作用减弱。

3 药材选购

以色绿者为佳。

4 偏方妙用

（1）高血压：臭梧桐、夏枯草、黄芩各9克，山楂15克，桑寄生12克，水煎服，每日1剂。

（2）慢性风湿性关节炎：臭梧桐、豨莶草各15克，水煎服。

（3）痛风：臭梧桐、豨莶草各25克，每日1剂，水煎服。

（4）风湿性关节炎、风湿痹痛等：臭梧桐叶、防风、秦艽各12克，独活、当归、木瓜、桂枝各9克，水煎服。

（5）湿疹或痱子发痒：臭梧桐适量，煎汤洗浴。

秦艽

【别名】大艽，左宁根，左扭，西大艽，西秦艽，萝卜艽，辫子艽，鸡腿艽，山大艽，曲双。

【性味归经】辛，微寒。归胃、肝、胆经。

【功效主治】祛风除湿，和血舒筋，清热利尿。用于风湿性或类风湿性关节炎，肺结核、肾结核而见低热不退者，脑血管意外后遗症，黄疸型肝炎等。

1 药材性状

（1）秦艽：根略呈圆椎形，上粗下细，长7～30厘米，1～3厘米。表面灰黄色或棕黄色，有纵向或扭曲的纵沟，根头部常膨大，多由数个根茎合生，质坚脆，易折断，断面皮部黄色或棕黄色，木部黄色。气特异，味苦、微涩。

（2）麻花秦艽：根略呈圆锥形，长8～18厘米，直径1～3厘米。主根下部多分枝，或多数相互分离后又连合，略成网状或麻花状。质松脆，易折断，断面多呈枯朽状。

（3）粗茎秦艽：根略呈圆柱形，较粗大，多个分枝，很少互相扭绕，长12～20厘米，直径1～3.5厘米。表面黄棕色或暗棕色，有纵向扭转的皱纹，根头有淡黄色叶柄残基及纤维状的叶基维管束。

（4）小秦艽：根略呈长纺锤形或圆柱形，长8～20厘米，直径2～9毫米。表面棕黄色或棕褐色，有纵向或扭曲的沟纹，已去外皮者表面黄色，根头较细，单一，表面有横向纹理，主根通常1个或分成数枝，质松脆，易折断，断面黄白色。

2 药材禁忌

本品具有苦寒之性，脾胃虚寒者慎用。

3 药材选购

以粗大、肉厚、色棕黄者为佳。

4 偏方妙用

（1）类风湿性关节炎：秦艽12克，羌活、防风、甘草各6克，姜黄、当归、赤芍、茯苓各9克，黄芪、桑寄生、牛膝各15克，细辛3克，水煎服。

（2）偏寒门瘀型肩周炎：秦艽、川乌、草乌各6克，广郁金、羌活、川芎各10克，木瓜20克，全蝎2克，红花8克，透骨草、鸡血藤各30克，60度白酒1000毫升。将上药捣碎或切片，置于容器中，加入白酒，密封，浸泡15日后，过滤去渣，即成。每晚临睡前服15～30毫升。

（3）肩周炎：秦艽20克，黄芪20克，葛根20克，山茱萸肉10克，伸筋草10克，桂枝10克，姜黄10克，三七5克，当归12克，防风12克，甘草6克。水煎，加黄酒少许温服。

（4）过敏性鼻炎：石菖蒲、秦艽12克，党参、五味子、黄芪、怀山药、白术各15克，细辛3克，防风、甘草各10克。水煎服，每日1剂，10日为1个疗程。

（5）内痔出血：秦艽、黄柏、当归、熟大黄、苍术、泽泻、槐花各10克，地榆15克，防风、桃仁、槟榔、荆芥穗各6克。水煎分上、下午2次服。

（6）风湿性关节炎：防风6克，寄生10克，秦艽5克，独活9克。水煎服。

家庭养生本草精选

防己

【**别名**】石蟾酥，长根金不换，粉防己，汉防己。

【**性味归经**】苦，辛，寒。归膀胱、肾、脾经。

【**功效主治**】具有利水消肿、祛风止痛的功效。治水肿臌胀、湿热脚气、手足挛痛、癣疥疮肿等症。

1　药材性状

块根呈圆柱形、半圆柱形块状或块片状，常弯曲如结节样，弯曲处有缢缩的横沟，长3～15厘米，直径2～5厘米。表面灰棕色，有细皱纹，具明显的横向突起的皮孔，去栓皮的药材表面淡灰黄色。体重，质坚实，断面平坦，灰白色至黄白色，富粉性，有排列稀疏的放射状纹理，纵剖面有筋脉状弯曲纹理。气微，味苦。

2　药材禁忌

忌大量使用，否则会损伤胃气。此外，食欲不振及阴虚无湿热，自汗盗汗，口苦舌干，肾虚小水不利及胎前产后血虚者均忌用。

3　药材选购

以去净栓皮，干燥，粗细均匀，质重，粉性大，纤和者为佳。

4　偏方妙用

（1）风湿热湿热痹证：防己、连翘、蚕沙、黄柏、知母、苍术、赤小豆、栀子、牡丹皮各10克，薏苡仁、牛膝各15克，滑石、海风藤、海桐皮各20克。水煎取汁，每日1剂，分2次温服，早、晚各服。

（2）尿石症：防己、茯苓、茯苓皮、车前子（包）、车前草、萹蓄、半枝莲、马齿苋、牛膝各20克，白术、金钱草、海金沙、鸡内金、石韦各30克，黄芪50克，穿山甲（代）15克。水煎，每次服汁300毫升，早、晚温服，每日1剂，15日为1个疗程。随证加减。

（3）皮肤水肿（水气在皮肤中，按之下陷，但不怕风）：取防己、黄芪、桂枝各 60 克，茯苓 180 克，甘草 60 克混合，每次取 30 克，加水 1 升，煎至半升服下。每日 2 次，此方名"防己茯苓汤"。

（4）风湿、关节疼痛：防风 20 克，防己 15 克，粳米 100 克，薏米 50 克。锅中加入适量清水，下防风、防己，水煎去渣取汁。用药汁煮粳米、薏米粥，分次食用。

（5）风湿热痹症：桑枝 30 克，防己 12 克，薏苡仁 50 克，赤小豆 60 克，红糖适量。将所有药材冲洗干净，备用。再把所洗药材一同放入砂锅内，加适量水。先用大火煮沸，再改用小火煮至赤小豆成粥，捞出桑枝、防己弃之，加适量红糖调食。

（6）脚气肿痛：汉防己、木瓜、牛膝各 9 克，桂枝 1.5 克，枳壳 3 克。水煎服。

桑枝

【别名】桑条。

【性味归经】微苦，平。归肝经。

【功效主治】祛风湿、利关节、行水气。治风寒湿痹、四肢拘挛、脚气浮肿、肌体风痒等症。

1 药材性状

嫩枝呈长圆柱形，少有分枝，长短不一，直径 0.5～1.5 厘米。表面灰黄色或黄褐色，有多数黄褐色点状皮孔及细纵纹，并有灰白色略呈半圆形的叶痕和黄棕色的腋芽。质坚韧，不易折断。断面纤维性。切片厚 2～5 毫米，皮部较薄，木部黄白色，射线放射状，髓部白色或黄白色。气微，味淡。

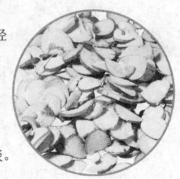

2 药材禁忌

寒饮束肺者不宜服用。孕妇忌服。

3　药材选购

以质嫩、断面黄白色者为佳。

4　偏方妙用

（1）肩周炎：桑枝、当归、川芎、木香、乳香、羌活、独活、桂枝、秦艽各10克，海风藤15克，甘草6克，水煎服。

（2）高血压：桑枝、桑叶各30克，芹菜50克。将上药加水4000毫升，煎煮取液，先熏足后浸足，每日1次，发作时每日2次，1剂可用2～3次，10日为1个疗程。

（3）中风不语、半身不遂：鲜桑枝叶、黄米酒各250克。黄酒煎煮鲜桑枝叶，剩200克左右，趁热1次服下。身无高热，自觉恶寒怕冷，可服本方；患中风不超过15天，服之有特效。

（4）肩周炎：姜黄15克，桑枝20克，羌活、防风、桂枝、灵仙、血藤各10克，田七（磨调）5克。随证加减：肩热痛者去桂枝加忍冬藤、常春藤各15克；肩冷痛者加附片、淫羊藿各10克；气虚者加党参、黄芪各10克；血虚者加当归、川芎各10克。每日1剂，水煎，分2次服，6日为1个疗程。

（5）先天性脑瘫：桑枝30克，桑叶20克，桑寄生30克，桑葚子50克，桑白皮15克，桑螵蛸20克，研细末，每次10克，每日2次，温水冲服。适用于先天性大脑发育不全，脑性瘫痪。

（6）脚气肿胀：生薏苡仁120克，赤小豆150克，桑枝500克。用淘米水2000毫升煎上药，先熏后洗，两足浸泡30分钟至1小时，1日3次。

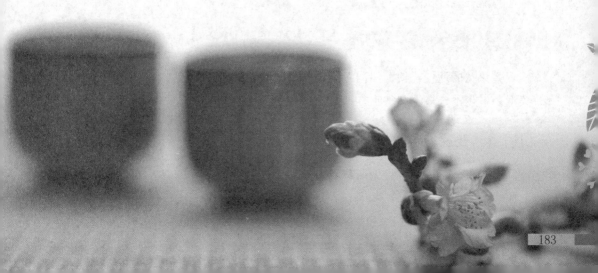

第四节

利水渗湿药，通利水道消水肿

荠菜

【别名】护生草，鸡心菜，净肠草，清明菜，香田荠，枕头草，假水菜，地米菜。

【性味归经】甘，凉。归肝、胃经。

【功效主治】清热利尿，明目，凉血止血。现代多用于肾结核尿血，产后子宫出血，月经过多，肺结核咯血，高血压，感冒发热，肾炎水肿，泌尿系结石，乳糜尿，肠炎等。

1 药材性状

主根圆柱形或圆锥形，有的有分枝，长4～10厘米，表面类白色或淡褐色，有许多须状侧根。茎纤细，黄绿色，易折断。根出叶羽状分裂，多卷缩，展平后呈披针形，顶端裂片较大，边缘有粗齿，表面灰绿色或枯黄色，有的棕褐色，纸质，易碎；茎出叶长圆形或线状披针形，基部耳状抱茎。果实倒三角形，扁平，顶端微凹，具残存短花柱。种子细小倒卵圆形，着生在假隔膜上，成2行排列。搓之有清香气，味淡。

2 药材禁忌

荠菜宽肠通便，便溏泄泻者慎食。不要吃老的和开花的荠菜，不要与别的野菜混杂，也不要多吃和常吃。

3 药材选购

以干燥、茎近绿色、无杂草者为佳。

4　偏方妙用

（1）肾结核尿血：鲜荠菜 240 克，或干品 30克，加水 3 碗于瓦锅中煎煮，至剩 1 碗汁时，打入鸡蛋 1 个，煮熟，然后加盐少许，将菜、蛋一起吃下。如菜老了，可嚼食吐渣。轻者每日 1 次，重者2 次，连吃 1 个月为 1 个疗程，至症状消失后仍可吃12 个疗程。

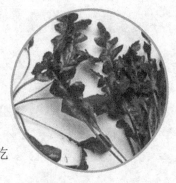

（2）肺炎：鲜荠菜 100 克，鲜姜 10 克，盐少许。将荠菜洗净切碎，生姜切片，加清水 4 碗，煮至 2 碗，用食盐调味，每日 2 次服用。

（3）小儿麻疹火盛：鲜荠菜 50～100 克（干的 40～60 克），白茅根200～250 克。水煎，可代茶长服。

（4）白血病：荠菜、粳米各 90 克。将荠菜洗净切碎后同粳米煮粥，每日 1 剂，常服。

（5）乳糜尿：鲜荠菜 120 克，粳米 100 克，熬粥食用，每日 1～2 次，连服 1～3个月。

（6）预防麻疹：荠菜全草 1000 克，加水 1000 毫升，浓煎成 500 毫升。每周 1 次，每次服 100 毫升。

薏苡仁

【别名】薏米，米仁，薏仁，苡仁，玉秫，草珠子，六谷米，药玉米，蓼茶子，益米。

【性味归经】甘、淡，微寒。归脾、胃、肺经。

【功效主治】健脾渗湿、除痹止泻。治风湿疼痛、水肿喘急、沙石热淋、糖尿病、肺痿咳嗽、痈疽不溃等症。

1　药材性状

种仁呈宽卵形或长椭圆形，长 4～8 毫米，宽 3～6 毫米。表面乳白色，光滑，偶有残存的黄褐色种皮，一端钝圆，另端较宽而微凹，有 1 淡棕色点状种脐，背面圆凸，腹面有 1 条较宽而深的纵沟。质坚实，断面白色，粉性。气微，味微甜。

2　药材禁忌

　　孕妇、消化功能较弱的儿童及老弱病者应谨慎服用，脾虚无湿、大便燥结者也应少食或不食。

3　药材选购

　　以粒大、饱满、色白、坚硬、光滑、完整、无破碎者为佳。

4　偏方妙用

　　（1）皱纹：薏苡仁、怀山药各30克，大枣12枚，小米100克，白糖20克。大枣洗净，去核，切细条；将怀山药研成细末；将小米洗净置于砂锅中，加入大枣、薏苡仁、怀山药及适量水，文火煨粥，粥成时加入白糖拌匀即可。

　　（2）痤疮：薏苡仁30克，海藻、昆布、甜杏仁各9克。将海藻、昆布、甜杏仁加水适量煎煮，弃渣取汁液，再与薏苡仁煮粥食用，每日1次，3周为1个疗程。

　　（3）白带过多：薏苡仁30克，白果10个，猪小肚3个。将白果去壳洗净，薏苡仁洗净，用铁锅炒至微黄，猪小肚剪开，用清水反复冲洗至无尿味为止。全部用料一齐放入砂锅内，加清水适量，武火煮沸后，文火煮3小时，调味即可。随量食用。

　　（4）小儿胃炎之湿热中阻证：薏苡仁、飞滑石各18克，半夏10克，苦杏仁15克，豆蔻、厚朴、通草、竹叶各6克。水煎，去渣取汁，分2次温服，每日1剂。

　　（5）慢性肾炎：薏苡仁30克，滑石粉、茯苓各24克，益母草18克，砂仁壳5克，肉桂3克。水煎服。

　　（6）脾虚腹泻、关节疼痛：薏苡仁、芡实各25克，低度白酒500毫升。将两味放入玻璃瓶中，密封浸泡15日即可。每日早晚各饮用一小杯（约10毫升）。

猪苓

【别名】猪茯苓，地乌桃，猪屎苓，野猪食，野猪粪。

【性味归经】甘、淡，平。归肾、膀胱经。

【功效主治】具有利尿渗湿之功。治小便不利、水肿胀满、脚气、泄泻、淋浊、带下等症。

1 药材性状

菌核呈不规则块状、条形、类圆形或扁块状，有的有分枝，长 5～25 厘米，直径 2～6 厘米。表面黑色、灰黑色或棕黑色，皱缩或有瘤状突起。质硬，断面类白色或黄白色，略呈颗粒状。气微，味淡。

2 药材禁忌

无水湿者忌服。

3 药材选购

以个大、外皮黑色、断面色白、体较重者为佳。

4 偏方妙用

（1）支气管肺癌：猪苓、瓜蒌各 15 克，川贝母、甘草各 6 克，陈皮、半夏、葶苈子、山豆根、半边莲、人参、当归、川芎、苍术各 10 克，红花 9 克，白花蛇舌草 20 克，败酱草 50 克，芫花、甘遂各 3 克，每日 1 剂。

（2）肝硬化腹水：猪苓、茯苓、泽泻、黄芪、柴胡、白术、当归、赤芍、丹参、水蛭、枳实、鳖甲、枸杞子、郁金、马鞭草、白花蛇舌草各适量，水煎服，每日 1 剂。

（3）治原发性胆管炎：猪苓 15 克、茵陈 60 克、茯苓 20 克，泽泻、牡丹皮、木香、板蓝根各 15 克，木通、连翘、黄芩、栀子、桃仁、川厚朴、鸡内金各 10 克，白茅根 30 克，甘草 6 克，水煎服，每日 1 剂。

（4）产后尿潴留：茯苓、猪苓、泽泻、白术各 10 克，桂枝 6 克。水煎服，每日 1 剂。体质虚弱者加黄芪。

（5）肾病综合征：猪苓、茯苓、熟地黄、怀山药各 20 克，腹毛、冬瓜皮、薏苡仁、枸杞子、菟丝子、山萸肉各 10 克，牡丹皮、牛膝、麦冬各 15 克。将上药水煎，每日 1 剂，分 3 次服。疗程为 1 年。

（6）肠胃寒湿，嗜卧不食：猪苓（去黑皮）15 克，肉豆蔻 10 克，黄檗（去粗皮，炙）0.3 克。上 3 味药捣为末，米汤和丸，如绿豆大，每服 10 丸，食前热水下。

泽泻

【别名】水泻，芒芋，鹄泻，禹孙。

【性味归经】甘，淡寒。归肾、膀胱经。

【功效主治】利水渗湿，泄热。用于肾炎水肿，风湿性心脏病水肿，泌尿道感染，急性肠炎，黄疸型肝炎等。

1 药材性状

块茎类球形、椭圆形或卵圆形，长2～7厘米，直径2～6厘米。表面黄白色或淡黄棕色，有不规则的横向环状浅沟纹及多数细小突起的须根痕，底部有的有瘤状芽痕。质坚实，断面黄白色，粉性，有多数细孔。气微，味微苦。

2 药材禁忌

肾虚精滑无湿热者应当禁服。

3 药材选购

以块大、黄白色、光滑、质充实、粉性足者为佳。

4 偏方妙用

（1）膀胱癌：泽泻、车前草、生地黄、白英、蛇莓各15克，白花蛇舌草、金钱草、土茯苓各30克，水煎2次，早、晚分服，每日1剂。能使尿频、尿急等尿路刺激症状减轻，血尿及肿痛逐渐消失。

（2）尿路感染：泽泻、茯苓、牡丹皮各9克，桂枝、炮附子各3克，熟地黄、怀山药、山茱萸各12克，共研细末，炼蜜和为丸，每服9克，每日3次。

（3）小儿睾丸鞘膜积液：泽泻、苍术、白术、猪苓、茯苓各6～10克，桂枝3～6克，苏叶5～10克。水煎150～200毫升，分4次服。合并外治法。疗程4周。

（4）原发性高血压：泽泻50～100克，配伍益母草、车前仁、夏枯草、草决明、钩藤、牡丹皮等。水煎，每日1剂，分2次服。9剂为1个疗程。

（5）高脂血症：泽泻20克，茵陈、丹参各15克，海藻、大腹皮、泽兰、川芎、制何首乌各10克，苦丁茶6克。水煎服，每日1剂。1个疗程为1个月。

（6）痰浊内盛：天麻15克，橘皮、泽泻、蜂蜜各20克。将天麻洗净蒸透、切片，橘皮、泽泻洗；蒸透、切片，同入锅中，加水适量，煎煮30分钟，去渣取汁，对入蜂蜜，搅匀，上下午分食。

冬瓜皮

【**别名**】白瓜皮，白冬瓜皮。

【**性味归经**】苦，微寒。归肺、小肠经。

【**功效主治**】清热利水；消肿。主治水肿；小便不利；泄泻；疮肿。

1 药材性状

瓜皮为不规则的碎片，常向内卷曲，大小不一。外表面灰绿色或黄白色，被有白霜，有的较光滑不被白霜，内表面较粗糙，有的可见筋脉状维管束。体轻，质脆。气微，味淡。

2 药材禁忌

因营养不良而致之虚肿慎用。

3 药材选购

以片薄、条长、色灰绿、有粉霜者为佳。

4 偏方妙用

（1）尿路感染：冬瓜皮30克，西瓜皮50～100克。将西瓜皮、冬瓜皮洗净，加水1升煮沸，去渣代茶饮。

（2）肥胖症：西瓜皮、黄瓜皮、冬瓜皮各200克。将西瓜皮刮去腊质外皮，冬瓜皮刮去绒毛外皮，与黄瓜皮一起，在开水锅内焯一下，待冷，切成条状，置盘中，用少许盐、味精拌匀，佐餐食用。

（3）慢性肾炎：冬瓜皮、白茅根各20克，玉米须、黑豆各10克。水煎服，每日1剂，分2次服完。

（4）跌打损伤：冬瓜皮适量，炒焦，研为细末，每次用酒冲服3克（不能饮酒者亦可用温开水送服），每日2～3次。

玉米须

【别名】玉麦须，玉蜀黍蕊，棒子毛。

【性味归经】甘，平。归膀胱、肝、胆经。

【功效主治】利尿，泄热，平肝，利胆。治肾炎水肿，脚气，黄疸肝炎，高血压，胆囊炎，胆结石，糖尿病，吐血衄血，鼻渊，乳痈。

1 药材性状

常集结成疏松团簇，花柱线状或须状，完整者长至30毫米，直径约0.5毫米，淡绿色、黄绿色至棕红色，有光泽、略透明，柱头2裂，叉开，长至3毫米。质柔软。气微，味淡。

2 药材禁忌

一般来说，玉米须是没有不良反应的，体虚者少用。

3 药材选购

以柔软、有光泽者为佳。

4 偏方妙用

（1）高血压：玉米须50克，蚌肉200克，料酒、精盐、葱、姜、花椒各适量。将玉米须洗净，葱、姜拍破，蚌肉去杂洗净。将玉米须、蚌肉、葱、姜、花椒、料酒、盐同放入锅内，武火烧开，文火炖至蚌肉熟烂。拣去玉米须、葱、姜，调好味即成。

（2）脂肪肝：麦芽、玉米须、茯苓各30克，生山楂、何首乌、白术、当归、赤芍各15克，柴胡、黄芩、牡丹皮、陈皮、青皮、甘草各10克。水煎服，每日1剂。1个疗程为20天。随证加减。

（3）急慢性肾炎、肾盂肾炎：玉米须10克，玉米20粒，蝉衣3个，蛇蜕1条。水煎。连服1个月为1个疗程。

（4）肾病综合征：玉米须 30 克，白茅根 15 克，薏苡仁 12 克，冬瓜皮、夏枯草、菊花、车前草各 9 克，茯苓皮、大腹皮、苍术各 6 克。水煎服，1 日 1 剂。

茯 苓

【别名】茯菟，茯灵，伏苓，松薯，松苓，松木薯。

【性味归经】甘、淡，平。归心、脾、肾经。

【功效主治】利水渗湿，健脾，安神。用于心神不安、水肿尿少、痰饮眩悸、脾虚食少、便溏泄泻、惊悸失眠。现有用于子宫肌瘤的治疗。

1 药材性状

菌核呈类圆形、椭圆形、扁圆形或不规则团块，大小不一。外皮薄，棕褐色或黑棕色，粗糙．具皱纹和缢缩，有时部分剥落。内部白色略带粉红，由无数菌丝构成。子实体呈伞形，直径 0.5～2 毫米，连缘略有齿。质坚实，断面颗粒性，有的有裂隙，外层淡棕色，内部白色，少数淡红色，有的中间抱有松根。气微，味淡，嚼之粘牙。

2 药材禁忌

虚寒滑精或气虚下陷者忌服。

3 药材选购

以体重坚实、外皮呈褐色而略带光泽、纹路深、断面白色细腻、粘牙力强者为佳。

4 偏方妙用

（1）胃癌：茯苓、龙葵、半边莲各 15 克，红参、白术、黄芪各 9 克，诃子肉 6 克，干姜、丁香、炙甘草各 3 克，水煎服，每日 1 剂。

（2）尿石症气滞血瘀证：茯苓、赤芍各 15 克，猪苓、泽泻、白术、川牛膝、桃仁各 10 克，金钱草、鱼脑石各 30 克，桂枝 5 克，沉香 3 克。水煎服，每日 1 剂。

（3）黄褐斑：茯苓、白术各 20 克，当归、川芎、炒白芍、黄芩各 10 克，生地黄 30 克，白芷 6 克。每日 1 剂，1 个月为 1 个疗程。一般服 1～2 个疗程。

（4）产后尿潴留：茯苓、猪苓、泽泻、白术各 10 克，桂枝 6 克。水煎服，每日 1 剂。体质虚弱者加黄芪。

葫芦

【别名】匏，匏瓜，瓠瓜，壶户，葫芦瓜。

【性味归经】甘，平。归肺、小肠经。

【功效主治】利水消肿，用于面目浮肿、腹水、脚气肿胀等症状。

1 药材性状

果实呈哑铃状，中部缢细，上部和下部膨大。下部小，卵形，连于果柄，上部大，类球形，顶端有花柱基一表面黄棕色，较光滑。质坚硬。气微，味淡。

2 药材禁忌

脾胃虚寒者忌用。

3 药材选购

尤以陈久、质坚硬者为佳。

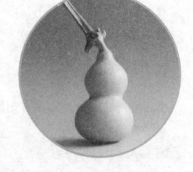

4 偏方妙用

（1）小便不利或肢体浮肿：绿豆 50 克，葫芦壳、冬瓜皮、西瓜皮各 50 克。绿豆水煮至八成熟。加入葫芦壳、冬瓜皮、西瓜皮同煮，随时饮用。

（2）鼻咽癌：陈葫芦 250 克，麝香、冰片各 30 克。将葫芦炒灰存性，研末，再加入麝香、冰片混匀，把少许药粉吹入鼻咽部，每日数次。

（3）肾炎、心脏病水肿、脚气水肿：粳米 100 克，葫芦粉 30 克，冰糖适量。煮粥，米开时，加葫芦粉、冰糖稍煮片刻，即可，早晚温热顿服，7 日为 1 个疗程。

（4）慢性肾炎：葫芦、冬瓜皮、西瓜皮各 30 克，红枣 1 0 克，同放锅内加水约 400 毫升，煎至约 150 毫升，去渣即成。饮汤，每日 1 剂，至浮肿消退为止。

（5）高血压引起的烦热口渴症：鲜葫芦、蜂蜜各适量。将鲜葫芦捣烂绞取其汁，以蜂蜜调匀。每服半杯至1杯，每日2次。

（6）高血压：葫芦肉、蜂蜜各适量。将葫芦肉捣烂，绞取其汁，加蜂蜜调匀，每服半杯至1杯，每日2次。

香加皮

【别名】北五加皮，杠柳皮，臭五加，山五加皮，香五加皮。

【性味归经】辛、苦，微温。有毒。归肝、肾、心经。

【功效主治】祛风湿，强筋骨，利尿消肿：用于风湿性关节炎；小儿筋骨软弱，脚痿行迟；水肿小便不利等。

1 药材性状

根皮呈卷筒状或槽状，少数呈不规则碎片状，长3～12厘米，直径0.7～2厘米，厚2～5毫米。外表面灰棕色至黄棕色，粗糙，有横向皮孔，栓皮常呈鳞片状剥落，露出灰白色部，内表面淡黄色至灰黄色，稍平滑，有细纵纹。体轻，质脆，易折断，断面黄白色，不整齐。有特异香气，味苦。

2 药材禁忌

血热、肝阳上亢者忌用香加皮。

3 药材选购

以条粗、皮厚、呈卷筒状、无木心、香气浓浊、味苦者为佳。

4 偏方妙用

（1）久病体弱或年老体衰者：猪肝250克，香菇、枸杞子各30克，北五加皮、北五味子各10克，盐、味精、酱油各适量。将北五加皮、北五味子装入细纱布袋内扎紧口，香菇、枸杞子洗净。以上4味与猪肝共入砂锅中，加清水适量，盐少许，文火煮，待猪肝熟，捞出药袋，加入味精、酱油少许即可。每日早、晚各适量食之，每周2剂。

（2）充血性心力衰竭：人参、制附子、五味子各9克，黄芪、丹参、麦冬、泽泻、猪苓各 30 克，北五加皮 6 克，川芎 10 克，葶苈子 15 克。熬成药膏（每毫升含生药 1 克），每日 50 毫升，分 3 次口服，2 周 1 个疗程。

（3）风湿性关节炎，关节拘挛疼痛：北五加皮、穿山龙、白藓皮各 25 克。用白酒泡 24 小时。每日服 10 毫升。

（4）水肿，小便不利：北五加皮、陈皮、生姜皮、茯苓皮、大腹皮各 15 克。水煎服。一日二次服。

（5）风湿性关节炎：香加皮、穿山龙、白藓皮各 15 克，用白酒泡 24 小时，每日服 10 毫升。

（6）小儿筋骨软弱：香加皮、木瓜、牛膝各等份，共研为末，每服 3 克，每日 3 次。

灯心草

【别名】虎须草，赤须，灯心，灯草，碧玉草，水灯心，猪矢草，洋牌洞，虎酒草，秧草。

【性味归经】甘、淡，微寒。归心、肺、小肠经。

【功效主治】清心降火，利尿通淋。治淋病，水肿，小便不利，湿热黄疸，心烦不寐，小儿夜啼，喉痹，创伤。

1 药材性状

茎髓呈细圆柱形，长达 90 厘米，直径 1～3 毫米。表面白色或淡黄白色，有细纵纹。体轻，质软，略有弹性，易拉断，断面白色。气微，无味。

2 药材禁忌

下焦虚寒，小便失禁者禁服。

3 药材选购

以色白、条长、粗细均匀、有弹性者为佳。

4 偏方妙用

（1）夏日心烦口渴、倦怠乏力：灯心草 10 克，鲜苦瓜 150 克，食盐、味精各适量。把灯心草、苦瓜一起放入锅内，用文火煮半小时，去渣取汁，加食盐、味精调味即可。每日 1 剂，分次饮用。

（2）膀胱湿热引起的小便短赤：治泌尿系统感染：灯心草 3 克，瞿麦、萹蓄各 12 克，黄柏 9 克，蒲公英 30 克，切碎，水煎服。

（3）口舌生疮：淡竹叶 6 克，灯心草 1.5 克，人乳或牛乳约 100 毫升，先将竹叶与灯心同煎为药汁，然后取 10 毫升加入乳汁中和匀服用。

（4）沙眼、眼睑里滤泡乳头较多者：菊花、艾叶、黄柏各 12 克，灯心草 6 克。水煎，趁热熏洗患眼。

（5）肾炎水肿：灯心草 6 克，柿饼 2 个，白糖适量，煎汤饮食。有清热利尿，通淋止血之功效。

（6）夜啼：灯芯草（新生儿 3 克，1～6 个月 6 克，1 岁 9 克）。按上述年龄组，分别加水 100 毫升、200 毫升、300 毫升，用文火煎至半量，取药液代茶饮。每日 1 剂，分 3 次服完，3 日为 1 个疗程。

海金沙

【**别名**】左转藤灰。

【**性味归经**】甘、咸，寒。归膀胱、小肠经。

【**功效主治**】清利湿热，通淋止痛。用于热淋，砂淋，石淋，血淋，膏淋，尿道涩痛。

1 药材性状

孢子呈粉末状，棕黄色或浅棕黄色。体轻，手捻有光滑感，置手中易由指缝滑落。气微、味淡。撒于火上易燃烧发出爆鸣声且有闪光，无残留灰渣。

2 药材禁忌

肾阴亏虚者慎服。

3　药材选购

以干燥、黄棕色、质轻光滑、能浮于水、无泥砂杂质、引燃时爆响者为佳。

4　偏方妙用

（1）泌尿系结石：海金沙（包）、滑石、鸡内金各15克，金钱草、石见穿、穿破石各20克，石韦、郁金、川牛膝各12克，木香、枳壳、甘草各6克，水煎服。

（2）尿路感染：海金沙（包）9克，金银花、板蓝根各15克，鱼腥草30克，车前子、泽泻、瞿麦各12克，甘草6克，水煎，每日1剂，分2次服。

（3）尿路结石：胡桃仁10个，海金沙15克，粳米100克，盐适量。粳米洗净，用冷水浸泡30分钟，捞出，沥干水分。胡桃仁捣碎，海金沙用布包扎好，加水600毫升，煮约20分钟，去海金沙，入粳米煮粥。粥成后下盐调味即可。每日早晚，空腹温热服食。

（4）输尿管结石：金钱草、海金沙、石韦、冬葵子、滑石各30克，三棱、莪术各12克，炮穿山甲（代）、牛膝、瞿麦、赤茯苓、木通各9克，鸡内金10克，车前子15克。将上药水煎，每日1剂，分2次温服。

（5）乳腺炎：海金沙根20～30克，黄酒、水各半煎服，暖睡取汗；另用鲜海金沙茎叶、鲜犁头草各等份，捣烂外敷。

（6）带状疱疹：用海金沙鲜叶连用孢子适量，洗净捣烂，外敷患处，每日换药1次，配服龙胆泻肝汤加减，治疗效果满意。

车前子

【别名】车前实，虾蟆衣子，猪耳朵穗子。

【性味归经】甘，寒。归肝、肾、肺经。

【功效主治】可清热利尿、渗湿止泻、清肝明日、止咳化痰。内服车前子有显著的利尿作用，可增加尿素、尿酸及氯化钠的排出量，并能使气管、支气管的分泌增加、呼吸运动加深减缓，故有止咳化痰之效。另外，车前子可以"明目疗赤痛"，对眼外炎症所导致的视力减退有消炎及提高视力的作用。

1　药材性状

种子呈椭圆形、不规则长圆形或三角状长圆形，略扁，长约2毫米，宽约1毫米。表面黄棕色至黑褐色，有细皱纹，一面有灰白色凹点状种脐。质硬，气微，味淡。

2　药材禁忌

肾虚、内伤劳倦者应禁服。

3　药材选购

以子粒饱满、质坚硬、色棕红者为佳。

4　偏方妙用

（1）湿热带下：车前子、茯苓粉各30克，粳米60克，白糖适量。先煎车前子（纱布包煎），煎半小时取汁去渣，加粳米、茯苓粉共煮粥，粥成时加白糖适量。每日空腹服2次。

（2）慢性前列腺炎：知母、车前子、柴胡、桃仁、红花各12克，牛膝、当归、丹参、赤芍、穿山甲、王不留行、败酱草各15克，黄柏、川楝子、玄胡、甘草各10克。每日1剂，水煎，内服。7日为1个疗程，每疗程间隔2日。

（3）小儿腹泻：车前子、丁香各1克，肉桂2克。上药各研细末、和匀、备用。用时取2克置脐中，然后以加热之纸膏药盖贴于上。每隔2日换药1次。

（4）高血压、高脂血症：车前子15克，玉米粉120克。先将车前子水煎去渣，再入用清水调匀的玉米粉，煮沸1～2分钟即成。每日1剂。

（5）尿路感染：车前子、滑石各12克，萹蓄、瞿麦各9克，生栀子、熟地黄各6克，木通5克，甘草梢3克，灯心草2克，水煎服，每日1剂。

（6）肥胖：车前子、莱菔子、牵牛子各20克，蜀椒目、商陆、青皮、桑皮、桂枝、茯苓、陈皮、柴胡、郁金各10克。加水煎沸15分钟，滤出药液，再加水煎20分钟，去渣，两药液对匀，分服，每日1剂。

滑石

【别名】液石，共石，脱石，番石，夕冷，脆石，留石，画石。

【性味归经】甘，淡，寒。归膀胱、胃经。

【功效主治】利尿通淋，清热解暑，祛湿敛疮。用于热淋，石淋，尿热涩痛，暑湿烦渴，湿热水泻；外治湿疹，湿疮，痱子。

1 药材性状

多为块状集全体，形状不规则。白色、黄白色或淡蓝灰色，有蜡样光泽。质软、细腻，手摸有滑润感，无吸湿性，置水中不崩散。气微，无味。

2 药材禁忌

脾虚气弱，精滑及热病津伤者忌服。孕妇慎服。

3 药材选购

以整洁、色青白、滑润、无杂石者为佳。

4 偏方妙用

（1）泌尿系结石：滑石（包）、金钱草、牛膝、车前子、鸡内金各30克，海金沙、白茅根、大蓟、杜仲、狗脊、枸杞子、桃仁、熟地黄、桂枝各15克，木通、木香各9克，每日1剂，水煎服。

（2）阳痿败精阻窍证：滑石20克，木通6克，萹蓄、瞿麦、车前子、栀子、虎杖、蛇舌草、泽兰、地龙各10克，薏苡仁、败酱草、王不留行各30克，甘草5克。水煎服，1日1剂。

（3）治小儿流涎，无休止时，甚则7～8岁不愈者：滑石、白糖各1份。2味药混和，每服3～5克，开水调服。

（4）慢性牙周炎：滑石粉18克，甘草粉6克，朱砂面3克，雄黄、冰片各1.5克。共研为细面，早、晚刷牙后撒患处；或以25克药面对60克生蜜，调和后早、晚涂患处。

（5）小儿哮喘：海浮石12克，飞滑石12克，杏仁12克，薄荷6克，研为极细末。每服 10 克，每日服 3 次，用百部煎汤调下。

（6）反流性食管炎：滑石 30 克，黄连 5 克，枳壳 10 克，赭石 20 克，水煎，早晚空腹服。10 天为 1 个疗程，连用两个疗程即可治愈。

木通

【别名】附支，丁翁，丁父，王翁，万年，活血藤。

【性味归经】苦，微寒。归心、小肠、膀胱经。

【功效主治】泻火行水，通利血脉。治小便赤涩，淋浊，水肿，胸中烦热，喉痹咽痛，遍身拘痛，妇女经闭，乳汁不通。

1 药材性状

（1）木通：藤茎圆柱形，稍扭曲，直径 2 ～ 5 毫米。表面灰棕色，有光泽，有浅的纵沟纹，皮孔圆形或横向长圆形，突起，直径约 1 毫米，有枝痕。质坚脆，横断面较平整，皮部薄，木部灰白色，导管孔排列紧密而无规则，射线细，不明显，中央髓圆形，明显。气微，味微苦、涩。

（2）三叶木通：藤茎圆柱形，扭曲，直径 0.2 ～ 1.5 厘米。表面灰色、灰棕色或暗棕色，极粗糙，有许多不规则纵裂纹及横裂纹，皮孔圆形或横向长圆形，突起，棕色，不明显，直径 1 ～ 2 毫米，有枝痕，皮部易与木部剥离，去皮处表面棕黄色，射线处有深棕色纵沟。质坚韧，难折断，断面木部黄白色，导管孔细密，排列不规则，射线浅棕色，髓圆形而大。

2 药材禁忌

小便过多，内无湿热，津亏，气弱，精滑，孕妇忌服。

3 药材选购

以条匀，内色黄者为佳。

4 偏方妙用

（1）麦粒肿：木通、滑石各 12 克，黄芩、连翘各 9 克，瞿麦、大黄、蝉蜕各 6 克，生甘草 3 克。每日 1 剂，水煎，分 2 次服用。

（2）尿路感染：木通、车前草、萹蓄、瞿麦、白术、乌药、草薢、益智仁各 10 克，金银花、连翘各 15 克，白茅根、小蓟各 30 克，生大黄 5 克，生甘草 6 克。将上药水煎服，每日 1 剂；10 天为 1 个疗程，连续用药至症状消失止。

（3）产后乳汁不下：木通、钟乳各 31 克，漏芦（去芦头）62 克，栝楼根、甘草各 31 克，以上几味，捣锉如豆大，每次取 9 克，水煎，去滓取汁，趁温服用，不拘时。

（4）外阴肿痛、痒，口干口苦：栀子、木通各 6 克及柴胡 10 克加水煎 20 分钟，去渣取汁，调入白糖适量煮沸。分 2 次服食，每日 1 剂，5～7 为 1 个疗程。

（5）小儿夜啼：木通、生地各 6 克，灯芯草 0.5～1 克，栀子 9 克。水煎服。

（6）膀胱癌尿血：木通、牛膝、生地、天门冬、麦门冬、五味子、黄柏、甘草各 3 克。每日 1 剂，水煎服。

地肤子

【别名】益明，落帚子，独扫子，竹帚子，千头子，帚菜子，铁扫把子，扫帚子。

【性味归经】苦，寒。归膀胱经。

【功效主治】清热利湿，祛风止痒。治小便不利、淋浊、带下、血痢、风疹、皮肤瘙痒等症。

1 药材性状

果实呈扁球状五角星形，直径 1～3 毫米。外被宿存花被，表面灰绿色或浅棕色，周围具膜质小翅 5 枚，背三中心有微突起的点状果梗痕及放射状脉纹 5～10 条，剥离花被，可见膜质果皮，半透明。种子扁卵形，长约 1 毫米，黑色。气微，味微苦。

2 药材禁忌

孕妇、阴虚火旺者忌服。

3 药材选购

以色灰绿、饱满、无枝叶杂质者为佳。

（1）急性肾炎：地肤子、荆芥、苏叶、黄硅、瞿麦、桑白皮各10克，白茅根、鱼腥草、白花蛇舌草各30克，蝉蜕6克，水煎服。

（2）阴囊湿疹：地肤子、蛇床子各60克，黄柏、苦参、花椒、大枫子、千里光各30克，薄荷叶（后下）15克，冰片1克（分2～3次用，洗前加入），用水煎至3大碗左右，再加温水适量，外洗患部。

（3）白带、外阴瘙痒、外阴溃烂：蛇床子、地肤子各30克，赤皮葱10支。上方用纱布包好，放在砂锅内煎煮，乘热先熏后洗。

（4）外阴瘙痒：地肤子、黄柏各20克，紫花地丁、白藓皮各30克，白矾10克。水煎，温洗患处，早、晚各1次。

（5）手癣：公丁香、地肤子各20克。加水3000毫升，煮沸20～30分钟，待温后浸泡患处，每次20～30分钟，每日1～2次。

（6）阴虚血亏，小便不利：怀熟地31克，生龟板15克（捣碎），生杭芍15克，地肤子3克。水煎服。

金钱草

【别名】地蜈蚣，蜈蚣草，过路黄，铜钱草，野花生，神仙对坐草，一串钱。

【性味归经】甘、淡，微寒。归肝、胆、肾、膀胱经。

【功效主治】清热除湿，利尿通淋。用于热淋，石淋，砂淋，小便涩痛，黄疸尿赤，尿路结石。

1 **药材性状**

常缠结成团，无毛或被疏柔毛。茎扭曲，表面棕色或暗棕红色，有纵纹，下部茎节上有时具须根，断面实心。叶对生，多皱缩，展平后呈宽卵形或心形，长1～4厘米，宽1～5厘米，基部微凹，全缘，上表面灰绿色或棕褐色，下表面色较浅，主脉明显突起，用水浸后，对光透视可见黑色或褐色条纹，叶柄长1～4厘米。有的带花，花黄色，单生叶腋，具长梗。蒴果球形。气微，味淡。

2　药材禁忌

皮肤过敏者，当慎用鲜品煎水熏洗。

3　药材选购

以叶多、棕绿色，茎细长、暗红棕色，根纤细、淡黄色，干燥、洁净者为佳。

4　偏方妙用

（1）输尿管结石：金钱草30克，海金藤18克，白芍10克，生地黄15克，鸡内金6克，琥珀末（冲服）3克，广木香（后下）、甘草各4.5克。水煎，每日1剂，分2次服。

（2）慢性胆囊炎：金钱草、虎杖、玉米须、生大黄各适量，制成散剂，每日10～20克，每日3次，开水冲服。用于控制慢性胆道感染。

（3）泌尿系结石：金钱草、海金沙各30克，鸡内金10克，滑石20克，石韦15克，车前子25克，生栀子12克，水煎服，每日1剂，分3次服。

（4）胆石症：金钱草50克，柴胡15克，大黄、芒硝、延胡索各10克，水煎服，每日早晚各服1次。

（5）清热解毒，利尿消肿：金钱草、车前子、鱼腥草、篇蓄草、鸭跖草各20克，白糖50克。将前5味中药洗净，放入锅内，加水3000毫升。将锅置武火上烧沸，再用文火煎煮25分钟，用纱布滤过，在药汁内加入白糖，拌匀即成。

（6）肾结石：威灵仙、金钱草各60克。水煎服，每日1剂，日服2次，连服5日。

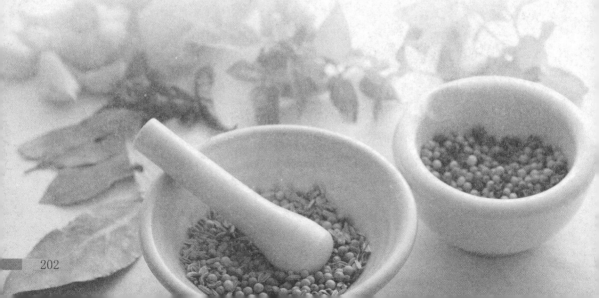

第五节

理气中药，疏理气机疗气滞

陈 皮

【别名】橘皮，贵老，黄橘皮，红皮，橘子皮，广陈皮，新会皮。

【性味归经】苦、辛，温。归肺、脾经。

【功效主治】陈皮理气，调中，燥湿，化痰。用于胸腹胀满、不思饮食、呕吐哕逆、咳嗽痰多。亦解鱼、蟹毒。

1　药材性状

果皮常剥成数瓣，基部相连，有的呈不规则的片状，厚 1～4 毫米。外表面橙红色或红棕色，有细皱纹及凹下的油点，外表面浅黄白色，粗糙，附黄白色或黄棕色筋络状维管束。质稍硬而脆。气香，味辛、苦。

2　药材禁忌

本品辛散苦燥，舌赤少津，内有实热、阴虚燥咳者须慎用。久服伤元气，故忌之。

3　药材选购

以皮薄、片大、质软、色鲜、油润、味甜苦、香气浓辛者为佳。

4　偏方妙用

（1）胃下垂：陈皮、厚朴、苍术、半夏、黄芩、枳壳、柴胡各 10 克，白芍 15 克，大黄 6 克，芦根 30 克，甘草 5 克。将上药水煎，每日 1 剂，分 3 次口服，15 日为 1 个疗程。

（2）口疮：陈皮 10 克，白蔻仁（后下）3 克，藿香梗、茯苓皮、猪苓各 10 克，白通草、厚朴各 5 克，滑石 15 克。水煎，分 3 次口服，每日 1 剂。5 日为 1 个疗程。

（3）肝胃不和所致的溃疡病：陈皮、柴胡、川芎各 9 克，枳壳 10 克，香附、白芍各 6 克，甘草、广木香、砂仁各 5 克。水煎服，每日 1 剂，分 2 次服。

（4）肝经气滞型前列腺炎：陈皮、茉莉花各 5 克，玫瑰花 10 克。将上 3 味放入杯中，用沸水冲泡，代茶饮用。每日 1 剂。

（5）痛经：制香附、陈皮、月季花、艾叶各 15 克。水煎服，日服 2 次。于经前 3～5 天服，连服 3 剂。

（6）流感引起的咳嗽：陈皮、生姜各 10 克，大米 50 克。大米洗净。锅中加适量清水，放入以上材料，大火煮开后，以小火慢煲成粥，每日食用 2 次。

川 楝 子

【别名】川楝实，川楝树子，楝实，金铃子，仁枣，石茱萸。

【性味归经】苦，寒；有小毒。归肝、小肠、膀胱经。

【功效主治】川楝子舒肝行气、止痛、驱虫。治胸胁、脘腹胀痛、疝痛、虫积腹痛等症。

1 药材性状

核果呈类圆形，直径 2～3.2 厘米。表面金黄色至棕黄色，微有光泽，皱缩或略有凹陷，具深棕色小点，顶端有花柱残痕，基部凹陷，有果梗痕。外果皮革质，与果肉间常有空隙，果肉松软，淡黄色，遇水润湿显黏性。果核球形或卵圆形。质坚硬，两端平截，有 6～8 条纵棱，内分 6～8 室，每室含黑棕色长圆形的种子 1 粒。气特异，味酸、苦。

2 药材禁忌

本品有毒，不可过量服用。

3 药材选购

以外皮金黄、个大、果肉厚者为佳。

（1）预防乳腺癌：川楝子、延胡索、七叶一枝花、王不留行、蛇莓各5克，龙葵、蒲公英各30克，水煎，分3次服。能消坚肿、疼痛，宜于急性期。

（2）胃癌：川楝子12克，延胡索9克，当归、龙胆、栀子、黄芩、黄连、黄柏、木香各3克，大黄、芦荟、青黛各2克，水煎，分2次服，每日1剂。

（3）胃、十二指肠溃疡：冬青30克，川楝子、白芷各15克。每日1剂，水煎，分2次服。30天为1个疗程，1个疗程未愈而有效者可继续服第2疗程，2个疗程未愈者停药。

（4）脘腹、胁肋疼痛：川楝子、玄胡各10克。将2味一同放入砂锅中，水煎30分钟，取汁即可。每日1剂，分2次温服。

（5）暖肝散寒、行气止痛：茴香500克，川楝子、陈皮（去白）各250克，甘草200克，精盐适量。将以上药材同精盐一起研成末，拌匀。每日服2次，早晚各服1汤匙，白开水冲服。

（6）脘腹、胁肋疼痛：川楝子、玄胡各10克。将两味一同放入砂锅中，水煎30分钟，取汁即可。每日1剂，分2次温服。

枳 实

【别名】鹅眼枳实。

【性味归经】苦、辛、微寒。归脾、胃、大肠经。

【功效主治】枳实散痞化痰、破气消积。治积滞内停、痞满胀痛、大便不通、胃下垂、子宫脱垂等症。

1 药材性状

（1）酸橙：果实呈半球形、球形或卵圆形，直径0.5～2.5厘米。外表面黑绿色或暗棕绿色，具颗粒状突起和皱纹，顶部有明显的花柱基痕，基部有花盘残留或果梗脱落痕。切面光滑而稍隆起，灰白色，厚3～7毫米，边缘散有1～2列凹陷油点，瓤囊7～12瓣，中心有棕褐色的囊，呈车轮纹。质坚硬。气清香，味苦、微酸。

（2）甜橙：外皮黑褐色，较平滑，具微小颗粒状突起。切面类白色，厚2～4

毫米，瓤囊 8～11 瓣。

2 药材禁忌

孕妇和体虚久病者应谨慎服用。

3 药材选购

以香味浓烈、果体结实、无蚀蛀者为佳。

4 偏方妙用

（1）反流性食管炎：枳实、竹茹、党参、旋覆花（包）各 10 克，黄连、法半夏、茯苓各 12 克，陈皮、干姜各 6 克，吴茱萸、炙甘草各 3 克。用清水煎 2 次，每日 1 剂，混合后分上、下午各 1 次内服。1 个疗程为 8 周。

（2）功能性消化不良：枳实、厚朴各 12 克，白术、白茯苓、黄连、炙甘草各 6 克，党参、炒麦芽各 15 克，法半夏 9 克，干姜 3 克。文火煎煮 2 次，共取汁 600 毫升，分 2～3 次温服，每日 1 剂。

（3）腹痛便秘，泻痢后重：大黄 30 克，枳实、神曲各 15 克，黄芩、黄连、茯苓、白术各 9 克，泽泻 6 克，共研末为丸。每服 9 克，每日服 2～3 次。

（4）便秘：枳实 6～10 克，水煎服。据现代药理研究，枳实可以促进肠蠕动，弛缓肠平滑肌，故老年人不宜过量应用。

（5）浅表性胃炎：枳实、黄连、半夏、厚朴、人参、白术、茯苓、麦芽各 10 克，生姜、炙甘草各 6 克，水煎服。

（6）脾胃不调、脘腹胀满、胃下垂：牛肚 250 克，枳实 12 克，砂仁 2 克，精盐适量。牛肚洗净，切条备用。锅中加入适量水，放入砂仁、枳实和牛肚条后大火煮沸，然后转小火继续煮约 2 小时。食用时加入适量精盐调味即可。

乌药

【别名】天台乌药，铜钱柴，土木香，鲫鱼姜，鸡骨香，白叶柴。

【性味归经】辛，温。归肺、脾、肾、膀胱经。

【功效主治】乌药顺气止痛、温肾散寒。用于胸腹胀痛、气逆喘急、膀胱虚冷、遗尿尿频、疝气、痛经。

1 药材性状

（1）乌药：个根纺锤形或圆柱形，略弯曲，有的中部收缩呈连珠状，习称"乌药珠"，长5～15厘米，直径1～3厘米。表面黄棕色或灰棕色，有细纵皱纹及稀疏的细根痕。质极坚硬，不易折断，断面黄白色。气香，味微苦、辛，有清凉感。

（2）乌药片：为横切圆形薄片，厚1～5毫米，或更薄，切面黄白色至淡棕黄色而微红，有放射状纹理和年轮。

2 药材禁忌

气虚及内热症患者禁服；孕妇及体虚者慎服。

3 药材选购

以身干形似连珠、个大、肥壮、质嫩、折断面浅棕色并香气浓郁者为佳。

4 偏方妙用

（1）肾阳不足之夜尿、遗尿、小便清长、肢冷畏寒、腰酸软：怀山药、益智仁（精盐炒）、乌药各60克，猪尿脬1具。前3味共研细末，用纱布包好，与猪尿脬同炖至熟。每日2次，吃肉饮汤。

（2）功能性消化不良：香附、乌药、当归、槟榔、苍术、法半夏、神曲各10克，砂仁（后下）、川芎各6克。每日1剂，水煎，分2次服。随证加减：脾胃亏虚加太子参20克，干姜6克；肝气郁结甚者加柴胡、郁金各10克；湿阻气滞者加茯苓15克，厚朴10克。

（3）风寒感冒、内寒气滞、咳嗽痰稀：乌药、陈皮各12克，麻黄、川芎、白芷、桔梗、炒枳壳各6克，僵蚕、炮干姜、炙甘草各3克。水煎，分2次服，每日1剂。

（4）结肠癌：乌药、木香、制香附、荠菜花、苦参、无花果各9克，猫人参、野鸦椿、薏苡仁、草河车各15克，藤梨根、半边莲、白花蛇舌草各30克，水煎，分2次服。

（5）乳腺癌：乌药、川楝子各12克，七叶一枝花、薜荔果、蛇莓各15克，龙葵、蜀羊泉、蒲公英各30克，水煎2次，早、晚分服。

（6）脾胃虚弱：乌药10克，白糖100克，糯米250克。先将乌药加水适量泡发，再放入锅中煎煮半小时，捞去乌药，汤备用。糯米淘净，放入大碗内加适量水，隔水蒸。米饭蒸熟后扣在盘子里。将药汤中加白糖煎成浓汁，浇在米饭盘里即食。

荔枝核

【别名】荔核，荔仁，枝核，大荔核。

【性味归经】辛、微苦，温。归肝、胃经。

【功效主治】行气止痛，祛寒散结：用于肝经寒凝气滞所致的疝气疼痛、睾丸肿痛等。此外，还可用于肝郁气滞之胃脘胁肋疼痛及气滞血瘀之经前腹痛、产后腹痛等。

1 药材性状

种子长圆形或长卵形，稍扁，长1.5～2.5厘米，直径0.5～1.5厘米。表面棕色至棕红色，稍具光泽，有不规则凹隙和细皱纹，一端平截，有近圆形黄棕色的种脐，直径5～7毫米，另一端圆钝。质坚硬，剖开后，种皮薄革质而脆，有2片肥厚子叶，橙黄色或棕黄色。气微，味微甘、苦、涩。

2 药材禁忌

无寒湿气滞者慎服。

3 药材选购

以粒大、饱满、洁净、干燥、无霉蛀者为佳。

4　偏方妙用

（1）痛经：荔枝核、香附、黄酒各 30 克，将荔枝核、香附研成细末，混合后装入瓷瓶密封保存，每次痛经发生的前一天开始服用，每次服 6 克，以黄酒适量调服，每日 3 次。

（2）鸡眼：荔枝核适量。将上药在太阳下晒干，或置瓦片上（忌用铁器）焙干，碾压成粉，用不加色素的米醋混和如泥，即成。将上药涂抹患处，荔核粉泥须把周围僵硬的皮盖严，上附脱脂棉，用纱布包扎，每晚将脚烫洗后换药 1 次，轻者 3～5 天，重者 10 天均可治好。

（3）女性不孕：荔枝核 15 克，小茴香 10 克，橘核 15 克。水煎，过滤留汁，加入粳米适量，煮粥，于月经结束一天开始，早晚各服 1 剂，连服 7 日，连续 3 个月。

（4）预防盆腔炎：荔枝核 30 克，蜂蜜 20 克。荔枝核敲碎后放入砂锅，加清水浸泡片刻，煎煮半小时，取汁，趁温热调入蜂蜜，拌匀即可。

（5）寒疝气痛、小腹冷痛：荔枝核 30 克，粳米 50 克。先煎荔枝核，去渣取汁，与粳米同煮作粥。任意服用。

（6）寒滞肝脉之疝气作痛者：荔枝核、橘核各 10～15 克，红糖适量。将上药水煎去渣，取汁。饮用时可加入红糖适量，代茶温饮之。

佛手

【别名】佛手柑，五指柑，手柑。

【性味归经】辛、苦，温。归肝、脾、胃、肺经。

【功致主治】佛手疏肝解郁，理气和中，燥湿化痰，解酒。治肝郁胸胁胀痛、肝胃气痛、脾胃气滞所致脘腹胀痛、久咳痰多、胸闷胁痛、醉酒等症。

1　药材性状

果实多纵切成薄片，形状大小不一，顶端稍宽，基部略窄，有的具指状裂瓣，常皱缩或卷曲。外表面橙黄色、黄白色或棕绿色，密布凹陷的窝点，有时可见稠皱纹，内表面类白色，散有黄色点状或纵横交错的维管束。质硬而脆，受潮后柔软。气香，味微甜后苦。

（1）川佛手：片小质厚，不平整，长4～6厘米，宽约3厘米，厚约3毫米。绿边白瓤，稍有黄色花纹。质较坚，易折断。

（2）广佛手：片大质薄，多抽皱，长6～10厘米，宽3～6厘米，厚约1～2毫米。黄边白瓤，花纹明显。质较柔。

2　药材禁忌

阴虚火旺及无气滞者慎用。

3　药材选购

以片大、黄皮白肉、质坚、香气浓者为佳。

4　偏方妙用

（1）膨胀腹满：鲜佛手1个，鲜香橼1个，桑叶、川贝母、炒枣仁、神曲、莲子各150克，太子参3克，银柴胡、川楝子各10克。先将银柴胡煎汤，用汤拌炒鲜佛手后切片，再用川楝子煎汤，用汤拌炒鲜香橼切片。然后将桑叶、川贝母、神曲、莲子、香橼、太子参共研为细末，另将佛手、枣汁再取糯米煮汤，与上药和为丸，如绿豆粒大，每次吃10克，每日2次。

（2）肥胖症：佛手、苍术各9克，昆布、海藻各15克，猪瘦肉100克，调料适量。将前3味装入纱布袋内，和猪瘦肉、海藻一起放入砂锅中，加水文火炖煮。至肉烂熟，去药袋，加调料即成。饮汤、吃肉和海藻。

（3）咳嗽气喘、久治不愈之慢性支气管炎：佛手30克，蜂蜜20毫升。将佛手洗净切片，水煎取汁，调入蜂蜜，代茶饮用。每日1剂。

（4）胃下垂：佛手60克，桂花树根、橄榄树根、梅花树根各15克。共研细末。每次冲服10克，每日3次。

（5）湿痰咳嗽、慢性支气管炎：佛手、姜半夏各10克，砂糖适量。水煎去渣，加糖。温服，分早、晚2次。

（6）慢性胃炎，胃腹寒痛：佛手30克，洗净，清水润透，切片成丁，放瓶中，加低度优质白酒500毫升。密闭，泡10日后饮用，每次15毫升。

玫瑰花

【**别名**】徘徊花，笔头花，湖花，刺玫花，刺玫菊。

【**性味归经**】甘、微苦，温。归肝、脾经。

【**功效主治**】玫瑰花理气解郁、调经和血。有抗病毒、促进胆汁分泌的作用。主治肝气郁结所致的脘胁胀痛、乳房发胀、月经不调、泄泻、带下等症。

1　药材性状

花蕾略呈球形、卵形，直径 1.5～2 厘米。花托壶形或半球形，与花萼基部相连，花托无宿梗或有短宿梗，萼片 5 枚，披针形，黄绿色至棕绿色，伸展或向外反卷，其内表面被细柔毛，显凸起的中脉，花瓣 5 片或重瓣，广卵圆形，多皱缩，紫红色，少数黄棕色，雄蕊多数，黄褐色，着生于花托周围，有多数花柱在花托口集成头状。体轻，质脆。气芳香浓郁，味微苦、涩。

2　药材禁忌

气血虚弱者不宜。

3　药材选购

以朵大、瓣厚、色紫、鲜艳、香气浓者为佳。

4　偏方妙用

（1）失眠：玫瑰花 50 克，羊心 1 枚，藏红花 6 克，食盐适量。羊心洗净切片备用；玫瑰花捣烂取汁，放入小锅内，加清水、藏红花略煮片刻，取其煎液，加入食盐备用；羊心串在不锈钢烤针上，蘸玫瑰花汁在火上翻烤，反复烤至羊心熟透，装盘盛之，佐餐食用。

（2）急、慢性风湿、类风湿性关节炎：玫瑰花 20 克，当归 15 克，红花 10 克。将上药水煎 2 次，每次用水 300 毫升，煎半小时，2 次混合，分 2 次乘热用黄酒送服。

（3）月经不调：玫瑰花蕊 300 朵，初开，去心蒂。在锅内煎成浓汁，去渣后加入红糖 500 克，熬成膏服用。

（4）胃溃疡：玫瑰花、黑枣各适量。将枣去核，装入玫瑰花，放碗中盖好，隔水煮烂即成。每日 3 次，每次吃枣 5 个，经常食用。

（5）痛经：茉莉花 10 克，玫瑰花 5 朵，粳米 100 克，冰糖适量。放锅内，加清水煎至开，去渣饮用。

（6）女性白带异常：玫瑰花、白鸡冠花各 9 克，乌贼骨 12 克，将上述药物放入砂锅中，加水煎煮 30 分钟即可。每日 1 剂，分 2 次温服。

薤白

【别名】薤白头，薤根。

【性味归经】辛、苦，温。归肺、胃、大肠经。

【功效主治】薤白健脾和胃、温中通阴、舒筋益气、通神安魂、散瘀止痛。主治胸痹疼痛、痰饮咳喘、泄痢后重等症。

1 药材性状

（1）小根蒜：茎呈不规则卵圆形，长 0.5～2.0 厘米，直径 0.7～1.8 厘米。表面黄白色或淡黄棕色，皱缩，半透明，有纵沟及皱纹或有类白色膜质鳞片包被，顶端有残存茎基或茎痕，基部有突起的鳞茎盘。质坚硬，角质样，不易破碎，断面黄白色。有蒜臭，味微辣。

（2）薤鳞：茎长卵形，直径 1～1.5 厘米。

2 药材禁忌

气虚者慎用；发热者不宜多食；无滞者及胃弱纳呆、不耐蒜味者不宜用。

3 药材选购

以个大、饱满、质坚、黄白色、半透明、不带花茎者为佳。

4 偏方妙用

（1）糖尿病性心脏病：薤白、桂枝、陈皮、半夏、当归、五味子、麦冬、佛手、人参（另煎兑服）各 10 克，瓜蒌 20 克，丹参 30 克，水煎服。

（2）泻痢：银耳 30 克，薤白 10 克，粳米 50 克。水发银耳备用，将银耳及薤白洗净细切，再与粳米合煮成粥，空腹食用。

（3）脾胃虚弱者：薤白 150 克，猪肚 1 个，薏苡仁适量。将薤白、薏苡仁装入洗净的猪肚内，用绳扎住端口，加水和精盐、胡椒，炖至烂熟，分次服用。

（4）痰瘀型冠心病患者：杏仁 12 克，薤白 10 克，雪蛤 5 克，冰糖 20 克。把杏仁、薤白放入盆内洗净；雪蛤用温水发透，除筋膜和黑子；冰糖打碎。把雪蛤、杏仁、薤白、冰糖同放蒸杯内，加清水 150 毫升。将蒸杯置蒸笼内，用武火大汽蒸 45 分钟即成。

（5）老人气弱、头晕耳聋：猪肾 1 对，人参末 3 克，粳米 50～100 克，薤白末、防风末各 10 克，葱白 3 茎。先将粳米煮粥，待粥将熟，将上述药末放入猪肾中，下粥内，莫搅动，慢火久煮，下葱白。吃肉喝粥，温热服食。

（6）慢性支气管炎：薤白适量。将上药研为细粉，每次服 3 克，白糖水送下，日服 3 次。

香橼

【别名】枸橼。

【性味归经】辛、微苦、酸，温。归肝、脾、胃、肺经。

【功效主治】疏肝解郁，理气宽中，化痰止咳。治肝郁不舒、胸胁胀痛、脾胃气滞、脘腹胀痛、嗳气吞酸、呕恶食少、痰湿壅滞、咳嗽痰多等症。

1 药材性状

（1）枸橼：果实切成圆形或长圆形片，直径 3～10 厘米，厚约 2～5 毫米。横切面边缘略呈状，外果皮黄绿色或浅橙黄色，散有凹入的油点，中果皮厚 1.5～3.5 厘米，黄白色，较粗糙，有不规则的网状突起（维管束）。瓤囊 11～16 瓣，有时可见棕红色皱缩的汁胞残留，种子 1～2 粒。质柔韧。气清香，味微甜而苦辛。

（2）香圆：果实切成类球形或圆形片状，直径 4～7 厘米。表面灰绿色或黄棕色，较粗糙，密布凹陷小油点，顶端有花柱残痕及圆团状环纹，习称"金钱环"，基部有果柄痕。质坚硬，横切面边缘油点明显，中果皮厚约 0.5 厘米，瓤囊 9～12 瓣，棕色或淡棕色，间有黄白色种子。

2　药材禁忌

阴虚血燥及孕妇气虚者慎服。

3　药材选购

香橼以个大、皮粗、色黑绿、香气浓者为佳；枸橼以片色黄白、香气浓者为佳。

4　偏方妙用

（1）慢性支气管炎：鲜香橼1～2个，饴糖或麦芽糖适量。香橼洗净切碎，放于有盖器皿中，加入等量饴糖，隔水蒸数小时至香橼烂熟，备用。每日1汤匙，早、晚各服1次。

（2）抑郁症：香橼、远志、香附、柴胡、郁金、炙甘草各10克，荞麦30克，大枣5枚，酸枣仁15克。每日1剂，水煎服。

（3）脾胃虚寒者：香橼50克，川椒、小茴香各12克。香橼焙干研末，加入川椒、小茴香，一起研成细末混匀。每次服用5克，每日2次，温开水送服。

（4）食欲不振、食后腹胀：香橼粉10克，砂仁粉6克，白糖500克。白糖放锅内，加少许水，用文火熬至稠厚时，加香橼粉、砂仁粉调匀。熬至成丝状而不黏手时，关火。将熬好的糖倒在表面涂了油的搪瓷盘内，稍冷将糖划成小块。

（5）肝郁气滞型单纯性甲状腺肿：海带120克，米醋1000毫升，香橼皮9克。将香缘、海带在米醋中浸泡7日。每日吃海带6～9克，连食2周。

（6）食欲不振、食后腹胀：香橼粉10克，砂仁粉6克，白糖500克。白糖放锅内，加少许水，用文火熬至稠厚时，加香橼粉、砂仁粉调匀。熬至成丝状而不黏手时，关火。将熬好的糖倒在表面涂了油的搪瓷盘内，稍冷将糖划成小块。

木香

【别名】蜜香，云木香，五香，五木香，南木香，广木香。

【性味归经】辛、苦，温。归脾、胃、大肠、三焦、胆经。

【功效主治】木香行气止痛，健脾消食。主要用于胸脘胀痛，泻痢后重，食积不消，不思饮食等。

1　药材性状

根圆柱形、半圆柱形，长5～15厘米，直径0.5～5.5厘米。表面黄棕色、灰褐色或棕褐色，栓皮大多已除去，有明显纵沟及侧根痕，有时可见网状纹理。质坚硬，难折断，断面稍平坦，灰黄色、灰褐色或棕褐色，散有深褐色油室小点，形成层环棕色，有放射状纹理，老根中央多枯朽。气香特异，味微苦。

2　药材禁忌

气虚、阴虚者，脏腑燥热者应忌用。

3　药材选购

以干燥、坚实、条均、香气浓、油性大者为佳。

4　偏方妙用

（1）食管癌：木香6克，当归、龙胆、栀子、黄芩、黄连、黄柏各3克，大黄、芦荟、青黛各1.5克，水煎2次，早、晚分服。能使临床症状减轻，疼痛缓解。

（2）溃疡性结肠炎：木香、黄芩、枳壳、延胡索各10克，白头翁、赤芍、薏苡仁、白术、白花蛇舌草各15克，黄连、吴茱萸、甘草各5克。将上药水煎服，每日1剂，分2次内服。加减：辨证为实火者甚至出现便结者加大黄、芒硝各10克调冲；阴虚者甚者出现口渴、舌燥者加麦冬、天花粉各10克。

（3）胸腹胀痛，呕逆：木香、蔻仁各5克，藿香9克，砂仁、甘草各3克，檀香、丁香各1.5克，水煎服。

（4）胃痛：广木香、五灵脂、元胡各9克，共研为粉，每次9克，每隔3小时用黄酒或开水冲服。

（5）脘腹胀痛：木香、荜茇、高良姜、鸡内金各22克。佛手15克，肉桂7克，海螵蛸90克，共研细末，每服3～6克，每日2～3次。

（6）细菌性痢疾：红茶、山楂干各15克，木香6克，糖20克。加水600毫升煎汤至500毫升。顿服，早晚各1剂。

沉香

【别名】蜜香，拔香，沉水香，奇南香。

【性味归经】辛、苦，温。归脾、胃、肾经。

【功效主治】沉香行气止痛，温中止呕，纳气平喘。用于胸腹胀闷疼痛，胃寒呕吐呃逆，肾虚气逆喘急。

1 药材性状

木材呈不规则块状、片状及小碎块状，有的呈盔帽状，大小不一。表面凹凸不平，有黑褐色与黄色相间的斑纹，并有加工刀痕，偶见孔洞，孔洞及凹窝表面多呈朽木状。入水半沉或上浮。质较坚实，断面刺状。气芳香，味苦。

2 药材禁忌

气虚下陷，或阴虚火旺者均忌用。

3 药材选购

海南省沉香最有名。以身重结实，棕黑油润，无枯废白木，燃之有油渗出，香气浓郁者为佳。

4 偏方妙用

（1）防治胃癌：沉香2克，木香、香附各10克，丁香6克，苦瓜100克。先将苦瓜洗净外表皮，连皮、瓤及子，切碎后晒干或烘干，研成极细末，备用。将木香、香附、沉香、丁香分别拣杂，木香、香附洗净后，晒干或烘干，与晒干的沉香、丁香共研成细末，再与苦瓜细末充分混和均匀，将所得的止痛粉分装成3包，即成。每日3次，每次1包，温开水送服。

（2）脱发：沉香6克，熟地黄、枸杞子各60克，白酒1000毫升。将上药捣碎，置于容器中，加入白酒，密封，浸泡10日后，过滤去渣，即成。口服，每次服10毫升，每日3次。

（3）支气管哮喘：侧柏叶10克，沉香4克。将上药共研为细末，每日早晚对冰糖适量，开水吞服，连服3日为1个疗程，一般服2个疗程，甚者服3个疗程。

（4）癫痫：沉香、胆南星、海浮石、青藤石、密陀僧各9克，神曲60克，法半夏15克，黑白丑（生炒）各22.5克。将上药共研为细末，对入细白面500克，加水适量，和成面块，烙成焦饼（可加少量糖或芝麻）10个。成人每晨空腹吃1个。小儿酌减。

（5）老年便秘：肉苁蓉60克，沉香30克，共研末，用麻子仁校汁调入为丸，如梧桐子大，每服7～8丸。

（6）小便不利：沉香3克，乌药9克，茯苓、陈皮、泽泻、香附子各16克，麝香1.6克。共研为细末。

檀香

【别名】白檀，檀香木，真檀。

【性味归经】辛，温。归脾、胃、肺经。

【功效主治】理气调中，散寒止痛。用于寒凝气滞所致的胸腹疼痛及胃寒作痛、呕吐清水等症。此外，近年多用于气滞血瘀之胸痹、心绞痛等症。

1 药材性状

木材呈圆柱形或稍扁，长50～100厘米，直径10～20厘米。表面淡灰黄色，光滑细密，有时可见纵裂纹，有刀削痕。质坚实细密。气香，味微苦，燃烧时香气浓烈。

2 药材禁忌

阴虚火旺或气热出血者忌用。

3 药材选购

以外表面灰黄色或黄褐色，光滑细腻，有的具疖节或纵裂，断面呈棕黄色，显油迹，棕色年轮明显或不明显，纵向劈开纹理顺直，质坚实者为佳。

4 偏方妙用

（1）美颜柔肤：茯苓15克，檀香5克，丁香5克，薄荷叶5克，香附5克，研细末，加淀粉 50 克拌匀。将洗面乳置于手中，加水搓泡，加 1 小匙药粉混合后洗脸，清水冲净，每周 2 次。

（2）雀斑：白檀香（捣磨成汁）、浆水（将煮熟的小米，浸泡在冰水中 5～6 日，至出白色泡沫时滤出，即是浆水）各适量，每晚用温浆水清洗患处，毛巾擦干，然后在雀斑局部涂上檀香汁，第 2 天晨起擦去。

（3）月经量少、小腹胀痛、经色暗有血块者：檀香 5 克，红花 5 克，绿茶 2 克，红糖 30 克。沸水冲泡，加盖闷 5 分钟。

（4）胃脘痛：砂仁 10 克，丹参 30 克，檀香 6 克，延胡索 15 克。随证加减。将上药水煎，每日 1 剂，分 2 次服。1 个疗程为 15 日。

（5）冠心病、心绞痛、心肌梗塞（缓解期）：红花 5 克，白檀香 3 克。沸水冲泡，代茶饮，每日 1 剂，每剂冲泡 3～5 次。

（6）阴寒霍乱：白檀香、藿香梗、木香、肉桂各 4.5 克，研为极细末，每次取 3 克，用 15 克炮姜的水煎汤调下。

香 附

【别名】雀头香，莎草根，香附子，三棱草根，苦羌头。

【性味归经】辛，微苦，微甘，平。归肝、脾、三焦经。

【功效主治】香附调经止痛、行气解郁。治消化不良、肝郁气滞、脘腹胀痛、寒疝腹痛、经闭痛经、月经不调等症。

1 药材性状

根茎纺锤形，或稍弯曲，长 2～3.5 厘米，直径 0.5～1 厘米。表面棕褐色或黑褐色，有不规则纵皱纹，并有明显而暗隆起的环节 6～10 个，节上有众多未除尽的暗棕色毛须及须根痕，去净毛须的较光滑，有细密纵脊纹。质坚硬，蒸煮者断面角质样，棕黄色或棕红色；生晒者断面粉性，类白色，内皮层环明显，中柱色较深，点状维管束散在。气香，味微苦。

2　药材禁忌

气虚无滞者应谨慎用服，阴虚、血热者忌服。不可多用、独用、久用，否则会耗气损血。

3　药材选购

以个大、质坚实、色棕褐、香气浓者为佳。

4　偏方妙用

（1）乳腺肿块：香附、贝母各 15 克，白术、党参、茯苓、熟地黄、当归各 12 克，川芎、桔梗各 9 克，陈皮、甘草各 6 克，半边莲 30 克，生姜 3 片，大枣 5 枚，水煎，分 2 次服，每日 1 剂。连续服用至肿块消失，病情好转。

（2）痛经：香附（醋炙）180 克，艾叶、川芎、吴茱萸、白芍、当归、黄芪各 90 克，续断 45 克，生地黄 30 克，肉桂 15 克，共研细末，米醋打糊为丸，每服 9 克，每日 2 次，空腹淡醋汤下。

（3）妇人气盛，血衰，变生诸症，头运腹满，皆宜抑气散主之：香附子 120 克，炒茯苓、炙甘草各 30 克，橘红 60 克，研为末。每服 6 克，沸汤下。

（4）尿路结石：生香附（鲜品）80～100 克，干品酌减。水煎至适量，每日不拘时口服，1 个疗程为 30 日。

（5）扁平疣：香附 12 克，薏苡仁 15 克，木贼 12 克，板蓝根 15 克，连翘 15 克，蝉蜕 9 克，水煎服，每日 1 剂，14 日为 1 个疗程。

（6）食欲不振、急性病毒性肝炎：香附子 9 克，豆腐 200 克，葱、精盐、植物油各适量。香附子去杂质洗净，豆腐洗净切成块。姜洗切片，葱洗切段。爆炒葱、姜至香，加适量水，加香附煮沸，然后下入豆腐、精盐，煮 5 分钟即成。

第六节

消食中药，消食化积增食欲

鸡内金

【别名】鸡黄皮，鸡食皮，鸡合子，鸡中金，化石胆，化骨胆。

【性味归经】甘，平。归脾、胃、小肠、膀胱经。

【功效主治】鸡内金健胃消食，涩精止遗。用于食积不消，呕吐泻痢，小儿疳积，遗尿，遗精。

1　药材性状

呈不规则囊片状，略卷曲。大小不一，完整者长约 35 厘米，宽约 3 厘米，厚约 2 毫米。表面黄色、黄绿色或黄褐色。薄而半透明，有多数明显的条棱状波纹。质脆，易碎，断面角质样，有光泽。气微腥，味微苦。

2　药材禁忌

脾虚无积滞者应谨慎服用。鸡内金不可空腹服用，其生用效果更佳。

3　药材选购

以个大、色黄、完整少破碎者为佳。

4　偏方妙用

（1）小儿疳积：鸡内金 30 克，怀山药 100 克，共研细末，加入面粉 500 克，用水和成面团，再加入适量白糖、黑芝麻，烙成薄饼 10 张，每日嚼食薄饼 1 张，10 天为 1 个疗程，连用 2～3 个疗程。

（2）小儿遗尿或成人尿频、夜尿多：鸡内金、桑螵蛸、益智仁、煅龙骨、煅牡蛎、黄芪各 10 克，甘草 3 克，水煎服，每日 1 剂。

（3）胃溃疡：鸡内金 20 克，鸡蛋壳 50 个，乌贼骨 25 克，荔枝核、荜茇、良姜、佛手、白芨、甘草各 10 克，共研粉。每次 1～2 克，每日 3 次，或去蛋壳改汤剂。

（4）功能性消化不良：鸡内金 10 克，川楝子、佛手各 6 克，丹参、八月札、北沙参、枸杞子、麦冬、当归各 10 克，半枝莲、蒲公英、生地黄各 15 克。水煎服，每日 1 剂，分 3 次内服。1 个疗程为 2 周。

（5）脘腹胀满：鸡内金、槟榔、莱菔子、半夏、茯苓、连翘、枳壳各 10 克，水煎服，每日 1 剂。

（6）脾虚腹胀：生鸡内金 90 克、白面 250 克，白糖适量。将鸡内金烘干，研成极细末。鸡内金末、白面、白糖混合，做成极薄小饼，烙至黄熟，如饼干样。当饼干给小儿食之。

谷芽

【别名】蘖米，谷蘖，稻蘖，稻芽。

【性味归经】甘，温。归脾、胃经。

【功效主治】消食和中，健脾开胃：用于食积不化，脘腹胀痛，呕恶食臭以及脾虚食少，消化不良。炒谷芽偏于消食，用于不饥食少。焦谷芽善化积滞，用于积滞不消。

1 药材性状

果实类圆形，直径约 1～2 毫米，顶端钝圆，基部略尖。表面淡黄色，略具点状皱纹，外壳为革质稻片，多数下端露出 3～6 毫米的初生根（俗称芽）。剥去稻片内含淡黄色的颖果，基部有黄褐色的胚。质坚，断面粉质，气无，味微甘。

2 药材禁忌

无积食者不宜服用。

3 药材选购

以表面淡黄色，略具纹状。质坚，断面粉质好为优。

4　偏方妙用

（1）胃胀气：炒谷芽 15 克，金橘 2～3 枚（或橘饼）。将金橘洗净，压扁，将炒谷芽放入砂锅内，加冷水 200 毫升，浸泡片刻，煎煮 10 分钟后，再放入金橘煮 5 分钟，将药汁滤出，再加水煎 1 次，将 2 次药汁合并，加入少量糖，当茶饮。

（2）腹痛泄泻：炒谷芽、炒山楂、炒枣仁各 20 克，赤石脂、延胡索、木香各 12 克，柴胡、枳壳、乌梅各 9 克，白芍、党参、炒白术各 15 克，炙甘草 6 克，水煎服，每日 1 剂。

（3）脾气亏虚之先兆流产：生黄芪、潞党参、桑寄生、谷芽各 30 克，炒白术 20 克，升麻 10 克，炙甘草 5 克。每日 1 剂，水煎 2 次，食前温服。7 日为 1 个疗程。

（4）小儿厌食症、小儿疳积：炒谷芽、炒麦芽、神曲各 10 克，粳米 50 克。水煎，过滤留汁，加入粳米煮粥，粥熟后加入白糖适量，稍煮即可。每日分为早晚 2 次服用，连续 5～7 日。

（5）脾胃虚弱腹泻：茯苓、芡实、建曲、扁豆、泽泻、谷芽、甘草等份，水煎。喝汤。

（6）妇女断奶后乳房胀满：生麦芽、麦芽炒、生谷芽各 30 克。水煎服。

麦芽

【别名】大麦，麦，大麦毛，大麦芽。

【性味归经】甘，平。归脾、胃、肝经。

【功效主治】麦芽健脾养胃、行气消食、退乳消胀。治脘腹胀痛、食积不消、脾虚食少、乳房胀痛、乳汁郁积、妇女断乳等病症。

1　药材性状

颖果两端狭尖略呈梭形，长 8～15 毫米。直径 2.5～4.5 毫米。表面淡黄色，背面浑圆，为外稃包围，具 5 脉，先端长芒已断落，腹面为内稃包围，有 1 条纵沟。除去内外稃后，基部胚根处长出胚芽及须根，胚芽长披针状线形，黄白色，长约 5 毫米，须根数条，纤细而弯曲。质硬，断面白色，粉性。无臭，味微甘。

2　药材禁忌

因生麦芽中所含的麦角类化合物有抑制催乳素分泌的作用,故妇女哺乳期忌用。孕妇忌用。

3　药材选购

以质充实、色黄、粒大、有胚芽者为佳。

4　偏方妙用

（1）胀满:麦芽 120 克,神曲 60 克,白术、橘皮各 30 克,共研细末,制丸如梧桐子大,用参汤送服 30 ～ 50 丸。

（2）脂肪肝:麦芽、玉米须、茯苓各 30 克,生山楂、何首乌、白术、当归、赤芍各 15 克,柴胡、黄芩、牡丹皮、陈皮、青皮、甘草各 10 克。水煎服,每日 1 剂。1 个疗程为 20 天。随证加减。

（3）小儿营养不良:太子参、炒扁豆、莲子肉、麦芽、神曲、怀山药、使君子各 9 克,陈皮 5 克,水煎服。

（4）乳房胀痛:单用生麦芽或炒麦芽 120 克,煎服或用生、炒麦芽各 60 克煎服。

（5）理气消食:陈皮 6 克,麦芽 15 克,粳米 30 克。水煎取汁,与洗净的粳米同煮粥食用。

（6）咽炎:白萝卜 1000 克,麦芽糖 50 克。萝卜洗净,切碎绞汁,加入麦芽糖,隔水炖熟。热饮,每日 1 次。

山楂

【别名】鼠查,赤枣子,山里红果,映山红果,棠梨子,酸梅子,山梨。

【性味归经】酸、甘,微温。归脾、胃、肝经。

【功效主治】山楂消食积、化滞淤。治食不消化、脘腹胀痛、泄泻痢疾、血瘀痛经、闭经、产后腹痛、恶露不尽等症。

1 药材性状

（1）山里红：果实近球形，直径 1～2.5 厘米。表面鲜红色至紫红色，有光泽，满布灰白色的斑点，顶端有宿存花萼，基部有果柄残痕，商品常加工成纵切或横切片，厚 2～8 毫米，多卷曲或皱缩不平。果肉厚，深黄色至浅棕色，切面可见淡黄色种子 3～5 粒，有的已脱落。质坚硬。气微清香，味酸、微甜。

（2）山楂：果实类球形，直径 1～1.5 厘米。表面深红色，有小斑点，顶端有宿存花萼，基部有细长果柄。

2 药材禁忌

生山楂不可食用过量；脾胃虚弱者应谨慎服用。空腹及羸弱者忌食。

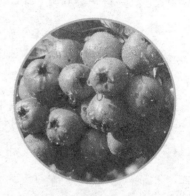

3 药材选购

以个大、皮红、肉厚者为佳。

4 偏方妙用

（1）伤食积滞：炒山楂 90 克，制半夏、茯苓、炒麦芽各 30 克，陈皮、连翘、莱菔子各 15 克，神曲 9 克，共研细末，神曲米糊制为丸，梧桐子大，每服 9 克，每日 2～3 次，温开水送服。

（2）脘腹痞闷，体倦少气，食少难消者：山楂 40 克，炒枳实 45 克，人参、陈皮、土炒白术、炒麦芽各 30 克。水煎温服。

（3）闭经：生山楂 30 克，半夏、苍术、制香附、茯苓、陈皮、枳壳、三棱各 10 克，制南星 6 克，川芎、莱菔子各 15 克。水煎服，每日 1 剂。1 个月为 1 个疗程。随证加减。

（4）高血压、高血脂、肥胖症：山楂、决明子各 15 克，荷叶半张。山楂切片，荷叶切丝，与决明子加水煎，取汁代茶饮。

（5）消食积、散瘀血：鲜山楂、粳米各 50 克，冰糖适量。山楂切片，去核，与粳米煮粥，粥将熟时加入冰糖，调匀即成。每日 2 次，可做早、晚餐。

（6）活血化瘀，降压强心：山楂 80 克，丹参 60 克，延胡索 50 克，白酒 1500 毫升。将山楂、丹参、延胡索切碎，装入纱布袋，扎好，放入酒坛内，倒入白酒，加盖密封浸泡 20 天。其间宜每日摇晃 1 次。

鸡矢藤

【别名】鸡矢藤，臭藤根，毛葫芦，五香藤，白毛藤，鸡脚藤，解暑藤，雀儿藤。

【性味归经】甘、苦，微寒。归脾、胃、肝、肺经。

【功效主治】祛风活血，止痛解毒，消食导滞，除湿消肿。治风湿疼痛，腹泻痢疾，脘腹疼痛，气虚浮肿，头昏食少，肝脾肿大，瘰疬，肠痈，无名肿毒，跌打损伤。

1 药材性状

茎呈扁圆柱形，稍扭曲，无毛或近无毛。老茎灰棕色，直径 3 ～ 12 毫米，栓皮常脱落，有纵皱纹及叶柄断痕，易折断，断面平坦，灰黄色。嫩茎黑褐色，直径 1 ～ 3 毫米，质韧，不易折断，断面纤维性，灰白色或浅绿色。叶对生，多皱缩或破碎，完整者展平后呈宽卵形或披针形，长 5 ～ 15 厘米，宽 2 ～ 6 厘米，先端尖，基部楔形、圆形或浅心形，全缘，绿褐色，两面具短柔毛或近无毛，叶柄长 1.5 ～ 7 厘米，无毛或有毛。聚伞花序顶生或腋生，前者多带叶，后者疏散少花，花序轴及花均被疏柔毛，花淡紫色。气特异，味微苦、涩。

2 药材禁忌

脾冷之人不可食鸡矢藤。孕妇忌服鸡矢藤。

3 药材选购

以条匀、叶多、气浓者为佳。

4 偏方妙用

（1）浅表性胃炎：鸡矢藤 30 克，吴茱萸 3 克，黄连 5 克，蒲公英、苏梗、白芍各 15 克，枳实、青皮、陈皮、厚朴、豆蔻（后下）各 10 克，水煎服。

（2）心绞痛：将山楂 100 克，白芍 150 克，葛根 10 克，厚朴 100 克，甘草 5 克，共研末，加入鸡矢藤挥发油 2 毫升，冰片少许混合。每次 2 克，用黄酒调糊敷脐，

3天换药1次。

（3）神经性皮炎：以鸡矢藤叶或嫩芽擦患处，每次5分钟，每日2～3次。

（4）干咳喉咙痒：鸡矢藤、鼠曲草、鱼腥草各30克，桔梗、牛蒡子各10克，冰糖、蜂蜜各50克。水煎2次，过滤浓缩加糖、蜂蜜调匀，每服25毫升，日3次，10天1个疗程。

（5）脱发外洗方：鸡矢藤、鲜柳树枝各50克，旱莲草30克。水煎取汤洗头，早晚各一次。

（6）食积腹泻：鸡矢藤50克。水煎服。

第七节

温里中药，温中益火疗里寒

高良姜

【别名】膏凉姜，良姜，蛮姜，小良姜，海良姜。

【性味归经】辛，热。归脾、胃经。

【功致主治】温胃，祛风，散寒，行气，止痛。治脾胃中寒，脘腹冷痛，呕吐泄泻，噎膈反胃，食滞，瘴疟，冷癖。

1 药材性状

呈圆柱形，多弯曲，有分枝，长5～9厘米，直径1～1.5厘米。表面棕红色至暗褐色，有细密的纵皱纹及灰棕色的波状环节，节间长0.2～1厘米，一面有圆形的根痕。质坚韧，不易折断，断面灰棕色或红棕色，纤维性，中柱约占1/3。气香，味辛辣。

2　药材禁忌

肝胃郁火之胃痛、呕吐等忌用。

3　药材选购

以色红棕、气香味辣、分枝少者为佳。

4　偏方妙用

（1）寒凝气滞，胀痛呕吐：高良姜、醋香附各等份，共研为末，水泛为丸。每服6克，每日2次。

（2）寒滞胃脘证：高良姜、香附各6克。水煎，去渣取汁，分3次温服，每日1剂。

（3）脘腹冷痛：高良姜70克，广藿香50克，黄酒500毫升。先将高良姜用火炙出焦香，打碎，广藿香切碎，置于砂锅中，加入黄酒，煮沸至3～4次沸，过滤去渣即成。口服，每次15～20毫升，每日2次。

（4）胃寒痛：高良姜90克，香附120克。两者共研成细末。每次3克，早晚各1次，温开水冲服。

（5）胃寒作痛或寒霍乱：高良姜15克，粳米50克。先煎高良姜，去渣取汁，后下米煮粥。空腹服食。

（6）慢性胃炎：清半夏、制香附、高良姜、炒枳壳（或炒枳实）、砂仁（打碎）各9克。每日1剂，用砂锅加水至浸没药材、水面超出药材5分（1厘米＝3分）。砂仁打碎后下，每剂煎2次，分2次温服。

花椒

【别名】秦椒，蜀椒，南椒，巴椒，陆拔，汉椒，川椒，点椒。

【性味归经】辛，热。归脾、胃、肾经。

【功效主治】温中止痛、杀虫、止痒。治脾胃寒凝或寒湿中阳之脘腹冷痛、呕吐、泄泻、蛔虫腹痛、呕吐、厥逆、湿疹瘙痒、妇女阴痒等症。

1　药材性状

（1）青椒：多为 2 ～ 3 个上部离生的小果，集生于小果梗上，果球形，沿腹缝线开裂，直径 3 ～ 4 毫米。外秉面灰绿或暗绿色，散有多数油点及细密的网状隆起皱纹，内表面类白色，光滑。内果皮常由基部与外果皮分离。残存种子呈卵形，表面黑色，有光泽。气香，味微甜而辛。

（2）花椒：单生，直径 4 ～ 5 毫米。外表面紫红或棕红色，散有多数疣状突起的油点，对光观察半透明，内表面淡黄色。香气浓，味麻辣而持久。

2　药材禁忌

孕妇慎用。阴虚火旺者忌服。

3　药材选购

以鲜红、皮细、均匀、无杂质者为佳。

4　偏方妙用

（1）痛经：花椒 10 克，胡椒 3 克，共研细粉，用白酒调成糊状，敷于肚脐眼处，外用伤湿止痛膏封闭。每日 1 次，此法最适宜因寒凝气滞引起的痛经。

（2）秃顶：取适量花椒浸泡在酒精度数较高的白酒中，1 周后使用时，用干净的软布蘸此酒液搽抹头皮，每日数次。若再配以姜汁洗头，效果更好。

（3）妇女阴痒：花椒 30 克，蛇床子 30 克，藜芦 15 克，吴茱萸 15 克，明矾 20 克，水煎熏洗、坐浴。

（4）蛲虫病：花椒 50 克。加水 1000 毫升，煮沸 40 ～ 50 分钟，过滤。取微温滤液 25 ～ 30 毫升保留灌肠，每日 1 次，连续 3 ～ 4 次。

（5）各型痢疾：花椒 30 克，麝香少许，金仙膏适量。前 2 味药研末，膏药置水上溶化，加入药末，搅匀，摊涂于布上，贴于脐孔，2 ～ 3 日换药 1 次。

（6）胃寒呕吐：花椒 6 克，干姜 9 克，炙甘草 6 克，红糖 120 克，煎水。每日 3 次，温服。

肉桂

【别名】牡桂，大桂，筒桂，辣桂，玉桂。

【性味归经】辛，甘，大热。归肾、脾、心、肝经。

【功效主治】散寒解表，温通经脉，通阳化气。主治风寒表证，寒湿痹痛，四肢厥冷，经闭痛经，癥瘕结块，胸痹，心悸，痰饮，小便不利。

1 药材性状

呈槽状或卷筒状，长30～40厘米，宽或直径3～10厘米，厚0.2～0.8厘米。外表面灰棕色，稍粗糙，有不规则的细皱纹及横向突起的皮孔，有的可见灰白色的斑纹。内表面红棕色，略平坦，有细纵纹，划之显油痕。质硬而脆，易折断，断面不平坦，外层棕色而较粗糙，内层红棕色而油润，两层间有1条黄棕色的线纹。气香浓烈，味甜、辣。

2 药材禁忌

本品辛温助热，容易伤阴动血，凡外感热病、阴虚火旺、血热妄行等证，均当忌用。孕妇及月经过多者慎用。

3 药材选购

以幼嫩、色棕红、气香者为佳。

4 偏方妙用

（1）脾阳虚感冒：蚕蛹3克，猪肚150克，生姜15克。将猪肚洗净，放于碗内或陶瓷器皿内，加入生姜、肉桂、少许盐及水，隔水炖之，猪肚熟后，分2次饮汤吃肚。

（2）肾虚喘咳：肉桂、熟附子、泽泻、丹皮各3克，熟地黄12克，山茱萸、怀山药、茯苓各6克。水煎服。

（3）肾阳不足：熟附子、肉桂各60克，熟地240克，怀山药、山萸肉各120克，丹皮、茯苓、泽泻各90克，研末，炼蜜成丸。每次9克。

（4）腹痛腹泻：肉桂、木香、丁香各3克，熟附子、肉蔻、茯苓各9克，干姜 5 克，共研为末，水泛为丸。每次 9 克，每日 3 次。

（5）小儿泄泻：肉桂、胡椒、吴茱萸各 5 克，丁香 30 克，荜茇 10 克，炒车前子 20 克。将上药共研为细末，以 0.1～0.3 克置于脐窝，以胶布固定，1～2 日换药 1 次。

（6）脾虚气弱的便秘：巴豆 1 克，肉桂 1 克，吴茱萸 3 克，诸药共研为细末，用生姜汁调和，敷于足三里、神阙（肚脐眼）上，也可加用艾条隔药温灸。

吴茱萸

【别名】食茱萸，档子，吴萸，茶辣，漆辣子，优辣子，曲药子，气辣子。

【性味归经】苦，热；有小毒。归肝、脾、胃、肾经。

【功效主治】散寒止痛，降逆止呕，助阳止泻。用于厥阴头痛，寒疝腹痛，寒湿脚气，经行腹痛，脘腹胀痛，呕吐吞酸，五更泄泻，外治口疮，高血压。

1 药材禁忌

本品辛热燥烈，易损气动火，故不宜过量久服，阴虚有热者忌用。

2 药材选购

以色绿、饱满、洁净、香气浓烈者为佳。

3 偏方妙用

（1）十二指肠溃疡：吴茱萸 3 克，粳米 50 克，葱白少许。将吴茱萸焙干，研为细末；粳米煮粥，熟后加吴茱萸末与葱白和匀，空腹食之。

（2）高血压：吴茱萸 100 克，龙胆 60 克，土硫磺 20 克，朱砂 15 克，明矾 30 克。将上药共研细末，每次用上药适量，加米醋调成糊状，贴敷于双侧涌泉穴，覆盖纱布，胶布固定，2 日 1 换。

（3）慢性胃炎：吴茱萸、白胡椒各 10 克，陈皮 30 克。将上药共研为极细末，用酒调适量敷脐，再以热水袋温熨半小时，每日 1 次，7 日为 1 个疗程。一般连用 2 个疗程；若寒凝头痛者，加吴茱萸 15 克，煎汤熏洗，每日 2 次，7 日为 1 个疗程。

（4）胃溃疡：吴茱萸 5 克，党参、丹参、黄芪各 15 克，木香、乌药各 10 克，水煎服。

（5）小儿脾脏虚寒型夜哭：丁香、肉桂、吴茱萸各等量。上药共研细末。取适量药末置用普通膏药。贴于脐部，每晚 1 次，次晨去掉。

（6）便秘：桃仁 93 克（去皮），吴茱萸 62 克，精盐 31 克，同炒熟，吴茱萸、精盐，每次取 5～7 粒的核仁细嚼食。

丁 香

【别名】丁子香，支解香，瘦香娇，宁极，雄丁香，公丁香。

【性味归经】辛，温。归脾、胃、肾经。

【功效主治】温中降逆，补肾助阳。用于脾胃虚寒，呃逆呕吐，食少吐泻，心腹冷痛，肾虚阳痿。

1 药材性状

略呈研棒状，长 1～2 厘米。花冠圆球形，直径 0.3～0.5 厘米，花瓣 4，复瓦状抱合，棕褐色至褐黄色，花瓣内为雄蕊和花柱，搓碎后可见众多黄色细粒状的花药。萼筒圆柱状，略扁，有的稍弯曲，长 0.7～1.4 厘米，直径 0.3～0.6 厘米，红棕色或棕褐色，上部有 4 枚三角状的萼片，十字状分开。质坚实，富油性。气芳香浓烈，味辛辣、有麻舌感。

2 药材禁忌

阴虚内热、孕妇、癫痫、风热感冒等人群应忌服。

3 药材选购

以个大、粗壮、色红棕、油性足、能沉于水、香气浓郁、无碎末者为佳。

4 偏方妙用

（1）足癣：龙胆草 300 克，丁香 100 克。将上药研为细末，加入 75％乙醇

700 毫升中浸泡 7 日，过滤备用。用时，将药液涂搽患处，每日早、晚各 1 次。

（2）腹痛腹泻：肉桂、木香、丁香各 3 克，熟附子、肉蔻、茯苓各 9 克，干姜 5 克，共研为末，水泛为丸。每次 9 克，每日 3 次。

（3）急、慢性阑尾炎：大茴香丁香治急慢性阑尾炎大茴香 1 粒，丁香 10 粒，大山茶 1 个。共研细末，和膏药脂内摊成膏药，贴患处。如病势较重的膏药面上加白洋樟 1.5 克。

（4）胃痛：丁香、砂仁各 10 克，白豆蔻、檀香、木香、藿香各 15 克，甘草 5 克。共研为散调服。

（5）颈椎病：丁香粉 5 克，生姜末 30 克，白糖 50 克。将白糖放入砂锅内，文火煮沸，再加丁香粉、生姜末调匀，继续煮至挑起不粘手为度。放一瓷盘，涂以香油，将糖倾入摊平，稍凉后趁软切成小块，经常食用。

（6）虚寒呕哕，饮食不下：细辛（去叶）15 克，丁香 8 克，共研为末。每服 3 克，柿蒂汤送下。

干姜

【别名】白姜，均姜。

【性味归经】辛，热。归脾、胃、心、肺经。

【功效主治】干姜温中散寒，回阳通脉，燥湿消痰。用于脘腹冷痛，呕吐泄泻，肢冷脉微，痰饮喘咳。

1 药材性状

呈扁平块状，具指状分枝，长 3～7 厘米，厚 1～2 厘米。表面灰黄色或浅灰棕色，粗糙，具纵皱纹及明显的环节，分枝处常有鳞叶残存，分枝顶端有茎痕或芽。质坚实，断面黄白色或灰白色，粉性或颗粒性，内皮层环纹明显，维管束及黄色油点散在。气香、特异，味辛辣。

2 药材禁忌

血热妄行与阴虚内热者均应禁服；干姜与辣椒最好不要同食，否则容易生热助火。

3　药材选购

以质坚实、断面色黄白、粉性足、气味浓者为佳。

4　偏方妙用

（1）久痢：干姜、黄连、厚朴各6克，焦白术、怀山药各30克，炙甘草、炒白芍、焦山楂、焦槟榔、石榴皮各10克，水煎服。

（2）寒性哮喘：干姜6克，麻黄6克，细辛3克，半夏9克，五味子3克，甘草3克，苏子9克，白芥子9克，水煎服。

（3）风湿性心瓣膜病：干姜、制附子、防己、桂枝、白术、黄芪、车前草、泽泻、大腹皮、人参各12克，茯苓25克，水煎服。

（4）风寒湿痹：干姜30克，黄酒500毫升。将干姜捣碎，置于砂锅内，加入黄酒，煮沸至300毫升，过滤去渣备用。口服，每次服20毫升，每日2次。

（5）寒凝痛经：干姜5克，红枣10枚，红糖30克。将红枣去核洗净，干姜洗净切片，加红糖同煎汤服。每日2次，连续5～7天。

（6）冻疮：桂枝、干姜、红花、川椒各9克。将诸药加水1500毫升，煎约10分钟后倒入盆中，加冷水至温度适宜，将双脚浸入盆内，边浸泡边揉。水温下降时，加热水。泡至双脚暖和、皮肤发红为度，需15～20分钟。每晚临睡前浸泡脚，连续3～5天。

附　子

【别名】附片，盐附子，黑顺片，白附片。

【性味归经】辛、甘，大热；有毒。归心、肾、脾经。

【功致主治】温中散寒镇痛，回阳救脱强心大汗之阳虚脱，肾阳不足，风寒湿痹，胸腹冷痛，呕吐不止等。

1　药材性状

（1）盐附子：呈圆锥形，长约5～8厘米，直径约3～4厘米。顶端宽大，中央有凹陷的芽痕，上身肥满，周围生有瘤状隆起的分支，习称"钉角"，表面灰黑色，被盐霜。体重，横切面灰褐色，具不整齐的筋脉或中心有小空隙，其中充满盐霜。无臭，味咸而麻辣。

（2）黑顺片：又名：黑附子（《简要济众方》）。呈不规则形的纵切片，上宽下窄，周边略翘起，长 2.5～4 厘米，宽 1.5～2.5 厘米，厚约 5 毫米。外皮黑褐色，内部暗黄色半透明状，油润而有光泽，并可见有纵走的筋脉。质硬而脆，破碎面角质状。无臭，味淡。

（3）白附片：又名明附片、雄片。形状与黑顺片相同，唯全体均为黄白色半透明状，片较薄，厚约 3 毫米。气味同黑顺片。

2　药材禁忌

本品辛热燥烈，凡阴虚阳亢证，孕妇忌用。

3　药材选购

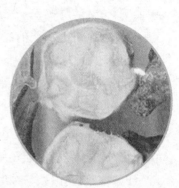

以个大、色灰黑、皮黑褐、切面油润有光泽者为佳。

4　偏方妙用

（1）慢性阑尾炎：败酱草、附子、当归各 9 克，薏苡仁 25 克，金银花 30 克，水煎服。

（2）腹痛：薏苡仁 3 克，附子 0.6 克，败酱草 1.5 克，共捣为末。每次取一撮，加入 400 毫升水，煎成 200 毫升，一次服下。

（3）偏正头痛：天麻 75 克，附子（炮制，去皮、脐）、半夏（汤洗 7 遍，去滑）各 50 克，荆芥穗、木香、川芎各 25 克，桂枝（去粗皮）0.5 克。上 7 味，捣罗为末，入乳香和匀，滴水为丸，如梧桐子大。每服 5 丸，渐加至 10 丸，清茶下，每日 3 次。

（4）阑尾炎、肠梗阻：附子 12 克，大黄 9 克，细辛 3 克。水煎服。

（5）牙痛：川乌头 0.3 克（生用），附子 0.3 克（生用），以上各药，捣罗为末，用面糊做成小豆大丸。用绵裹一丸，塞在牙痛处咬之。

（6）小儿营养不良脾肾阳虚证：茯苓、白芍、生姜、附子各 9 克，白术 6 克。水煎，去渣取汁，分 2 次温服，每日 1 剂。

第八节

止血中药，促使凝血止血快

白芨

【别名】甘根，连及草，羊角七，千年棕，君求子，白鸡儿，利知子。

【性味归经】苦、甘、涩，寒。归肺、胃、肝经。

【功效主治】收敛止血，消肿生肌。用于肺结核及支气管扩张咯血，胃溃疡，外伤出血，手足皲裂等。

1 药材性状

块茎呈不规则扁圆形或菱形，有2～3分枝似掌状，长1.5～5厘米，厚0.5～1.5厘米；表面灰白色或黄白色，有细皱纹，上面有凸起的茎痕，下面有连接另一块茎的痕迹，以茎痕为中心，有数个棕褐色同心环纹，环上残留棕色点状的须根痕。质坚硬，不易折断，断面类白色，半透明角质样，可见散在的点状维管束。气微，味苦，嚼之有黏性。粗粉遇水即膨胀，有显著黏滑感，水浸液呈胶质样。

2 药材禁忌

外感、咳血及内热壅盛者禁止服用。

3 药材选购

以干燥，粗壮肥厚、色白明亮、个大坚实、洁净、无须根者为佳。

4 偏方妙用

（1）肺癌：白芨、百合、沙参、生地黄、玉竹、天花粉、制鳖甲（先煎）

各 15 克，麦冬、白术各 9 克，川贝母 4.5 克，凤凰衣 3 枚，水煎服。

（2）吐衄、便血：白芨、地榆各 500 克，仙鹤草 2500 克，前 2 味研末，仙鹤草熬膏，混合制成颗粒压片，每片 0.3 克，每服 3 片，每日 3 次。

（3）创伤溃疡：白芨、半夏、穿山甲珠、贝母、知母各 6 克，乳香 3 克，皂角刺、天花粉各 12 克，金银花 30 克，水煎服。

（4）心气疼痛：白芨、石榴皮各 6 克，研为细末，加入炼蜜和成如黄豆大的丸子。每服艾醋汤送下 3 丸。

（5）咳嗽：燕窝 10 克，白芨 15 克，冰糖适量。燕窝与白芨同放瓦锅内，加水适量，隔水蒸炖至极烂，去渣，加冰糖适量，再炖片刻即可。

（6）肺结核：鹌鹑 1 只，白芨 10 克。鹌鹑去毛、内脏，洗净，与白芨同煮，去渣食肉饮汤。

仙鹤草

【别名】龙牙草，龙芽草，狼牙草，脱力草。

【性味归经】苦、涩，平。归肺、肝、脾经。

【功效主治】收敛止血，截疟，止痢，解毒。用于咳血，吐血，崩漏下血，疟疾，血痢，脱力劳伤，痈肿疮毒，阴痒带下。

1 药材性状

全体长 50～100 厘米，被白色柔毛。茎下部圆柱形，直径 4～6 毫米，红棕色，上部方柱形，四面略凹陷，绿褐色，有纵沟及棱线，有节，体轻，质硬，易折断，断面中空。奇数羽状复叶互生，暗绿色，皱缩卷曲，质脆，易碎，叶片有大小两种，相间生于叶轴上，顶端小叶较大，完整小叶片展开后呈卵形或长椭圆形，先端尖，基部楔形，边缘有锯齿，托叶 2，抱茎，斜卵形。总状花序细长，花直径 6～9 毫米，花萼下部呈筒状，萼筒上部有钩刺，先端 5 裂，花瓣黄色。果实长 7～8 毫米，直径 3～4 毫米。气微，味微苦。

2　药材禁忌

表证发热者慎用。

3　药材选购

以梗紫色、枝嫩、叶完整者为佳。

4　偏方妙用

（1）胃癌：仙鹤草60克，龙葵、白英各48克，半边莲、蛇莓、石见穿各24克，水煎服，每日1剂。

（2）乳腺癌：仙鹤草30克，蒲公英、泽泻各15克，海藻、昆布、半夏、当归、川芎、白芍、独活、青皮、浙贝母、红花、蛤粉各9克，陈皮6克，水煎服，每日1剂。

（3）补肺、平喘、止咳：虫草3克，仙鹤草15克，百合20克，水煎服，每日1次。适用于老年慢性支气管炎、久咳不愈、气喘等症。

（4）因出血导致的身体虚弱：仙鹤草20克，红糯米50克，红糖适量。先将仙鹤草、红糯米淘洗干净。仙鹤草先煎取汁，然后将红糯米放进汁中煮粥，粥成后加适量红糖服用。

（5）血热咯血：鲜仙鹤草30克，鲜旱莲草12克，侧柏叶9克，水煎服。

（6）痔疮：仙鹤草适量，熬膏，调蜜外涂，同时内服，早、晚各1食匙。

蒲　黄

【别名】蒲厘花粉，蒲花，蒲棒花粉，蒲草黄。

【性味归经】甘，平。归肝、心经。

【功效主治】止血化瘀，通淋。用于吐血，衄血，咯血，崩漏，经闭痛经，脘腹刺痛，外伤出血，跌扑肿痛。

1　药材性状

为黄色粉末。体轻，放水中则飘浮于水面。手捻有滑腻感，易附着手指上。气微，味淡。

2　　药材禁忌

孕妇应慎重，但可用于子宫收缩不良的出血。

3　　药材选购

以色鲜黄、光滑、纯净者为佳。

4　　偏方妙用

（1）血瘀络阻所致的溃疡病：蒲黄、赤芍、丹参、枳壳各9克，五灵脂12克，延胡索10克，檀香、砂仁各6克。水煎服，每日1剂，分2次服。

（2）小儿重舌，口中生疮，涎出：蒲黄0.3克，露蜂房（微炙）0.3克，白鱼3克。将上药共研为末，用少许酒调，敷重舌、口中疮上，每日3次。

（3）高脂血症：蒲黄30克，水煎服。1～2个月为1个疗程，有显著降低胆固醇的作用。

（4）心绞痛：蒲黄6克、五灵脂6克（用布包）、葛根10克、丹参5克，水煎，降香3克研末，冲服。

（5）尿道炎、膀胱炎引起的尿血、小便不利、尿道作痛：蒲黄、冬葵子、生地各等份，共研为细末，拌匀，每次3克，水煎温服，连服5～7天。

（6）慢性结肠炎引起的大便脓血、腹痛：蒲黄3克、五灵脂3克（包煎）。煨葛根10克，煨肉豆蔻3克，水煎服，连服3～5天。

三七

【别名】山漆，金不换，血参，参三七，田三七，田漆，田七，滇三七。

【性味归经】甘，微苦，温。归肝、胃经。

【功效主治】三七化瘀止血、消肿止痛。主治吐血咯血、衄血便血、崩漏下血、外伤出血、胸腹刺痛、跌打肿痛等症。

1　　药材性状

主根呈类圆锥形或圆柱形，长1～6厘米，直径1～4厘米。表面灰褐色或灰黄色，有断续的纵皱纹及支根痕。顶端有茎痕，周围有瘤状突起。体重，质坚实，击碎后皮部与木部常分离。断面灰绿、黄绿或灰白色，皮部有细小棕色树脂道。气微，味苦回甜。支根呈圆形，长2～6厘米。茎基（剪口）呈不规则的皱缩块及条状，表面有数个茎痕及环纹，断面中心灰白色，边缘灰色。

2 药材禁忌

孕妇忌用本品。此外，三七不宜与萝卜、豆制品同食。

3 药材选购

以个大坚实、体重皮细、断面棕黑色、无裂痕者为佳。

4 偏方妙用

（1）食管癌：三七、桃仁各30克，碘化钾15克，百部21克，硼砂18克，甘草12克。将上药研成细末，炼蜜为丸，每丸重9克，每日早晚各服1丸。

（2）心绞痛：三七粉3克，肉桂粉1.5克，当归30克。用当归煎汤冲服三七粉、肉桂粉。1日分3次服。

（3）血虚头晕：三七3克，乳鸽1只。三七研细末；乳鸽去内脏，药粉装入鸽子腹中，蒸吃。

（4）补血活血：怀山药（干）100克，桂圆肉3克，干姜6克，三七10克，红糖适量。三七、怀山药分别研末；桂圆、姜煮30分钟左右，除去姜渣；将怀山药粉、三七粉放入熬的汁水中，用慢火共煮，酌量加入红糖。

白茅根

【别名】茅根，兰根，茹根，地管，地筋，白茅菅，白花茅根，茅草根。

【性味归经】甘，寒。归肺、胃、膀胱经。

【功效主治】凉血止血、清热利尿。治血热吐血、衄血、尿血、水肿、急性肾炎水肿等症。

1 药材性状

根茎长圆柱形，有时分枝，长短不一，直径2～4毫米。表面黄白色或淡黄色，有光泽，具纵皱纹，环节明显，节上残留灰棕色鳞叶及细根，节间长1～3厘米。体轻，质韧，折断面纤维性，黄白色，多具放射状裂隙，有时中心可见一小孔。气微，味微甜。

2 药材禁忌

脾胃虚寒，溲多不渴者忌服。

3 药材选购

以粗肥、黄白色或淡黄色、无须根、味甜者为佳。

4 偏方妙用

（1）胃癌：白茅根、白花蛇舌草各60克，薏苡仁30克，红糖90克，水煎，分2～3次服，每日1剂。能使呕血或黑粪消除，恢复食欲。

（2）肝癌：白茅根、龙葵各60克，白花蛇舌草30克，水煎，分3次服，加白糖适量。继续服用，能使病情逐渐好转。

（3）肾炎腹水：鲜白茅根120克，水煎，分2次服。连服1～2周，通常在1～5天内小便即显著增多，水肿消失。

（4）肺炎：白茅根、鱼腥草各30克，金银花15克，连翘10克。水煎内服。每日1剂，日服3次，连服3日。

大蓟

【别名】刺蓟，山牛蒡，鸡项草，野红花，牛触嘴。

【性味归经】甘、苦，凉。归心、肝经。

【功效主治】凉血，止血，消肿止痛。肺结核及支气管扩张咯血，上消化道出血，肠炎，痢疾便血，妇女功能性子宫出血，高血压，水火烫伤，疮肿等。

1 药材性状

（1）大蓟草：茎圆柱形，直径0.5～1.5厘米，表面绿褐色或棕褐色，有纵棱，被灰白色毛，质松脆，断面黄白色，髓部白色，常中空。叶皱缩，多破碎，完整叶片展平后呈倒披针形或倒卵状椭圆形，羽状深裂。边缘具不等长的针刺，上表面灰绿色或黄棕色，下表面色较浅，两面有白色毛。头状花序顶生，圆球形或椭圆形，总苞枯黄色，苞片披针形，4～6层，冠毛羽状，黄白色。

（2）大蓟根：根长纺锤形，常簇生而扭曲，长5～15厘米，直径约1厘米。表面暗褐色，有纵皱纹。质硬而脆，易折断，断面较粗糙，皮部薄，棕褐色，有细小裂隙，木部类白色。气微，味淡。

2 药材禁忌

脾胃虚寒而无瘀滞者忌用。

3 药材选购

以根条细短粗壮、饱满、质坚、断面稍呈角质状者为佳。

4 偏方妙用

（1）肝癌：大蓟、白草根各90克。上药均用鲜品，分别煎水，去渣后加白糖适量。上午服白草根，下午服大蓟。

（2）子宫癌：大蓟、龙葵、蜀羊泉、铁扫把各30克，蛇莓、黄毛耳草各15克，水煎服。能使阴部出血及白带减少。

（3）肾炎腹水：鲜白茅根120克，水煎，分2次服。连服1～2周，通常在1～5日内小便即显著增多，水肿消失。

（4）肺热咳血：大蓟鲜根31克，洗净后杵碎，加入冰糖16克，和水煎成半碗，温服，一日服两次。

（5）尿路感染：大蓟草15克，马兰根15克。将两者除去杂质，然后一起水煎后服用。

（6）急性肾炎及血尿：鲜大蓟250克。水煎服，代茶饮。

小蓟

【别名】青刺蓟，干针草，刺蓟菜，刺儿菜，青青菜，刺角菜，刺萝卜。

【性味归经】甘、苦，凉。归心、肝经。

【功效主治】具有凉血止血、清热消肿之功。治咳血、尿血、便血、崩中漏下、外伤出血、痈疽肿毒等症。

1 药材性状

茎圆柱形，长30～45厘米，直径2～4毫米，表面绿色或微带紫棕色，有纵棱和柔毛，断面中空。叶多皱缩或破碎，完整者展平后呈长椭圆形或长圆状披针形，长3～12厘米，宽0.5～3厘米，全缘或微波状，有细密的针刺，上表面绿褐色，下表面灰绿色，两面均有白色蛛丝状毛。头状花序顶生，总苞钟状，苞片黄绿色，5～6层，线形或披针形。

2 药材禁忌

胃弱泄泻及血虚、脾胃弱不思饮食者忌服。

3 药材选购

以色绿、叶多者为佳。

4 偏方妙用

（1）宫颈癌：小蓟、白花蛇舌草、土茯苓各30克，七叶一枝花、半边莲各15克，薏苡仁12克，苍术、赤芍各9克，黄柏6克，水煎服。

（2）血热妄行之呕血、血、吐血、咳血与鼻衄：小蓟、大蓟、荷叶、侧柏叶、白茅根、茜草根、大黄、栀子、棕榈皮、牡丹皮各等份，炒炭存性，每服9克，每日2～3次，温开水送服。

（3）急性肾炎：小蓟20克，旱莲草35克，侧柏叶、茜草各10克，生甘草3克，生地12克。水煎，日服2剂，早、晚各1剂。

（4）急性膀胱炎：小蓟30克，藕节、怀山药各20克，连翘15克，生地黄、滑石、当归、甘草各10克。煎服法同上。每日1～2剂。

（5）慢性肾炎：赤小豆 60 克，小蓟 30 克，红枣 15 克，水煎服。

（6）血小板减少：小蓟 15 克，糯米 50 克，红糖适量。小蓟以适量水煎后取汁，糯米淘洗干净在水中浸泡片刻即可。以药汁煮糯米成粥，粥成后加适量红糖即可。

地 榆

【别名】白地榆，鼠尾地榆，西地榆，地芽，野升麻，红地榆。

【性味归经】苦、酸，微寒。归肝、胃、大肠经。

【功效主治】具有凉血止血、泻火解毒的功能。治吐血衄血、尿血便血、崩漏、肠风血痢、痔漏、赤白带下、痈疮肿痛、湿疹阴痒、水火烫伤、虫蛇咬伤等症。

1 药材性状

（1）地榆：根圆柱形，略扭曲状弯曲，长 18～22 厘米，直径 0.5～2 厘米，有时可见侧生支根或支根痕。表面棕褐色，具明显纵皱。顶端有圆柱状根茎或其残基。质坚，稍脆，折断面平整，略具粉质。横断面形成层环明显，皮部淡黄色，木部棕黄色或带粉红色，呈显著放射状排列。气微，味微苦涩。

（2）长叶地榆：根圆柱形，常弯曲，长 15～26 厘米，直径 0.5～2 厘米。有时支根较多。表面棕褐色。质较坚韧，不易折断，折断面细毛状，可见众多纤维，横断面形成层环不明显，皮部黄色，木部淡黄色，不呈放射状排列。气微，味微苦涩。

2 药材禁忌

虚寒性出血症，下痢，崩漏者禁服，血虚有瘀者慎服。

3 药材选购

以条粗，质坚，断面粉红色者为佳。

4 偏方妙用

（1）婴儿湿疹：生地榆、马齿苋各 10 克。水煎 200 毫升，用纱布取液于患部湿敷。干后再行浸药，每日敷 3～6 次。

（2）小儿湿疮：地榆适量，水煎成浓汁。每日用浓汁洗疮两次。很快见效。

（3）宫颈癌阴道出血：地榆 60 克，槐花 30 克。水煎，过滤留汁，加入蜂蜜。

（4）产后血崩：菖蒲 40 克，地榆 100 克，当归 80 克。研细末，与料酒 1000 毫升同煎，过滤留汁，每日 1 杯，分为 3 次饮用。

（5）肺结核：地榆、藕节、茜草各 15 克。水煎服。

（6）Ⅰ～Ⅱ度中小面积烧伤：生地榆、炒地榆、生川军、寒水石各 31 克，冰片 15.6 克。用香油或凡士林适量调成膏状，外涂患处，每日 2 次。

槐 花

【别名】槐蕊。

【性味归经】苦，微寒。归肝、大肠经。

【功效主治】凉血止血、清肝泻火。治便血、痔血、血痢、崩漏、吐血、衄血、肝热目赤、头痛眩晕等症。

1 药材性状

花多皱缩而卷曲，花瓣多散落。完整者花萼钟状，黄绿色，先端 5 浅裂，花瓣 5，黄色或黄白色，1 片较大，近圆形，先端微凹，其余 4 片长圆形，雄蕊 10，其中 9 个基部联合，花丝细长，雌蕊圆柱形，弯曲。花萼下部有数条纵纹上方为黄白色未开放的花瓣。气微，味微苦。

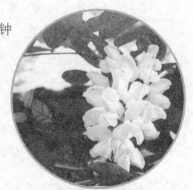

2 药材禁忌

脾胃虚寒和阴虚发热而无实火者慎服。

3 药材选购

以色黄白、整齐、无枝梗杂质者为佳。

4 偏方妙用

（1）月经过多：槐花、生地黄、地骨皮各30克，粳米30～60克。将生地黄、地骨皮、槐花洗净煎水去渣取汁，与粳米共煮为粥。每日1次，可连服3～5日。

（2）便秘：将40克槐花洗净，入800毫升清水中煮至600毫升，晾微凉用药棉蘸洗肛门，每日2～3次。

（3）痔疮出血：猪大肠150克，槐花20克。将槐花放入猪大肠内，用线扎紧，加水适量煮熟，调味，喝汤食大肠。

（4）咯血、唾血：槐花炒过，研为细末，每服糯米汤送下10克。服药后须静卧1～2小时。

（5）急性乳腺炎：槐花30克，重楼、生甘草各15克。将上药研为细末，以水或酒送服。

（6）大肠癌引起的便血：槐花30克，生大黄4克，蜂蜜15克，绿茶2克。先将生大黄拣杂洗净，晾干或晒干，切成片，放入砂锅加水煎煮5分钟，去渣留汁待用。锅中加槐花、茶叶，加清水适量，煮沸，倒入生大黄煎汁，离火，调拌入蜂蜜即成。早、晚2次分服。

侧柏叶

【别名】柏叶，扁柏叶。

【性味归经】苦、涩，微寒。归肺、肝、大肠经。

【功效主治】凉血止血、生发乌发。治吐血衄血、咯血、便血、崩漏下血、须发早白等症。

1 药材性状

花枝长短不一，多分枝，小枝扁平。叶细小鳞片状，交互对生，贴伏于枝上，深绿色或黄绿色。质脆，易折断。气清香，味苦涩、微辛。

2 药材禁忌

虚寒者不宜单独使用，出血而兼有瘀血者慎用。忌多食。

3　药材选购

以叶嫩、青绿色、无碎末者为佳。

4　偏方妙用

（1）支气管哮喘：侧柏叶10克，沉香4克。将上药共研为细末，每日早晚对冰糖适量，开水吞服，连服3天为1个疗程，一般服2个疗程，甚者服3个疗程。

（2）烧伤：鲜侧柏叶300～500克，将上药洗净，捣成泥，加75%乙醇调成糊状，外敷患处。

（3）腮腺炎：鲜侧柏叶200～300克。将上药洗净捣烂，去掉木质纤维，加入鸡蛋清适量和匀，摊于布上，敷患处，每日换药7～9次，用药1～3日。

（4）斑秃：新鲜侧柏叶25克，切碎浸泡于浓度适量的乙醇中，一周后以滤液涂擦毛发脱落部位，每日3次。

（5）乳痈：鲜侧柏叶适量，洗净后捣烂，加适量绿豆粉、鸡蛋清调匀，包敷患处，每日换药2次。

（6）各型脱发：生地、熟地、侧柏叶各15克，当归、黑麻各20克，首乌25克，水煎服。

第九节

活血化瘀药，温经通络散寒瘀

三棱

【别名】京三棱，红蒲根，光三棱。

【性味归经】辛、苦，平。归肝、脾经。

【功效主治】破血行气、消积止痛。治症瘕痞块、瘀滞经闭、痛经、食积胀痛、跌打伤痛等症。

1 药材性状

块茎圆锥形或倒卵形，略扁，上圆下尖，下端稍弯曲，长2～10厘米，直径2～4厘米。表面黄白色或灰黄色，有刀削痕，顶端有茎痕，须根痕点状，密集呈环状排列，两侧的须根痕较粗。体重，质坚实，难碎断，入水下沉。碎断面灰黄色或浅棕色，稍平坦，有多数散在的小点及条状横纹。气微，味淡，嚼之微有麻辣感。

2 药材禁忌

月经过多及孕妇忌用。

3 药材选购

以个匀、体重、质坚实、去净外皮、表面黄白色者为佳。

4 偏方妙用

（1）食管癌：三棱、莪术、槟榔、青皮、半夏、苏子、生姜各9克，乌药6克，吴茱萸、甘草各4克，当归、牡蛎各15克，干蟾2个，水煎服，每日1剂。

（2）卵巢癌：三棱、莪术、海藻、昆布、麦芽、制半夏、夏枯草各9克，青皮6克，牡蛎30克，水煎服，每日1剂。能使瘀滞等症状缓解。

（3）血瘀经闭，小腹痛：三棱9克，当归9克，红花4.5克，生地12克。水煎服。

（4）心绞痛：薤白、三棱各20克，赤芍、川芎、降香、红花、延胡索各15克，急性子（凤仙花种子）12克，鸡血藤30克。水煎服或制成冲服剂服。

五灵脂

【别名】寒号虫粪，寒雀粪，灵脂。

【性味归经】苦、咸、甘，温。归肝经。

【功效主治】活血散瘀，炒炭止血。用于心腹瘀血作痛，痛经，血瘀经闭，产后瘀血腹痛；炒炭治崩漏下血；外用治跌打损伤，蛇、虫咬伤。

1 　药材性状

（1）灵脂块：又名糖灵脂。呈不规则的块状。表面黑棕色、红棕色或灰棕色，凹凸不平，有油润性光泽，粘附的颗粒呈长椭圆形，表面常裂碎，呈纤维性。气腥臭。

（2）灵脂米：又名散灵脂。为长椭圆形颗粒，长 5～15 毫米，直径 3～6 毫米。表面黑棕色、红棕色或灰棕色，常可见淡黄色的纤维残痕，有的略具光泽。体轻，质松，易折断，断面黄绿色或黄褐色，不平坦，纤维性。气微。

2 　药材禁忌

孕妇慎服。

3 　药材选购

以表面粗糙，外黑棕色、内黄绿色，体轻无杂质者佳。

4 　偏方妙用

（1）胃痛：广木香、五灵脂、元胡各 9 克，共研为粉，每次 9 克，每隔 3 小时用黄酒或开水冲服。

（2）骨折：五灵脂 30 克，茴香 3 克，醋适量。将前 2 味研细，用醋调匀，敷于患处，以布包扎。

（3）寒性痛经：五灵脂、吴茱萸、肉桂、小茴香、艾叶、延胡索各取适量，水煎服。

（4）痛经：艾叶、藕节各 15 克，五灵脂 12 克。水煎服，每日 2～3 次。

川芎

【别名】香果，胡䓖，台芎，西芎，杜芎。

【性味归经】辛，温。归肝、胆、心包经。

【功效主治】川芎活血行气、祛风止痛，用于冠心病、心绞痛、月经不调、风湿性关节炎，三叉神经痛、外感、头痛等症。

1　药材性状

根茎为不规则结节状拳形团块，直径 1.5～7 厘米。表面黄褐色至黄棕色，粗糙皱缩，有多数平行隆起的轮节，顶端有类圆形凹窝状茎痕，下侧及轮节上有多数细小的瘤状根痕。质坚实，不易折断，断面黄白色或灰黄色，具波状环纹形成层，全体散有黄棕色油点。具浓郁特异香气，味苦辛，微回甜，稍有麻舌感。

2　药材禁忌

阴虚火旺、舌红口干、上盛下虚及气弱者忌服。

3　药材选购

以质坚实、断面粪黄色、形成层有明显环状、有特异香气者为佳。

4　偏方妙用

（1）颈椎病：川芎、桃仁、红花、赤芍各 10 克，当归、葛根、川牛膝各 20 克，鸡血藤 30 克，地龙、威灵仙各 12 克，全蝎、桂枝各 8 克，水煎服。

（2）黄褐斑：川芎、柴胡、茯苓、郁金各 10 克，当归、白芍、丹参、牡丹皮各 15 克，生地黄 30 克，水煎服。

（3）风寒感冒头痛：川芎、防风、白芷、羌活各 10 克，细辛 3 克，水煎服。

（4）黄褐斑：川芎、芍药、桃仁、红花、当归各 12 克，僵蚕 10 克，菟丝子 20 克，淫羊藿、生地黄各 15 克。水煎，分 2 次服。随证加减。

延胡索

【别名】延胡，玄胡索，玄胡，元胡索，元胡。

【性味归经】辛，温。归肝、胆、心包经。

【功效主治】延胡索活血行气，散瘀止痛。用于各种内脏疾病所致疼痛、神经痛、月经痛、脑震荡头痛、外伤疼痛、冠心病、胃及十二指肠溃疡、慢性睾丸炎、睾丸结核等。

1　药材性状

块茎扁球形，直径5～18毫米。表面灰黄色或黄棕色，有不规则网状细皱纹，底部微凹处为茎痕或根痕，其周围有数个小突起，上部或侧面有数个大小不一的疙瘩状侧块茎，主、侧块茎上部中央凹陷处有茎痕及芽。有的块茎成"分瓣"状或上部分成2～3瓣。质坚硬，难折断，气微，味苦。

2　药材禁忌

孕妇忌服。

3　药材选购

以个大饱满、质坚硬而脆、断面黄色发亮、角质、有蜡样光泽者为佳。

4　偏方妙用

（1）乳腺癌：延胡索、七叶一枝花、蛇莓、楝果、王不留行、蜀羊泉各15克，蒲公英、龙葵各30克，水煎服，每日1剂，分3次服。

（2）痛经：延胡索、当归、赤芍、炒蒲黄匀、肉桂各15克，姜黄、乳香、没药、木香各9克，甘草6克，共研细末，每服6克，每日2次，温开水送服。

（3）白血病：延胡索，山慈姑各12克，当归、五灵脂、桃仁、红花、甘草各9克，赤芍、川芎、乌药、牡丹皮各9克，香附、枳壳各3克，酒、水各半煎服。

（4）头痛：细辛3克，延胡索、牛蒡子、半夏各10克，川芎、白芷各15克，清水煎煮，取汁温服，每日1剂，每日早晚各服用一次。

郁 金

【别名】黄郁，温郁金，广郁金，玉金。

【性味归经】辛，苦，寒。归肝、胆、心经。

【功效主治】具有行气活血、清心开窍、疏肝解郁、清热凉血之功。治胸胁、脘腹疼痛、月经不调、痛经、跌打损伤、热病神昏、血热吐衄、血淋、黄疸等症。

1 药材性状

（1）温郁金：块根长圆形或卵圆形，稍扁，有的微弯曲，两端渐尖，长3.5～7厘米，直径1.2～2.5厘米。表面灰褐色或灰棕色，具不规则的纵皱纹，纵纹隆起处色较浅。质坚实。断面灰棕色或灰绿色，具蜡样光泽，内皮层环明显。气微香，味微苦。

（2）姜黄：块根纺锤形，有的一端细长，一端肥大，长2.5～4.5厘米，直径1～1.5厘米。表面棕灰色或灰黄色，具细皱纹。质坚硬，断面角质，中央橙黄色，外周棕黄色至棕红色。气芳香，味辛辣。

2 药材禁忌

体虚者要慎服此药，孕妇禁服。

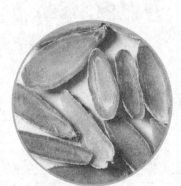

3 药材选购

以个大、饱满，质坚实，断面色黄者为好。

4 偏方妙用

（1）急性胆囊炎：金钱草、郁金、茵陈（茵陈蒿）、枳壳各15克，生大黄9克。水煎，去渣取汁，每日1剂，分3次温服。

（2）月经不调：郁金、柴胡、佛手、玫瑰花各1克，延胡索、益母草各1.5克，水煎服，每日1剂。

（3）胃脘痛：郁金、百合、柴胡、乌药、川楝子、黄芩、丹参各10克，甘草6克，水煎服。

（4）高脂血症合并脂肪肝：泽泻、郁金各10克，决明子30克，丹参10～15克，海藻15～30克，荷叶6～10克。每日1剂，水煎，分2次服。

姜黄

【别名】宝鼎香，黄姜，毛姜黄，川姜黄，广姜黄。

【性味归经】辛、苦，温。归肝、脾经。

【**功效主治**】破血行气，通经止痛。用于胸胁刺痛，闭经，癥瘕，风湿肩臂疼痛，跌扑肿痛。

1 药材性状

呈不规则卵圆形、圆柱形或纺锤形，常弯曲，表面深黄色，粗糙，有皱缩纹理和明显环节，并有圆形分枝痕及须根痕。质坚实，不易折断，断面棕黄色至金黄色，角质样，有蜡样光泽。内皮层环纹明显，维管束呈点状散在。气香特异，味苦、辛。

2 药材禁忌

血虚而无气滞血瘀者忌服。

3 药材选购

以圆柱形、外皮有皱纹、断面棕黄色、质坚实者为佳。

4 偏方妙用

（1）肝癌疼痛，上腹肿块：大黄、姜黄、黄柏、皮硝、鞭蓉叶各50克，冰片、南星、乳香、没药各20克，雄黄30克，天花粉10克。共研细末，水调如糊，敷患处，每日1次。

（2）肥胖伴高脂血症：大黄、大枣各10克，姜黄、枸杞子、黄芪各30克，柴胡12克，生姜6克。每日1剂，水煎，分3次饭前服用。

（3）咳喘：姜黄、僵蚕、黄芩、桑白皮、麦门冬、五味子、桔梗、杏仁各10克，甘草、生大黄（后下）、蝉蜕、炙麻黄各6克，鱼腥草、太子参各15克，水煎服。

（4）跌打瘀肿：大黄500克，白芷、姜黄、乳香、没药各150克，共研末，凡士林或醋调膏外用。

乳香

【**别名**】熏陆香，乳头香，天泽香，摩勒香，浴香，滴乳香。

【**性味归经**】辛、苦，温。归心、肝、脾经。

【功效主治】乳香活血行气、通经止痛、消肿生肌。治心腹疼痛、风湿痹痛、经闭痛经、跌打瘀痛、痈疽肿毒、肠痈、疮溃不敛等症。

1　药材性状

本品呈类球形或泪滴状颗粒，或不规则小块状，长0.5～2厘米，有的粘连成团块，淡黄色，微带蓝绿色或棕红色，半透明。质坚脆，断面蜡样。气芳香，味极苦，嚼之软化成胶块。

2　药材禁忌

胃部不适、痈疽已溃者忌用，孕妇忌服。

3　药材选购

以淡黄色、颗粒状、半透明、无砂石树皮杂质、粉末黏手、气芳香者为佳。

4　偏方妙用

（1）产后瘀滞不清，脘腹胀痛：乳香、没药各9克，五灵脂、延胡索、牡丹皮、桂枝各15克，黑豆30克。共研为末，每服9克，生姜泡汤送服。

（2）疮疡肿痛：乳香、没药各6克，冰片0.3克，寒水石（煅）、滑石各12克，共研细末，擦患处。

（3）跌打损伤：乳香、没药各8克，当归、川芎各10克，合欢皮15克，水煎温服。

（4）心气疼痛：乳香90克，真茶120克，将药物研为末，用腊月鹿血和成子弹大丸。每次用温醋化丸服用。

苏木

【别名】苏方，棕木，赤木，红柴，红苏木。

【性味归经】甘、咸、辛，平。归心、肝经。

【功效主治】苏木活血通经，祛瘀止痛。用于经闭痛经、产后瘀阻、胸腹刺痛、外伤肿痛。

1　药材性状

木材呈长圆柱形或对剖半圆柱形，长 10 ～ 100 厘米，直径 3 ～ 12 厘米。表面黄红色至棕红色，具刀削痕和枝痕，常见纵向裂缝。横断面略具光泽，年轮明显，有的可见暗棕色、质松、带亮点的髓部。气微，味微涩。

2　药材禁忌

血虚无瘀者不宜，孕妇忌服。

3　药材选购

以质坚，无臭味，味甘、咸者为佳。

4　偏方妙用

（1）跌打损伤、肿痛：苏木 70 克，研细末，用水、酒各 500 毫升，煎取 500 毫升，分 3 份。每日早午晚及临睡前空腹服用各 1 次。

（2）活血祛瘀：苏木 10 克，鸭蛋 2 只，精盐适量。将苏木、鸭蛋加水同煮，蛋熟后去壳加精盐，再煮 20 分钟，即可食用。

（3）足跟痛：苏木、透骨草、红花、七叶一枝花各 30 克。水煎汤加食醋泡洗患处。

（4）破伤风：苏木不拘多少，捣罗为细散。每次以酒调服 9 克。

骨碎补

【别名】猴姜，过山龙，石良姜，猴掌姜，申姜，爬岩姜，岩姜。

【性味归经】苦，温。归肝、肾经。

【功效主治】补肾强骨、续伤止痛。治肾虚腰痛、肾虚久泻、耳鸣耳聋、牙齿松动、跌扑闪挫、筋骨折伤、斑秃、白癜风等症。

1　药材性状

根茎为不规则背腹扁平的条状、块状或片状，多弯曲，两侧常有缢缩和分枝，长 3 ～ 20 厘米，宽 0.7 ～ 1.5 厘米。表面密被棕色或红棕色细小鳞片，紧贴者呈膜质盾状；直伸者披针形，先端尖，边缘流苏状（睫毛），并于叶柄基部和根茎嫩端较密集。鳞片脱落处显棕色，可见细小纵向纹理和沟脊。上面有叶柄痕，下面有纵脊纹及细根痕。质坚硬，断面红棕色，有白色分体中柱，排成长扁圆形。气微，味淡、微涩。

2　药材禁忌

阴虚内热、血虚风燥及无瘀血者慎服。

3　药材选购

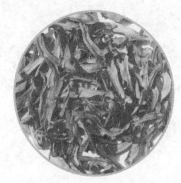

以条粗大、棕色者为佳。

4　偏方妙用

（1）斑秃、脱发：骨碎补 30 克，金银花、侧柏叶各 9 克。丹参 20 克，白酒 500 毫升。将上药捣碎，置于容器中，加入白酒，密封，浸泡 7 天后．过滤去渣，即成。每日 2 次服。

（2）神经衰弱：骨碎补、制何首乌、钩藤根各 15 克，水煎服。每日 2 次服。

（3）跌打损伤，腰背、关节酸痛：骨碎补（去毛）16 ～ 31 克。水煎服。

（4）中老年关节炎：骨碎补 12 克，干姜、附子各 10 克，粳米 100 克。将前 3 味药材．放入锅中煎半小时，去渣取汁备用。再用药汁煮粳米粥即可。

马钱子

【别名】番木鳖，苦实，马前，马前子，牛银。

【性味归经】苦，温；有大毒。归肝、脾经。

【功效主治】具有通络止痛、散结消肿之功。治风湿顽痹、麻木瘫痪、跌扑损伤、痈疽肿痛、类风湿性关节痛等症。

1　药材性状

种子扁圆形，纽扣状，直径 1 ～ 3 厘米，厚 3 ～ 6 毫米，边缘微隆起，常一面凹下，另一面稍凸出。表面灰棕色或灰绿色，密生匍匐的银灰色毛，有丝状光泽，由中央向四周射出。边缘有 1 条隆起脊线，并有一小形突起的珠孔，底面中心有一稍突出的圆点状种脐，珠孔与种脐间隐约可见 1 条隆起线。质坚硬，难破碎。浸软后沿边缘纵向剖开，可见淡黄色角质肥厚的胚乳，胚乳中央部分有空隙，近珠孔处有心脏形的胚，子叶 2 枚，菲薄，长 5～6 毫米，有 5～7 条掌状脉，胚根长约 4 毫米。无臭，味极苦。

2 药材禁忌

忌生用、多服久服，慎防中毒；孕妇禁用。

3 药材选购

以个大、肉厚、质坚者为佳。

4 偏方妙用

（1）鼻咽癌：马钱子、川芎、全蝎、蜈蚣各 6 克，水牛角 20 克，炮山甲、当归各 9 克，雄黄、甘草各 3 克，研匀，炼蜜和为丸，丸重 3 克，每服 1 丸，每日 2 次。

（2）神经性皮炎：马钱子、蜈蚣、斑蝥、蛇床子各 1 克，研末，醋浸汁，涂于患处。

（3）骨质增生：熟地黄、骨碎补、炙马钱子、鸡血藤、肉苁蓉各 60 克，三七、乳香、没药、川芎各 30 克。同研为末，炼蜜为丸，每丸重 6 克，每次黄酒送服 1 丸，每日 2 次。

（4）中耳炎：马钱子（焙黄去毛皮）15 克，用 31 克的胡麻油煎至漂起，去掉马钱子，取油两滴滴入耳内。

红花

【别名】红蓝花，刺红花，草红花。

【性味归经】辛，温。归心、肝经。

【功效主治】红花活血通经，去瘀止痛。用于月经不调、冠心病、心绞痛、软组织扭伤、血栓闭塞性脉管炎等症。

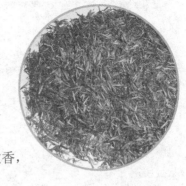

1　药材性状

　　为不带子房的管状花，长 1～2 厘米。表面红黄色或红色，花冠筒细长，先端 5 裂，裂片呈狭条形，长 5～8 毫米，雄蕊 5，花药聚合成筒状，黄白色，柱头长圆柱形，顶端微分叉。质柔软。气微香，味微苦。

2　药材禁忌

　　孕妇及月经过多者慎用或禁用。

3　药材选购

　　以花冠长、色红、鲜艳、质柔软无枝刺者为佳。

4　偏方妙用

　　（1）冠心病、心绞痛：红花 15 克，丹参、郁金各 18 克，瓜蒌 30 克，制成浸膏压成片剂 30 片。每服 10 片，每日 3 次，4 周为 1 个疗程。

　　（2）关节痛：红花 10 克，放入米酒 500 毫升内，小火煎至 250 毫升，去红花，将药液分 2 次温服。

　　（3）血瘀性痛经：红花 100 克，60 度白酒 400 毫升。把洁净的红花放入细口瓶内，加白酒浸泡 1 周，每日振摇 1 次。每次服用 20 毫升。

　　（4）痛风痰瘀阻络证：红花 6 克，桃仁、当归尾、川芎、威灵仙各 10 克。水煎，去渣取汁，每日 1 剂，分 2～3 次温服。

　　（5）痛经：红花、桃仁、当归、白芍各 9 克，川芎、熟地黄各 12 克，水煎服。

桃仁

【别名】桃核仁，山桃仁，毛桃仁。

【性味归经】苦、甘、平；有小毒。归心、肝、大肠经。

【**功致主治**】具有破血行瘀、润燥滑肠的功能。主治经闭、痛经、跌打损伤、肠燥便秘等症。

1　药材性状

种子呈扁椭圆形，顶端具尖，中部略膨大，基部钝圆而偏斜，边缘较薄，长1.2～1.8厘米，宽0.8～1.2厘米，厚2～4毫米。表面红棕色或黄棕色，有细小颗粒状突起，尖端一侧有一棱线状种脐，基部有合点，并自该处分散出多数棕色维管束脉纹，形成布满种皮的纵向凹纹，种皮薄。子叶肥大，富油质。气微，味微苦。

2　药材禁忌

血不足者禁用。忌服用过量。孕妇忌服。

3　药材选购

以粒饱满、完整、外皮色棕红、内仁色白者为佳。

4　偏方妙用

（1）哮喘：桃仁、杏仁、白胡椒各6克，生糯米10粒，研为细末，鸡蛋调匀外敷于双脚心和手心。

（2）结节性红斑、硬结性红斑：桃仁、红花、香附、归尾、赤芍、青皮、茜草、王不留行、牛膝、泽兰各9克。水煎服，每日1剂。

（3）百日咳：核桃仁（不去紫衣）、冰糖各30克，梨150克。梨洗净，去核，同核桃仁、冰糖共捣烂，加水煮成浓汁。每服1汤匙，日服3次。

（4）小儿咳喘：核桃仁、甜杏仁各25克，蜂蜜50克。同蒸熟，加生姜汁数滴，适量服食。

（5）小儿疳积：核桃仁、萝卜子各10克，神曲5克。共研细末，红糖水送服，每日2次。

（6）便秘：桃仁93克（去皮），吴茱萸62克，精盐31克，同炒熟，吴茱萸、精盐，每次取5～7粒的核仁细嚼食。

益母草

【别名】益母，茺蔚，坤草，益母蒿，月母草，地母草。

【性味归经】苦、辛，微寒。归心、肝、膀胱经。

【功效主治】具有活血破血、调精解毒等功能。治浮肿、乳痈、胎漏产难、胎衣不下、尿血泻血、大小便不通等症。

1 药材性状

茎呈方柱形，四面凹下成纵沟，长30～60厘米，直径约5毫米，表面灰绿色或黄绿色，密被糙伏毛，质脆，断面中部有髓。叶交互对生，多脱落或残存，皱缩破碎，完整者下部叶掌状3裂，中部叶分裂成多个长圆形线状裂片，上部叶羽状深裂或浅裂成3片。轮伞花序腋生，花紫色，多脱落。花序上的苞叶全缘或具稀齿，花萼宿存，筒状，黄绿色，萼内有小坚果4。气微，味微苦。

2 药材禁忌

阴虚血少、月经过多、寒滑泻痢者及孕妇忌服。

3 药材选购

以质嫩、叶多、颜色灰绿色者为上品。

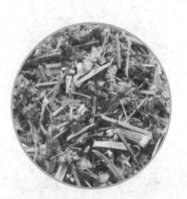

4 偏方妙用

（1）痛经：益母草30克，延胡索20克，鸡蛋2个，加水同煮，鸡蛋熟后去壳再煮片刻，去药渣，吃蛋饮汤。经前每日1次，连服5～7天。

（2）雀斑：益母草500克，切成细段晒干，烧成灰末，再用醋调成丸剂，火烧至红，反复7次。研细过筛，用蜂蜜调匀，涂于长有雀斑、黑斑、黄褐斑处。

（3）妇女月经不调：鲜益母草汁10克，鲜生地黄汁、鲜藕汁各40克，生姜汁、蜂蜜适量，大米100克。大米煮粥，待米熟时，加入上述诸药汁及蜂蜜，煮成稀粥即成。

（4）气虚血滞，行经腹痛：益母草15克，香附、当归、白芍各12克，炙甘草5克，水煎服。

泽兰

【**别名**】红梗草，蛇王菊，接古草，草泽兰。

【**性味归经**】苦，辛，微温。归肝、脾经。

【**功效主治**】活血，行水。治经闭，症瘕，产后瘀滞腹痛，身面浮肿，跌扑损伤，金疮，痈肿。

1 药材性状

茎呈方柱形，四面均有浅纵沟，长50～100厘米，直径2～5毫米，表面黄绿色或稍带紫色，节明显，节间长2～11厘米，质脆，易折断，髓部中空。叶对生，多皱缩，展平后呈披针形或长圆形，边缘有锯齿，上表面黑绿色，下表面灰绿色，有棕色腺点。花簇生于叶腋成轮状，花冠多脱落，苞片及花萼宿存。气微，味淡。

2 药材禁忌

无瘀血者慎服。

3 药材选购

以叶多、色绿、不破碎、茎短、质嫩者为佳。

4 偏方妙用

（1）痛经：泽兰、当归、生地黄各6克，白芍3克，甘草4.5克，生姜9克，大枣10枚，水煎，分3次服。

（2）肝硬化腹水：泽兰、防己各9克，葶苈子、椒目、大黄各6克，水煎，每日1剂，分3次服。

（3）慢性前列腺炎：丹参、泽兰、乳香、赤芍、王不留行、川楝子各9克，桃仁6克，败酱草15克，蒲公英30克。每日1剂，水煎，内服。1月为1个疗程。

（4）女子月经量少：泽兰叶90克，赤芍30克，当归30克，桃仁30克（去皮），甘草30克。以上原料共研末，用纱布包好，放入料酒2000克中浸泡，密封，14天后饮用，每次60毫升，每日2次。

丹参

【别名】赤参，奔马草，山参，紫丹参，红根，活血根，大红袍，血参根，红丹参。

【性味归经】苦，微寒。归心、心包、肝经。

【功效主治】祛瘀止痛，活血通络，清心除烦。用于月经不调、冠心病、心绞痛、慢性肝炎、肝硬化、肝脾肿大、神经衰弱、乳腺炎、痈疮肿痛等症。

1 药材性状

根茎粗大，根1至数条，砖红色或红棕色，长圆柱形，直或弯曲，有时有分枝和根须，长10～20厘米，直径0.2～1厘米。表面具纵皱纹及须根痕，老根栓皮灰褐色或棕褐色。常呈鳞片状脱落，露出红棕色新栓皮，有时皮部裂开，显出白色的木部。质坚硬，易折断，断面不平坦，角质样或纤维性。形成层环明显，木部黄白色，导管放射状排列。

2 药材禁忌

瘀血症状或患出血性疾病的患者应慎用，孕妇忌用。

3 药材选购

以表面紫红、条粗壮、质坚实、无断碎条者为佳。

4 偏方妙用

（1）早期肝硬化：丹参、鳖甲各12克，生地黄、制大黄、党参、黄芪各9克，土鳖虫、桃仁各6克，水煎服。能缓解症状，改善肝功能。

（2）气滞血瘀型不孕症：丹参20克，茯苓15克，柴胡、枳实、赤芍、葛根各10克，生甘草3克。加水煎服，每日1剂。

（3）妇女痛经：丹参100克，烧酒500克。丹参泡于酒内，20天后即可服用。月经来潮前适量饮用。

（4）油烫伤：丹参400克，锉碎，加水稍稍调拌后，放入1000克羊油中煎片刻，取出涂在烫伤处即可。

怀牛膝

【**别名**】脚斯蹬，铁牛膝，怀膝，土牛膝，红牛膝，淮牛膝，牛磕膝，接骨丹。

【**性味归经**】苦、甘、酸，平。归肝、肾经。

【**功效主治**】补肝肾，强筋骨，逐瘀通经，引血下行。用于腰膝酸痛，筋骨无力，经闭症瘕，肝阳眩晕。

1 药材性状

根呈细长圆柱形，有的稍弯曲，上端稍粗，下端较细，长 15 ～ 50 厘米，直径 0.4 ～ 1 厘米。表面灰黄色或浅棕色，具细微纵皱纹，有细小横长皮孔及稀疏的细根痕。质硬而脆，易折断，断面平坦，黄棕色，微呈角质样，中心维管束木部较大，黄白色，其外围散有多数点状维管束，排列成 2 ～ 4 轮。气微，味微甜而稍苦涩。

2 药材禁忌

气虚下陷者忌用。月经过多者及孕妇忌用。

3 药材选购

以根粗长、皮细坚实、色淡黄者为佳。

4 偏方妙用

（1）骨质疏松症：怀牛膝、黄芪、当归、桂枝、炒白芍、炙甘草、苍术、枳实、茯苓、薏苡仁、骨碎补，伸筋草适量，水煎服。

（2）类风湿：怀牛膝、桃仁、红花、当归、秦艽、制半夏、茯苓、枳壳各 12 克，川芎、地龙、制南星 15 克，水煎服。

（3）高血压：怀牛膝、豨莶草各 20 克，桑寄生、杜仲各 25 克，夏枯草 50 克。水煎，每日 1 剂，分 3 次服。

（4）肝肾虚损，腰腿疼痛：五加皮、炒杜仲、牛膝各等份，共研细末。每服 6 克，每日 2 次。

鸡血藤

【**别名**】血风藤，大血蘸，血龙藤。

【**性味归经**】苦、微甘，温。归肝、肾经。

【**功效主治**】鸡血藤具有补血活血、疏通经络之功。治血虚萎黄、月经不调、麻木瘫痪、风湿痹痛等症。

1　药材性状

藤茎呈扁圆形，稍弯曲，直径 2～7 厘米，表面灰棕色，有时可见灰白色斑，栓皮脱落处显红棕色，有明显的纵沟及小形点状皮孔。质坚硬，难折断，折断面呈不整齐的裂片状。血藤片为椭圆形。长矩圆形或不规则的斜切片，厚 3～10 毫米。切面木部红棕色或棕色，导管孔多数，不规则排列，韧皮部有树脂状分泌物，呈红棕色至黑棕色，并与木部相间排列成 3～10 个偏心性半圆形或圆形环。髓小，偏于一侧。气微，味涩。

2　药材禁忌

阴虚火亢者慎用。

3　药材选购

以条匀、色棕红、断面棕红色，且渗出物多者为佳。

4　偏方妙用

（1）贫血：鸡血藤 30 克，鸡蛋 2 个。将鸡血藤、鸡蛋加清水 2 碗同煮，蛋熟后去壳再煮片刻，煮成 1 碗后，加白砂糖少许调味。每日 2 次，饮汤，食鸡蛋。

（2）老人血管硬化，腰背神经痛：鸡血藤 20 克，杜仲 15 克，五加皮 10 克，生地 15 克，水 500 毫升，煎至 200 毫升，去渣取汁。1 日服 3 次。

（3）腰痛，白带异常：鸡血藤 30 克，金樱根、千斤拔、杜仲藤、旱莲草各 15 克，必要时加党参 15 克。每日 1 剂，两次煎服。

（4）女性月经不调：鸡血藤、熟地黄、当归各 10 克，将三味放入药锅中，加水熬煮成膏状即可。每日服用 2～3 次，每次 3 克，用温开水送服。

第十节

止咳化痰药，养阴润肺止咳喘

白果

【别名】银杏，佛指甲。

【性味归经】甘、苦、涩，平；有毒。归肺经。

【功效主治】白果敛肺定喘、止滞浊、缩小便、用于肺结核、哮喘、慢性支气管炎、小便频数、遗尿、白带等症。

1　药材性状

种子呈椭圆形，一端稍尖，一端钝，长 1.5～2.5 厘米，宽 1～2 厘米，厚 1 厘米。表面黄白色或淡棕黄色．平滑，具 2～3 条棱线，中种皮骨质，坚硬，内种皮膜质，种仁宽卵球形或椭圆形，一端淡棕色，另一端金黄色。横断面外层黄色，胶质样，内层淡黄色或淡绿色，粉性，中间有空隙。气微，味甘、微苦。

2　药材禁忌

有实邪者应忌服本品；可服用者也不可多食，否则易引起中毒。

3　药材选购

以粒大、壳色黄白、种仁饱满、断面色淡黄者为佳。

4　偏方妙用

（1）肺癌：白果 25 克，红枣 20 枚，糯米 50 克。将白果、红枣、糯米共同煮粥即成。早、晚空腹温服。

（2）热哮证：白果、款冬花、紫苏子、苦杏仁、半夏、桑白皮、黄芩各 10 克，麻黄、甘草各6克。水煎，去渣取汁，每日1剂，分3次温服。

（3）小儿肺炎：白果3个，冬瓜子15克，杏仁5克，冰糖适量。前3味药水煎后去渣，加入冰糖调匀，1日3次，每次1小杯。

（4）支气管哮喘：白果仁10克（炒，去壳），粳米50克，加水煮粥，加入白糖或蜂蜜，连汤食之。

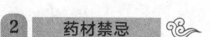

紫 苏 子

【别名】苏子，铁苏子，黑苏子，香苏子。

【性味归经】辛，温。归肺经。

【功效主治】紫苏子降气消痰，平喘，润肠。用于痰壅气逆，咳嗽气喘，肠燥便秘。

1 药材性状

多为卵圆形或类圆形，直径约1.5毫米。表面灰棕色或灰褐色，有微隆起的暗紫色网状纹理。基部稍尖，有灰白色点状果梗痕；果皮薄而脆，易压碎。种子黄白色，种皮膜质，子叶2片，类白色，有油性。压碎有香气，味微辛。

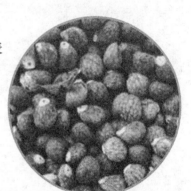

2 药材禁忌

肺虚、脾虚者应限服或禁服。

3 药材选购

以表面灰褐或灰棕色，果皮薄脆易碎，压碎有特殊香气为佳。

4 偏方妙用

（1）脚气及风寒湿痹：紫苏子60克，杵碎，水适量，研取汁，以苏子汁煮粳米作粥，和葱、豉、椒、姜食之。

（2）消渴：紫苏子（炒）、莱菔子（炒）各90克。为末，每服6克，桑根白皮煎汤服，每日2次。服此令水从小便出，以治消渴。

（3）素体痰多：麻黄6克，紫苏子6克，杏仁6克，陈皮6克，桑白皮6克，茯苓6克，甘草3克，水煎服。每日1剂。

（4）哮喘证：白果9克，麻黄9克，紫苏子6克，甘草3克，款冬花9克，杏仁9克，桑白皮9克，黄芩6克，半夏9克。水煎服。每日1剂。

百部

【别名】百条根，野天门冬，山百根，百部草。

【性味归经】甘，苦，微温。归肺经。

【功效主治】具有润肺止咳、杀虫灭虱的功效。治久咳、百日咳；外用可治头虱、体虱、蛲虫病、阴痒等症。

1 药材性状

（1）直立百部：呈纺锤形，上端较细长，皱缩弯曲，长5～12厘米，直径0.5～1厘米。表面黄白色或淡棕黄色，有不规则的深纵沟，间有横皱纹。质脆，易吸潮变软，断面微带角质，皮部宽广，中柱多扁缩。气微，味甘、苦。

（2）蔓生百部：块根两端稍狭细，表面淡白色，具不规则皱褶及横皱纹。

（3）对叶百部：块根粗大，长纺锤形或长条形，长8～24厘米，直径0.8～2厘米。表面浅棕色至灰棕色，皱纹较浅。质较坚实，断面黄白色至暗棕色，中柱较大，髓部类白色。

2 药材禁忌

脾胃有热者慎用。

3 药材选购

以粗壮、肥润、坚实、色黄白者为佳。

4 偏方妙用

（1）阴囊潮湿：用百部100克和苦参150克加300毫升白酒浸泡，泡3日后用药酒涂于患处，每日 2 次。若浴后外涂患处，则会吸收得更好。

（2）久嗽不已：百部、薏苡仁、百合、麦冬各 9 克，桑白皮、白茯苓、沙参、黄芪、地骨皮各 4.5 克，以适量水煎服即可。

（3）百日咳：百部 6 克，贝母、前胡各 4.5 克，沙参 9 克。水煎服，每日 1 剂。

（4）疥疮：百部、蛇床子、大枫子、藜芦、川黄连、硫黄各 30 克，川花椒、苦参各 15 克。将上药加水 2000 毫升，煎至 1500 毫升，睡前外洗患处。1 剂药可用 2 日。

款冬花

【别名】冬花，款花，看灯花，艾冬花，九九花，款冬。

【性味归经】辛、微苦，温。归肺经。

【功效主治】润肺下气，止咳化痰。用于新久咳嗽，喘咳痰多，劳嗽咳血。

1 药材性状

款冬花呈长圆棒形，单生或 2～3 个基部花序连生，习称"连三朵"，长 1～2.5 厘米，直径 0.5～1 厘米，上端较粗，下端渐细或带有短梗，外面被有多数鱼鳞状苞片。苞片外表面紫红色或淡红色，为表面密被白色絮状茸毛，舌状花及管状花细小。体轻，撕开后可见白色茸毛。气清香，味微苦而带黏性，嚼之呈棉絮状。

2 药材禁忌

阴虚劳嗽禁用。

3 药材选购

以朵大、色紫红、无花梗者为佳。

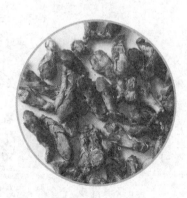

4 偏方妙用

（1）支气管炎：款冬花、紫菀、半夏各 9 克，麻黄、射干各 6 克，生姜 3 片，细辛、五味子各 3 克，大枣 5 枚，水煎服。

（2）老年慢性支气管炎：款冬花、紫菀、浙贝母、地龙、桔梗、茯苓、炙甘草、干姜、黄芪、党参、半夏各 12 克，炙附子、肉苁蓉各 6 克，细辛、徐长卿各 3 克，水煎服。

（3）急性支气管炎：款冬花 25 克，百合、冰糖各 100 克，水煎，空腹服。

（4）咳嗽：款冬花、前胡、白前、陈皮、紫菀、百部、三叶青、杏仁各 12 克，桔梗、甘草各 3 克，浙贝母 10 克。水煎，分 2 次服，每日 1 剂。

枇杷叶

【别名】杷叶，巴叶，芦桔叶。

【性味归经】苦，微寒。归肺、胃经。

【功效主治】枇杷叶清肺化痰止咳、降逆止呕、用于急性支气管炎、各种咳喘、胃热呕吐。

1 药材性状

叶呈长椭圆形或倒卵形，长 12 ～ 30 厘米，宽 4 ～ 9 厘米。先端尖，基部楔形，边缘上部有疏锯齿，基部全缘，上表面灰绿色、黄棕色或红棕色，有光泽，新鲜叶深绿色，下表面淡灰色或棕绿色，密被黄色茸毛，主脉于下表面显著突起，侧脉羽状。叶柄极短，被棕黄色茸毛。革质而脆，易折断。气微，味微苦。

2 药材禁忌

枇杷叶清泄苦降，故寒咳及胃寒呕逆者慎用。

3 药材选购

以叶完整、色绿、叶厚者为佳。

4 偏方妙用

（1）急性支气管炎：枇杷叶 20 克，炙麻黄 4.5 克，杏仁、百部、半夏、沙参各 12 克，炙甘草、知母各 6 克，炙白前、川贝母、紫菀、款冬花各 9 克，水煎服。

（2）酒糟鼻：枇杷叶、桑白皮各 12 克，黄芩、赤芍、当归、白芷、红花、甘草各 10 克，川芎 8 克。每日 1 剂，水煎分 3 次服用，6 日为 1 个疗程。

（3）产后气血双亏、多汗：枇杷叶、糯米各适量。糯米用清水浸泡1夜，新鲜枇杷叶去毛洗净，水浸软，以叶包糯米为粽，蒸熟。日食1次，适量，连食3日。

（4）肺热干咳：鲜石斛、枇杷叶、栝楼皮各9克，生甘草、桔梗各3克，水煎服。

桑白皮

【**别名**】桑根白皮、桑皮、桑根皮、白桑皮。

【**性味归经**】甘，寒。归肺经。

【**功致主治**】桑白皮清肺平喘、利水消肿。主治肺热所致的咳喘、痰多以及浮肿、小便不利等症。本品有止咳、利尿的作用。

1 药材性状

根皮呈扭曲的卷筒状、槽状或板片状，长短宽窄不一，厚1～4毫米。外表面白色或淡黄白色，平坦，偶有残留未除净的橙黄色或红棕色鳞片状栓皮，内表面黄白色或淡黄棕色，有细纵纹，有时纵向裂开，露出纤维。体轻，质韧，纤维性强，难折断，纤维层易成片地纵向撕裂，撕裂时有白色粉尘飞扬。气微，味微甘。

2 药材禁忌

枇杷叶清泄苦降，故寒咳及胃寒呕逆者慎用。

3 药材选购

以色白、皮厚、粉性足、柔韧者为佳。

4 偏方妙用

（1）肺癌：桑白皮、白花蛇舌草、仙鹤草、地锦草各30克，大蓟、小蓟、薏苡仁各15克，炙百部9克，水煎2次，早、晚分服，每次冲服牛黄0.3克，每日1剂。

（2）肺气肿、胀满喘急：桑白皮6克，麻黄、桂枝、细辛、干姜各4.5克，杏仁14粒（去皮）。上药加水煎服。

（3）上下消型糖尿病患者多尿期：桑白皮30克，糯米花50克。把糯米花放入烧杯内，加水 300 毫升；桑白皮洗净，也放入烧杯内。把烧杯置武火上烧沸，再用文火煎煮 25 分钟即成。

（4）胃癌：桑白皮 30 克，米醋 90 克，炖 1 小时，1 次服完。亦可分 3 次用葡萄糖调服。

胖 大 海

【别名】安南子，大洞果，胡大海，大发，大海子，通大海，大海，大海榄。

【性味归经】甘，寒。归肺、大肠经。

【功效主治】胖大海清热润肺，利咽解毒，润肠通便。用于肺热声哑、干咳无痰、咽喉干痛、热结便闭、头痛目赤。

1 药材性状

种子椭圆形，状如橄榄，长 2～3 厘米，直径 1.1～1.8 厘米，两端稍尖。表面黄棕色或棕色，稍有光泽，具不规则的细皱纹，基部稍尖，有淡色的圆形种脐。种皮外层极薄，质脆，易脱落；中层种皮较厚，黑棕色，为薄壁组织，质松易碎，在水中浸泡后迅速膨胀呈海绵状而使外层种皮破裂，断面可见散在的树脂状小点；内层种皮红棕色，稍革质，可与中层剥离。胚乳肥厚，淡黄色，子叶 2 片，菲薄，黄色，紧贴于胚乳内方。气微，味淡，嚼之有黏性。

2 药材禁忌

脾胃虚寒者不宜服胖大海；肺阴虚引起的声音嘶哑、咳嗽等患者不宜服，风寒感冒引起的咳嗽、咽喉肿痛等病症者不可服胖大海。

3 药材选购

以种子粒大、坚质、棕色、有细皱纹及光泽者为佳。

4 偏方妙用

（1）干咳失音，咽喉燥痛，牙龈肿痛：胖大海 5 枚，甘草 3 克。一起炖茶服，年龄较大的患者可加入少许冰糖调服。

（2）痢疾：胖大海15克，开水适量，将胖大海放碗中冲开。

（3）急慢性咽炎：胖大海2只，银花、生甘草各1.5克，玄参3克。每日1包，代茶。

（4）喉炎：金银花、连翘各9克，胖大海6枚，冰糖适量。将金银花、连翘置于锅中，用适量清水煮沸；待开后，放入胖大海，加盖闷30分钟左右，再加冰糖适量，趁热即可饮用。

半夏

【别名】水玉，地文，守田，示姑，羊眼半夏，地珠半夏，麻芋果。

【性味归经】辛，温；有毒。归脾、胃、肺经。

【功效主治】半夏燥湿化痰，降逆止呕，消痞散结。用于痰多咳喘、痰饮眩悸、风痰眩晕、痰厥头痛、呕吐反胃、胸脘痞闷、梅核气。

1 药材性状

块茎呈类球形，有的稍偏斜，直径0.8～1.5厘米。表面白色或浅黄色，顶端中心有凹陷的茎痕，周围密布棕色凹点状根痕；下端钝圆，较光滑。质坚实，断面白色，富粉性。气微，味辛辣、麻舌而刺喉。

2 药材禁忌

阴虚燥咳、津伤口渴、血证及燥痰者禁服，孕妇慎服。

3 药材选购

以个大、质坚实、色白、粉性者为佳。

4 偏方妙用

（1）食管癌：半夏、川贝母、丹参、沙参、郁金、桃仁、全栝楼各9克，红花、佛手各4.5克，枳壳3克，石见穿30克，水煎服。每日1剂，分3次服。

（2）小儿胃寒呕吐：生姜15克，半夏、粳米各4.5克。水煎，去渣取汁，分2次温服，每日1剂。

（3）反胃呕逆：半夏9克，党参6克，水煎，加蜜30克，每日1剂，分2次服。

（4）牙痛：生半夏30克。将上药浸入90毫升90%乙醇中，1日后即可使用。用时，以棉球蘸药液塞于龈齿洞中，或涂搽痛牙周围。

白附子

【别名】禹白附，牛奶白附，鸡心白附，野半夏，野慈菇，麻芋子。

【性味归经】辛、甘，温；有毒。归胃、肝经。

【功效主治】祛风痰，定惊搐，解毒散结止痛。用于中风痰壅，口眼歪斜，语言涩謇，痰厥头痛，偏正头痛，喉痹咽痛，破伤风；外治瘰疬痰核，毒蛇咬伤。

1 药材性状

块茎呈椭圆形或卵圆形，长2～5厘米，直径1～3厘米，顶端残留茎痕或芽痕。表面白色至黄白色，略粗糙，有环纹及点状根痕。质坚硬，难折断，断面白色，粉性。气微，味淡、麻辣刺舌。

2 药材禁忌

孕妇慎用。生品内服宜慎。

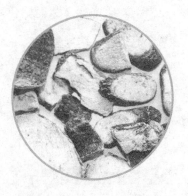

3 药材选购

以个大、质坚实、色白、粉性足者为佳。

4 偏方妙用

（1）面瘫：白附子、川芎、当归、钩藤、浙贝母、防风各10克，全蝎、羌活、蝉蜕、甘草、地龙各6克，天麻12克，蜈蚣5条。将上药研成细末，每次5克，每日3次，开水冲服。

（2）雀斑：将白附子研末，加白蜜调匀，涂纸上。每晚睡前洗净面，贴于患处。

（3）中风口喎，半身不遂：白附子、白僵蚕、全蝎等份，生研为末。每服热酒调下 6 克。

（4）跌打损伤，金疮出血：白附子 360 克，防风、白芷、生南星、天麻、羌活各 30 克。将上药共研为细粉，混合均匀，外用调敷患处，内服 1～1.5 克。孕妇忌内服。

白芥子

【别名】芥子，辣菜子，苦芥子，白芥，芥菜子。

【性味归经】辛、温。归肺、胃经。

【功效主治】化痰逐饮、散结消肿。主治咳喘痰多、胸满胁痛、肢体麻木、关节肿痛、湿痰流注、阻疽肿毒。

1 药材性状

种子呈球形，直径 1.5～2.5 毫米。表面灰白色至淡黄色，光滑，具细微的网纹，有明显的点状种脐。种皮薄而脆，破开后内有白色折叠的子叶，有油性。气微，味辛辣。

2 药材禁忌

凡疮疡、目疾、痔疮、便血及平素热盛患者忌食茎叶。肺虚久咳、阴虚火旺者禁服白芥子；皮肤过敏或溃破者忌外用。

3 药材选购

以粒大、饱满、色黄白、纯净者为佳。

4 偏方妙用

（1）食管癌：白芥子、礞石、火硝各 30 克，硇砂、冰片、沉香各 9 克，硼砂 60 克，共研细末，每服 1 克，每日 3 次，含咽。可消除肿块。

（2）咳嗽痰喘：炒莱菔子 6 克，炒白芥子 3 克，炒苏子 6 克，水煎服。

（3）咳嗽气喘：白芥子 20 克，大米 200 克。将芥菜子择净，用水浸泡 5～10 分钟。锅中加适量清水，放入泡好的白芥子，水煎取汁。用药汁大米煮粥，每日

1剂，连续2～3天。

（4）降气消痰，止咳平喘：白芥子6克，紫苏子9克，莱菔子9克，将上述药材捣碎，用纱布包好，煎汤频服。

前 胡

【**别名**】信前胡，麝香菜。

【**性味归经**】苦、辛，微寒。归肺经。

【**功效主治**】散风清热，降气化痰。用于风热咳嗽痰多，痰热喘满，咯痰黄稠。

1 药材性状

（1）白花前胡：根呈不规则圆锥形、圆柱形或锤形，稍扭曲，下部常有分枝，长3～15厘米，直径1～2厘米。表面黑褐色至灰黄色，根头部中央多有茎痕及纤维状叶鞘残基，上部有密集的横向环纹，下部有纵沟、纵皱纹及横向皮孔。质硬脆，易折断，断面不整齐，淡黄白色，可见一棕色形成层环及放射状纹理，淡黄色，散有多数棕黄色小油点，木质部黄棕色。气芳香，味微苦、辛。

（2）紫花前胡：根上端有残留茎基，无纤维毛状物，茎基周围常有膜状叶鞘基部残留，断面类白色，皮部较窄，油点少，放射状纹理不明显，木质部占根面积$1/2$或更多。

2 药材禁忌

凡阴虚火炽，煎熬真阴，凝结为痰而发咳喘；真气虚而气不归元，以致胸胁逆满；头痛不因于痰，而因于阴血虚；内热心烦，外现寒热而非外感者，禁用。

3 药材选购

以条粗壮、质柔软、香气浓者为佳。

4 **偏方妙用**

（1）小儿支气管炎：前胡、苏叶各10克，杏仁、半夏、荆芥各6克，麻黄3克，兰姜3片。水煎服，每日1剂，分2次服。

（2）慢性咽炎：前胡、玄参、生地黄、麦门冬、杏仁、百部、枇杷叶、紫菀、款冬花各10克，水煎服。

（3）流感：前胡、山栀子各6克，薄荷3克（后下），大青叶、板蓝根、金银花、连翘各15克，鲜茅根、鲜芦根各30克，黄芩10克，水煎服。

（4）小儿腹泻：麻黄2～4克，前胡4～8克，水煎成300毫升左右，稍加白糖。频频口服，每日1剂。

桔 梗

【**别名**】梗草，苦梗，苦桔梗，大药，苦菜根。

【**性味归经**】苦、辛，平。归肺经。

【**功效主治**】桔梗具有祛痰、利咽、宣肺、排脓、利五脏、补五劳、养气等功效。主治咽喉肿痛、肺痈吐脓、咳嗽痰多、痢疾腹痛、胞满胁痛、口舌生疮、赤目肿痛、小便癃闭等病症。

1 **药材性状**

根呈圆柱形或长纺锤形，略扭曲，偶有分枝，长7～20厘米，直径0.7～2厘米；顶端有较短的根茎（芦头），其上有数个半月形的茎痕。表面白色或淡黄白色，不去外皮的表面黄棕色至灰棕色，全体有不规则纵皱纹及沟纹，并有横向皮孔样的瘢痕。质硬脆，易折断，折断面略不平坦，可见放射状裂隙，皮部类白色，形成层环纹明显，木部淡黄色。气微，味微甜后苦。

2 **药材禁忌**

怒气上升、阴虚久嗽、咳血者都要忌服。

3 **药材选购**

以根条长、质结实、色白、菊花心明显、味苦微甜者为佳。

4 偏方妙用

（1）肺痈：桔梗、贝母各9克，鱼腥草、生薏苡仁、冬瓜仁、白茅根各30克，忍冬藤15克，生甘草3克，水煎服。

（2）咳嗽兼痰湿重证：桔梗、甘草各3克，浙贝母10克，白前、前胡、陈皮、紫菀、百部、三叶青、杏仁、款冬花各12克，石菖蒲、姜半夏各适量。水煎，分2次温服，每日1剂。

（3）急、慢性气管炎：桔梗6克，黄芩10克，远志6克，杏仁6克，知母6克。水煎服。

（4）咳嗽、痰多：桔梗10克，将其放入砂锅中，加水煎煮30分钟，取汁，一日内分2～3次温服。

浙贝母

【别名】大贝，浙贝，象贝，大贝母，元宝贝，珠贝。

【性味归经】苦，寒。归肺、心经。

【功效主治】具有清热化痰、散结消肿、降气止咳的功效。治痰火咳嗽、乳痈、瘰疬、疮毒等症。

1 药材性状

（1）珠贝：为完整的鳞茎。全体呈扁球形，直径1～2.5厘米，高1～1.5厘米。表面类白色，外层鳞叶2枚，较大而肥厚，略呈肾形，互相对合，其内有2～3枚小鳞叶及干缩的残茎。质脆而结实，易折断，断面白色，富粉性。气微，味微苦。

（2）大贝：为鳞茎外层单瓣肥厚的鳞叶，一面凹入，一面凸出，呈新月状，长2～4厘米，高1～2.5厘米，厚0.6～1.5厘米。表面类白色至淡黄白色，被有白色粉末。

（3）浙贝片：为鳞茎外层的单瓣鳞叶切成的片，椭圆形或类圆形，直径1～2厘米。边缘表面淡黄色，切面平坦，粉白色。

2　药材禁忌

寒痰、湿痰及脾胃虚寒者慎服，反乌头。

3　药材选购

以鳞叶肥厚、坚实、表面及断面白色、粉性足者为佳。

4　偏方妙用

（1）风火痰咳：浙贝母、知母各4.5克，甘草1克，枳实2克，茯苓、瓜蒌仁、陈皮、桑白皮各3克，黄芩、栀子各3.5克，生石膏6克，共研细末，加生姜3片，水煎服。

（2）疮痈肿毒：浙贝母、赤芍、当归、白芷、防风、皂角刺、穿山甲、天花粉、乳香、没药、甘草各3克，陈皮、金银花各9克，水、酒各半煎服。

（3）溃疡性口腔炎：浙贝母4.5克，乌贼骨26克，共研细末。每次6克，1日3次。

（4）脾虚兼有瘀血表现者：黄芪、党参、白芍、延胡索、川楝子、浙贝母各3克，白及、三七各2克。所有药物研细末。每日服3次，每次6克，温开水送服。

瓜蒌

【别名】栝楼，地楼，柿瓜，药瓜，吊瓜，糖瓜蒌。

【性味归经】甘、微苦，寒。归肺、胃、大肠经。

【功效主治】清热化痰，宽胸散结，消痈肿，润肠燥。治急、慢性支气管炎，肺炎，肺脓疡，冠心病，乳腺炎等症。

1　药材性状

果实呈类球形或宽椭圆形，长7～10厘米，直径6～8厘米。表面橙红色或橙黄色，皱缩或较光滑，顶端有圆形的花柱残基，基部茎尖，具残存果梗。质脆，易破开；内表面黄白色，有红黄色丝络，果瓤橙黄色，黏稠，与多数种子黏结成团。具焦糖气，味微酸、甜。

2　药材禁忌

脾胃虚弱泄泻者忌用栝楼，不宜与乌头类药物同时使用。

3　药材选购

以扁平椭圆形，表面浅棕色至棕色，平滑，有种脐，基部钝圆或较狭，外种皮坚硬，内种皮膜质，灰绿色为佳。

4　偏方妙用

（1）肝癌：瓜蒌、乌蛇、薏苡仁各500克，皂角刺150克，蜈蚣、全蝎各120克，制硇砂15克。共研细末，压制成片，每片重0.5克。每服10片，每日3次。

（2）痰热内结：瓜蒌、胆南星、制半夏各45克，黄芩、枳实、陈皮、杏仁、茯苓各30克，共研细末，姜汁和为丸，每服9克，每日2～3次，温开水送下。

（3）乳痈红肿：瓜蒌30克，当归、生甘草各15克，乳香、没药各3克，研为细末，水、酒各半煎煮，每日1剂，分2次服。能使肿痛消散，脓成溃破。

（4）急性乳腺炎：全栝楼、赤芍、甘草各30克，丝瓜络15克，水煎加红糖适量趁热服。

天南星

【别名】半夏精，南星，蛇芋，蛇木芋，山苞米，蛇包谷，山棒子。

【性味归经】苦，辛，温；有毒。归肺、肝、脾经。

【功效主治】具有燥湿化痰、祛风定惊、消肿散结的功效。治中风引起的口眼㖞斜、半身不遂，惊风、破伤风、风痰眩、喉痹、痈肿等症。

1　药材性状

（1）天南星：块茎呈扁圆球形，直径2～5.5厘米。表面漆黄色至淡棕色，顶端较平，中心茎痕浅凹，四周有叶痕形成的环纹，周围有大的麻点状根痕，但不明显，周边无小侧芽。质坚硬，不易破碎，断面白色，粉性。气微辛，味麻辣。

（2）异叶天南星：块茎呈稍扁的圆球形，直径1.5～4厘米。表面类白色或淡棕色，较光滑，顶端有凹陷的茎痕，周围有1圈1～3列显著的根痕，周边偶有少数微突起的小侧芽，有时已磨平。

（3）东北天南星：块茎呈扁圆形，直径1.5～4厘米。中心茎痕大而稍平坦，呈浅皿状，环纹少，麻点状根痕细，排列不整齐，周围有微突出的小侧芽。

2　药材禁忌

阴虚燥咳，热极、血虚动风者禁服，孕妇慎服。

3　药材选购

以体大、色白、粉性足、有侧芽者为佳。

4　偏方妙用

（1）新生儿破伤风：天南星、僵蚕、蝉蜕，葛根、金银花、防风、钩藤各6克，全蝎1.5克，蓖麻根15克，水煎服。

（2）增生性关节炎偏寒湿者：泡天南星、炮川乌、炮草乌、地龙各180克，乳香、没药各66克，水煎取汁外涂患处。

（3）小儿慢脾惊风：白附子、天南星各15克，黑附子3克，并炮去皮，研为末。每服6克，加生姜5片，水煎服。此方亦治大人风虚，止吐化痰。

（4）渗出性胸膜炎：天南星400克，白矾100克。共研细末，炼蜜为丸，每日3次，每次10克。

竹　茹

【别名】竹皮，淡竹皮茹，青竹茹，淡竹茹，竹二青，竹子青。

【性味归经】甘，微寒。归肺、胃经。

【功效主治】清热化痰、除烦止呕。治咳嗽、呕吐、中风舌强不语、胃热呕吐、妊娠恶阻、胎动不安等症。

1　药材性状

为弯曲成团的不规则丝条或呈长条形薄片状，宽窄厚薄不等。浅绿色或黄绿色，表面粗糙，具纵直纹理。质柔韧，体轻松，有弹性。折断面强纤维性。气微，味淡。

2 药材禁忌

寒痰咳喘、胃寒呕逆及脾虚泄泻者禁服。

3 药材选购

以色淡黄绿、丝均匀，细软，无硬厚刺片者为佳。

4 偏方妙用

（1）妊娠呕吐：紫苏梗9克，竹茹6克，陈皮6克，制半夏5克，生姜3片，水煎服，每日1剂。

（2）肝胃不和型妊娠剧吐：竹茹9克，陈皮3克。水煎服，每日1剂。

（3）顽固性呃逆：竹茹、陈皮各10克，半夏6克，生姜3片。水煎服。

（4）胃热呕吐：生姜6克，鲜竹茹30克，莲子心3克，水煎服。

海 藻

【别名】落首，海带花，马尾藻，乌菜。

【性味归经】咸，寒。归肝、肾经。

【功效主治】软坚散结，消痰，利水。用于瘿瘤，瘰疬、睾丸肿痛，痰饮水肿。

1 药材性状

（1）大叶海藻：皱缩卷曲，黑褐色，长30～60厘米。主干呈圆柱状，具圆锥形突出，主枝自主干两侧生出，侧枝自主枝叶腋生出，具短小的刺状突出。初生叶披针形或倒卵形，全缘或具粗锯齿；次生叶条形或披针形，叶腋间有着生条状叶的小枝。气囊黑褐色，球形或卵圆形，有的有柄，顶端钝圆，有的具细短尖。质脆，潮湿时柔软；水漫后膨胀，肉质，黏滑。气腥，味微咸。

（2）小叶海藻：长15～40厘米。分枝互生，无刺状突起。叶条形或细匙形，先端稍膨大，中空。气囊腋生，纺锤形或球形，囊柄较长。质硬。

2　药材禁忌

脾胃虚寒蕴湿者忌服。

3　药材选购

以色黑褐、盐霜少、枝嫩无砂石者为佳。

4　偏方妙用

（1）直肠癌：海藻30克，水蛭6克。将2药分别用微火焙干，研细混合，每次3克，每日2次，黄酒冲服。

（2）咽部异物感、颈部甲状腺肿块或囊肿：海藻、昆布各500克，白酒1000克。将海藻、昆布放在容器中，加入白酒，密封；浸泡一周后，即可饮用。每次3克，每日3次。

（3）项下渐肿成瘿：昆布、海藻等份，研为细末，加入蜂蜜做成杏核大丸子，随时含咽。

（4）乳腺增生病：柴胡、白术、海藻、昆布、炮穿山甲、浙贝母各10克，当归、茯苓各15克，白芍20克，龙胆草6克。水煎，每日1剂，分早、晚2次服用。亦可炼蜜为丸，每次20克，每日3次。

昆布

【**别名**】纶布，海昆布，黑昆布，海带。

【**性味归经**】咸，寒。归肝、肾经。

【**功效主治**】软坚散结、消痰、利水。治瘰疬、瘿瘤、噎膈、水肿、睾丸肿痛、带下等症。

1　药材性状

（1）海带：叶状体卷曲折叠成团状或缠结成把。全体呈黑褐色或绿褐色。表面附有白霜。用水浸软则展开成扁平长带状，长50～150厘米，宽10～40厘米，中部较厚，边缘较薄而呈波状。类革质，残存柄部扁圆柱状。气腥，味咸。

（2）昆布：叶状体卷曲皱缩成不规则团状。全体呈黑色，较薄用水浸软则膨胀呈扁平的叶状，长宽为 16 ～ 26 厘米，厚约 1.6 毫米，两侧呈羽状深裂，裂片呈长舌状，边缘有小齿或全缘。质柔滑。

2 药材禁忌

脾胃虚寒蕴湿、妊娠者忌服。

3 药材选购

以味腥，食之味咸，外表黑褐色或绿褐色为佳。

4 偏方妙用

（1）肥胖症：绿豆、昆布（海带）各 100 克，调料适量。2 味一起放入砂锅中，加水文火煎煮至烂熟，加调料即可。每日 1 剂，趁热服。

（2）肺炎、支气管炎：昆布、海带根各 30 克，知母 15 克，桔梗、浙贝母各 10 克。上药连煎 2 饮，2 次煎液混合后服。每日 1 剂，分 2 次服。

（3）膀胱癌：土贝母、山慈姑、海浮石、昆布各等份。共研细末，每服 6 克，每日 2 次。

（4）肝火头痛、眼结膜炎：昆布 20 克，草决明 30 克，水煎，吃昆布饮汤。每日 2 次。

第十一节

平肝熄风药，平肝潜阳熄风痉

僵蚕

【别名】白僵蚕，天虫，僵虫，白僵虫。

【性味归经】咸、辛，平。归肝、肺、胃经。

【功致主治】息风止痉，祛风止痛，化痰散结，止痒。用于小儿惊厥、颜面神经麻痹、破伤风、癫痫、急性喉炎、扁桃体炎、颈淋巴结核等。

1 药材性状

虫体呈圆柱形，多弯曲皱缩，长2～5厘米，直径0.5～0.7厘米。表面灰黄色，被有白色粉霜状的气生菌丝和分生孢子，头部较圆，足8对，体节明显，尾部略呈二分枝状。质硬而脆，易折断，断面平坦，外层白色，显粉性，中间亮棕色或亮黑色习称"胶口镜面"，内有丝腺环4个呈亮圈状。气微腥，味微咸。

2 药材禁忌

中风口噤、心虚不宁、血虚生风、产后余痛者慎服。

3 药材选购

以色白条直，粗大、质硬，断面光滑，食桑叶的蚕为佳。

4 偏方妙用

（1）风热咽痛：僵蚕、荆芥、防风各6克，薄荷、生甘草各4.5克，桔梗9克，切碎，水煎服。

（2）脾虚慢惊风：僵蚕、人参、白术、茯苓各 9 克，木香、白附子各 3 克，天麻、全蝎各 6 克，共研细末，早、晚分 2 次用温开水送服。

（3）雀斑：白僵蚕、白附子、白芷、山奈、石膏、滑石、硼砂各 9 克，白丁香 3 克，冰片 1 克。上药共研细末，临睡前用水和少许药搽面。

（4）大叶性肺炎：僵蚕、栝楼皮、马鞭草各 15 克，蝉蜕、片姜黄、生大黄（后卜）各 10 克，杏仁 9 克，生石膏、鱼腥草各 30 克。每日 1 剂，水煎服。

羚羊角

【别名】羚羊，高鼻羚羊角。

【性味归经】咸，寒。归肝、心经。

【功效主治】平肝息风、清热镇惊、解毒。治热病神昏、谵语发狂、头痛眩晕、惊痫搐搦、目赤翳膜。

1 药材性状

角呈长圆锥形，略呈弓形弯曲，长 15 ～ 33 厘米，类白色或黄白色，基部稍呈青灰色。嫩歧透视有"血丝"或紫黑色斑纹，光滑如玉，无裂纹，老枝则有细纵裂纹。除尖端部分外，有 10 ～ 16 个隆起环纹，中部以上多呈半环，间距约 2 厘米，用手握之，四指正好嵌入凹处。角的基部横截面圆形，直径 3 ～ 4 厘米，内有坚硬质重的角柱，习称"骨塞"，骨塞长约占全角的 $1/2$ 或 $1/8$，表面有突起的纵棱与其外面角鞘内的凹沟紧密嵌合，从横断面观，其结合部呈锯齿状。除去骨塞后，角的下半段成空洞，全角呈半透明，对光透视，上半段中央有～条隐约可辨的细孔道直通角尖，习称"通天眼"。质坚硬。气微，味淡。

2 药材禁忌

脾虚慢惊患者禁服。

3 药材选购

以质嫩，色白，光润，有血丝裂纹者为佳。

4 偏方妙用

（1）伤寒心烦不宁，语无伦次：羚羊角磨汁，以甘草、灯心草各3克，水煎服。

（2）白内障：羚羊角粉25克，泽泻25克，甘菊花50克，葳蕤25克，菟丝子25克（酒浸3日，曝干，捣为末）。上药共捣，粗罗为散，每服15克，以水1中盏，煎至6分，去渣，不计时候，温服。

（3）妇女血风劳、月经不调、面黄肌瘦、腹痛：防风、川芎、当归、桂心、甘草各2克，荆芥、熟地黄、柴胡、枳壳、炒酸枣仁、炙鳖甲、羚羊角、白术各3克。水煎服，加姜。

（4）鼻出血：牡蛎、白茅根各15克，羚羊角0.3～4.5克，石斛、南沙参、麦冬（青黛拌）、夏枯草各12克，川贝、黑荆芥、茜草根各6克，牡丹皮、牛膝、藕节各10克，薄荷炭3克。水煎服，每日1剂。压迫止血。

天麻

【**别名**】赤箭，明天麻，神草，定风草。

【**性味归经**】甘，平。归肝经。

【**功效主治**】具有活血、行气、健脾和胃、利湿的功能。主治头痛眩晕、肢体麻木、小儿惊风、破伤风等症状。

1 药材性状

　　块茎呈长椭圆形，扁缩而稍弯曲，长5～12厘米，宽2～6厘米，厚0.5～3厘米。表面黄白色或淡黄色，微透明，有纵皱及沟纹，并具有点状斑痕组成的环纹。顶端有红棕色芽（冬麻，俗称鹦哥嘴），或残留茎基或茎痕（春麻）；底部有圆脐形瘢痕。质坚硬，不易折断，断面平坦，角质样，米白色或淡棕色，有光泽，内心有裂隙。

2 药材禁忌

　　气血两虚者禁服。

3　药材选购

以肥厚体大、色黄白、质地坚实沉重、断面明亮、无空心者为佳。

4　偏方妙用

（1）破伤风：南星、防风、白芷、天麻、羌活、白附子各适量研末，每服10克，以适量热酒调服，或敷于患处。

（2）头痛：天麻3克，川芎10克，白芷3克，春茶3克。用白酒一碗，将上4味药置酒中，煎至半碗，取渣，再用酒一碗，煎至半碗。合并煎汁，睡前饮用。

（3）高血压、神经性眩晕：天麻、橘红、茯苓各6克，制半夏9克，白术15克，甘草3克。水煎，每日1剂，分2次服。

（4）紧张性头痛：天麻30克，白芷15克，川芎、炙川乌、生甘草各10克。将上药共研为细末，水煎，每次3克，每日2次。1个月为1个疗程。

钩藤

【别名】钩藤，钩藤钩子，金钩，双钩藤。

【性味归经】甘，凉。归肝、心包经。

【功效主治】清热平肝，息风定惊。用于头痛眩晕，感冒夹惊，惊痫抽搐，妊娠子痫等。

1　药材性状

（1）钩藤：茎枝圆柱形或类方柱形，直径2～6毫米。表面红棕色至紫棕色或棕褐色，上有细纵纹，无毛。茎上具略突起的环节，对生两个向下弯曲的钩或仅一侧有钩，钩长1～2厘米，形如船锚，先端渐尖，基部稍圆。钩基部的枝上可见叶柄脱落后的凹点及环状的托叶痕。体轻，质硬，横切面外层棕红色，髓部淡棕色或淡黄色。气微，味淡。

（2）大叶钩藤：茎枝方柱形，两侧有较深的纵沟，直径2～5毫米。表面灰棕色至浅棕色，被褐色毛，尤以节部及钩端明显。钩长1.17～3.5厘米，向内深弯几成半圆形，末端膨大成小球。

（3）华钩藤：茎枝方柱形，四角有棱，直径2～5毫米。表面黄绿色或黄棕色，钩长1.3～2.8厘米，弯曲成长钩状。钩基部枝上常留有半圆形反转或不反转的托叶，基部扁阔。

（4）无柄果钩藤：钩枝四面有浅纵沟，具稀疏的褐色柔毛，叶痕明显表面棕黄色或棕褐色。折断面髓部浅黄白色。

2　药材禁忌

无火者勿服。

3　药材选购

以双钩齐、茎细、钩大而结实、光滑、色紫红、无枯枝钩者为佳。

4　偏方妙用

（1）新生儿惊厥：钩藤、桑叶、菊花、川贝母、白芍各6克，水牛角10克，甘草3克，水煎服。

（2）小儿急惊风，牙关紧咬，手足抽搐：钩藤12克，全蝎5克，木香、天麻、甘草各3克，羚羊角粉（2次冲兑）2克，水煎服。

（3）眩晕目赤：钩藤、夏枯草、代赭石各30克，龙胆15克，菊花9克。水煎服。每日1剂。

（4）小儿惊热：钩藤30克，硝石15克，甘草0.3克（炙微赤，锉）。共捣为末，罗为散。每服1.5克，温水送下，每日3～4次。小儿大小，加减服之。

地 龙

【别名】蚯蚓，土龙，地龙子，虫蟮，曲蟮。

【性味归经】咸，寒。归肝、脾、膀胱经。

【功效主治】具有清热定惊、通络、平喘、利尿的功能。治高热神昏、关节疼痛、肢体麻木、肺热喘咳、尿少水肿、高血压等症。

1　药材性状

（1）广地龙：虫体呈长条状薄片，弯曲，边缘略卷，长 15～20 厘米，宽 1～2 厘米。全体具环节，背部棕褐色至紫灰色，腹部浅黄棕色，第 14～16 环节为生殖带，习称"白颈"，较光亮，体前端稍尖，尾端钝圆，刚毛圈粗糙而硬，色稍浅，雄生殖孔在第 18 节腹侧刚毛圈一小孔突上，外缘有数环绕的浅皮褶，内侧刚毛圈隆起，前面两边有横排（一排或二排）小乳突，每边 10～20 个不等。受精囊孔 2 对，位于 6～9 节间一椭圆形突起上，约占节周 5/11。体轻、不易折断。气腥，味微咸。

（2）沪地龙：长 8～15 厘米，宽 0.5～1.5 厘米。全体具环节，背部棕褐至黄褐色，腹部浅黄棕色，受精囊孔 3 对，第 14～16 节为生殖带，第 18 节有一对雄生殖孔。通俗环毛蚓的雄交配腔能全部翻出，呈花菜状或阴茎状，威廉环毛蚓的雄交配腔孔呈纵向裂缝状，栉盲环毛蚓的雄生殖孔内侧有 1 个或多个小乳突。

2　药材禁忌

脾胃虚寒者或无实热者不宜服，孕妇忌用。

3　药材选购

以体轻、长、大、肉厚，略呈革质、不易折断，气腥，味微咸者为佳。

4　偏方妙用

（1）三叉神经痛：地龙、葛根、白芷各 12 克，红花、延胡索各 10 克，当归 30 克，细辛、全蝎各 6 克，川芎、姜黄各 15 克，牛蒡子 20 克，蜈蚣 2 条，水煎服。

（2）原发性高血压：红地龙（蚯蚓）10～20 条，白糖适量。地龙洗净，加入白糖化水服，每日 1 剂。

（3）丹毒：活地龙（蚯蚓）6 条，白糖 50 克。将地龙洗净，加白糖共捣如糊状，外敷患处，每日 2 次。

（4）慢性支气管炎：地龙 500 克，川贝、胡颓叶、一见喜各 100 克。将地龙放在瓦片上用火烤干，再将四味共研极细粉末，每日服 3 次，每次 6 克。1 个月为 1 个疗程。

牛黄

【别名】犀黄，丑宝，胆黄，西黄，天然牛黄。

【性味归经】甘，凉。归心、肝经。

【功效主治】清心凉肝、豁痰开窍、清热解毒。主治热病神昏、中风窍闭、惊痫抽搐、小儿急惊、咽喉肿烂、口舌生疮、痈疽疔毒等症。

1 药材性状

块状结石多呈卵形、类球形、三角形，直径1～3厘米。表面金黄色至棕黄色，深浅不一，较细腻而稍有光泽，有的外部挂有一层黑色光亮的薄膜，习称"乌金衣"，有的粗糙，有裂纹。体轻，质松脆，易分层剥离，断面可见紧密的同心环层纹。气清香，味苦而后甘，有明显的清香凉感，嚼之易碎，不粘牙。胆管结石呈管状，表面不平或有横益纹，或为破碎的小片，长约3厘米，直径1～1.5厘米。表面红棕或黄棕色，有的呈棕褐色。断面有较少的层纹，有的中空。

2 药材禁忌

脾虚便溏慎服；非实热者和孕妇忌用。

3 药材选购

天然牛黄以个整齐、色泽鲜艳、棕黄色、质细腻、气味清香者为佳，人工牛黄以干燥、色黄者为佳。

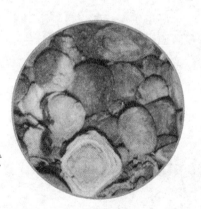

4 偏方妙用

（1）小儿肺热、惊风、癫痫：牛砂15克，牛黄0.3克，上药同研如面，每服以水磨犀角汤调下服之。

（2）小儿热惊：用牛黄如杏仁大一块，加竹沥、姜汁各20毫升，调匀服用。

（3）急性咽炎：牛黄、黄连、朱砂、大黄、丹皮、赤芍、栀子各适量。上述药共研细末，炼蜜为丸，每丸重25克，成人每次1丸，早、中、晚各服1次，白开水送下，3～5日为1个疗程，治疗过程中停用其他药物。

（4）中风昏迷，高热烦躁：牛黄 30 克，郁金 30 克，水牛角 30 克，黄连 30 克，牛砂 30 克，冰片 7.5 克，麝香 7.5 克，珍珠 15 克，山栀 30 克，雄黄 30 克，黄芩 30 克，制作大蜜丸，口服。

全蝎

【别名】全虫，茯背虫，蝎子。

【性味归经】辛，平；有毒。归肝经。

【功效主治】息风镇痉，攻毒散结，通络止痛。用于小儿惊风、抽搐痉挛、中风口歪、半身不遂、破伤风症、风湿顽痹、偏正头痛、疮疡、瘰疬。

1 药材性状

全蝎头胸部与前腹部呈扁平长椭圆形，后腹部呈尾状，皱缩弯曲，完整善体长约 6 厘米。头胸部绿褐色。前面有 1 对短小的整肢及 1 对较长大的钳状脚须，形似蟹螯，背面覆有梯形背甲，腹面有足 4 对，均为 7 节，末端备具 2 爪钩，前腹部由 7 节组成。第 7 节色深，背甲上有 5 条隆脊线，背面绿褐色，后腹部棕黄色，6 节，节上均有纵沟，天节有锐钩状毒刺，毒刺下方无距。气微腥，味咸。

2 药材禁忌

血虚生风者及孕妇忌服。

3 药材选购

以体形完整、色青褐或黄绿、身挺、腹硬、脊背抽沟、腹中少杂质、无盐霜者为佳。

4 偏方妙用

（1）神经麻痹：全蝎、蜈蚣、僵蚕、制白附各 6 克，钩藤、白芷各 3 克，研末，每服 2 克，每日 2 次，早、晚用防风 3 克煎汤送服。

（2）食管癌、胃癌：全蝎、蜈蚣各 30 克，蜂房、僵蚕、壁虎各 60 克。共研极细末，每服 5 克，1 日 3 次，食前服。

（3）麦粒肿：全蝎 3 克，大黄 1.5 克，双花 9 克，甘草 1 克。共研为细末，每次服 1 克，早、晚各服 1 次，白水送下。

（4）癫痫：全蝎 30 克。全蝎先用白酒泡透，再用生甘草炒黄，去甘草，研成细面。成人分 10 次，患儿 12 岁以下分 20 次，空腹米汤送下。忌醋。

蜈 蚣

【别名】吴公，天龙，千足虫。

【性味归经】辛，温；有毒。归肝经。

【功效主治】具有祛风、定惊、攻毒、散结之功。治中风、百日咳、白秃、痔漏、烫伤等症。

1 药材性状

虫体呈扁平长条形，长 9～14 厘米．宽 0.5～1 厘米，兰体由 22 个环节组成，最后一节略细小，头部两节暗红色，有触角及毒钩各 1 对，背部棕绿色或墨绿色，有光泽，并有纵棱 2 条，腹部淡黄色或棕黄色，皱缩，自第 2 节起每体节有脚 1 对，共 21 对，生于两侧，黄色或红褐色，足端黑色，尖端呈爪状弯作钩形，末对附肢基侧板后端有 2 尖棘，同肢前腿节腹面外侧有 2 棘，内侧 1 棘，背面内侧 1～3 棘。质脆，断面有裂隙。气微腥，有特殊刺鼻的臭气，味辛、微咸。

2 药材禁忌

孕妇忌服。

3 药材选购

以身干、条长、头红、足红棕色、身黑绿、头足完整者为佳。

4 偏方妙用

（1）中风抽搐，及破伤风后受风抽搐者：全蜈蚣大者 2 条，生黄芪 30 克，当归 20 克，羌活、独活、全蝎各 10 克，水煎服。

（2）风癣：大蜈蚣 31 克，乌梢蛇 62 克。共焙研细末，体强者每服 3 克，弱者每服 15 克，1 日 2 次，开水下。

（3）破伤风抽搐：蜈蚣、制南星、防风、鱼鳔（炮）各等份，共研末。每服 3 ～ 6 克，每日服 1 ～ 2 次。

（4）阳痿：蜈蚣 18 克，当归、白芍、甘草各 6 克。共研细末，混合均匀，每次 3 克，早晚各 1 次，空腹服用，以白酒或黄酒送服。

（5）胃癌：蜈蚣 5 条，三棱、莪术、枳实各 12 克，海藻、昆布各 1 5 克，水蛭 24 克，金银花 90 克，切碎，水煎，分 3 次服，白糖调服。

（6）口眼歪斜：蜈蚣 2 条，朱砂 1.5 克，防风 15 克，前 2 者研粉，防风煎汤 1 日内分 2 次冲服。

罗布麻

【别名】吉吉麻，红花草，野茶，茶叶花，红麻，野茶叶，红柳子。

【性味归经】甘、苦，凉。有小毒。归肝经。

【功效主治】清火，降压，强心，利尿。治心脏病，高血压，神经衰弱，肝炎腹胀，肾炎水肿。

1 药材性状

叶多皱缩卷曲，有的破碎，完整叶片展平后，呈椭圆状披针形或卵圆状披针形，长 2 ～ 5 厘米，宽 0.5 ～ 2 厘米。淡绿色或灰绿色，先端钝，具小芒尖，基部钝圆或楔形，边缘具细齿，常反卷，两面无毛，下面叶脉突起，叶柄细，长约 4 毫米。质脆。气微，味淡。

2 药材禁忌

脾虚慢惊者慎用。

3 药材选购

以完整、色绿者为佳。

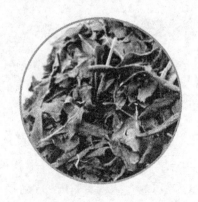

4 偏方妙用

（1）肝炎腹胀：罗布麻、延胡索各 10 克，甜瓜蒂 7.5 克，公丁香 5 克，木香 15 克。共研细末，1 次 2.5 克，每日 2 次，开水送服。

（2）高血压、冠心病：罗布麻 6 克，山楂 15 克，五味子 5 克，冰糖适量。取上述 3 药加冰糖 2 ～ 3 块，热开水泡茶饮，饮奎味淡再换 1 杯。不拘量，代茶饮。

（3）神经衰弱、心悸、眩晕、失眠：罗布麻 5 ～ 10 克，开水冲泡当茶喝，不可煎煮。

（4）水肿：罗布麻根 20 ～ 25 课，水煎服，每日 2 次。

石决明

【别名】鲍鱼甲，千里光，海决明，鲍鱼壳，九孔石，决明，鲍鱼皮。

【性味归经】咸，寒。归肝经。

【功效主治】平肝潜阳，明目养肝。治头痛眩晕、目赤翳障、视物昏花、青盲雀目等症。

1 药材性状

（1）杂色鲍：贝壳呈长卵圆形，内面观略呈耳形，长 8 ～ 9 厘米，宽 5 ～ 7 厘米，高约 2 厘米。表面暗红色，有多数不规则的螺肋和细密生长线，从螺旋部顶处开始排列有 20 余个疣状突起，末端 6 ～ 9 个开孔。

（2）皱纹盘鲍：贝壳长椭圆形，长 12 厘米左右，宽 6 ～ 8 厘米，高 2 ～ 3 厘米。表面灰棕色，有多数粗糙而不规则的皱纹，生长线明显，常有苔藓类或石灰虫等附着物，末端 3 ～ 5 个开孔。

（3）羊鲍：贝壳近圆形，较小，长 8 厘米左右，宽 2.5 ～ 6 厘米，高 0.8 ～ 2 厘米。螺旋部与体螺各占 $1/2$，从螺旋部边缘有 2 行整齐的突起，尤以上部较为明显，末端 4 ～ 5 个开孔呈管状。

（4）耳鲍：贝壳狭长，略扭曲，呈耳状，长 6 ～ 7 厘米，宽 2.5 ～ 3.5 厘米，高约 1 厘米。表面光滑，具翠绿色、紫色及褐色等多种颜色形成的斑纹，螺旋部小，体螺部大，末端 5 ～ 7 个开孔，孔口与壳平，多为椭圆形，壳薄。质较脆，断面 0.5 ～ 15 毫米。

2　药材禁忌

脾胃虚寒、消化不良、胃酸缺乏者禁服，忌多食。

3　药材选购

以身形完好，无缺口、个大、壳厚、外皮洁净、内有彩色光泽者为佳品。

4　偏方妙用

（1）顽固性失眠：珍珠母、石决明、淮小麦、夜交藤各 30 克，合欢皮、赤芍各 15 克，黄芩、柏子仁、朱麦冬、丹参各 9 克，沙参 12 克。水煎服。

（2）口苦、咽干、尿黄之白内障：石决明 100 克，细辛 20 克，怀山药、茺蔚子、人参、车前子、柏子仁各 50 克。上药共研为细末，炼蜜为丸重 15 克，每次服 1 丸，每日 2 次。

（3）青光眼小梁切除术后浅前房：石决明、草决明各 25 克，木贼、栀子各 15 克，麦冬、蔓荆子、赤芍、夏枯草、郁金、酒大黄各 10 克，甘草 5 克。每日 1 剂，水煎，分早、晚 2 次口服。

（4）眼睛怕见光：石决明、黄菊花、甘草各 3 ～ 4 克，水煎，冷却后服用。

珍珠母

【别名】珠牡，珠母，真珠母，明珠母。

【性味归经】咸，寒。归肝、心经。

【功效主治】平肝潜阳，定惊明目。用于头痛眩晕，烦躁失眠，肝热目赤，肝虚目昏。

1　药材性状

（1）三角帆蚌：完整的贝壳略呈不等边互边三角形，壳面生长轮呈同心环状排列，后背缘向上突起，形成大的三角形帆状后翼，壳内面外套痕明显，前闭壳肌痕呈卵圆形，后闭壳肌痕略呈三角形，左右壳均具 2 枚拟主齿，左壳具 2 枚长条形侧齿，右壳具 1 枚长条形侧齿，具光泽。质坚硬。气微腥，味淡。

（2）褶纹冠蚌：完整的贝壳呈不等边三角形。后背缘向上伸展成大形的冠，壳内面外套痕略明显，前闭壳肌痕大，呈楔形，后闭壳肌痕呈不规则卵圆形，在后侧齿下方有与壳面相应的纵肋和凹沟，左右壳均具 1 枚短而略粗的后侧齿及 1 枚细弱的前侧齿，均无主齿。

（3）马氏珍珠：贝呈斜四方形，后耳大，前耳小，背缘平直，腹缘圆，生长线极细密，片状。闭壳肌痕大，长圆形，具一凸起的长形主齿。

2　药材禁忌

胃寒者慎服。

3　药材选购

以片大、色白、酥松而不碎者为佳。

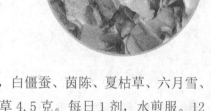

4　偏方妙用

（1）黄褐斑：珍珠母 30 克，白菊花 9 克，白僵蚕、茵陈、夏枯草、六月雪、白茯苓、柴胡、生地、女贞子各 12 克，炙甘草 4.5 克。每日 1 剂，水煎服。12 日为 1 个疗程。

（2）癫痫：珍珠母 6 克，生代赭石 9 克。研细末，每服 3 克，1 日 2 次，开水送。

（3）失眠：生地、麦冬、代赭石、珍珠母各 15 克，沙参、玄参、银花各 12 克。每日 1 剂，水煎，早晚分服。

（4）心悸失眠：珍珠母 20 克，远志 6 克，酸枣仁 10 克，甘草（炙）5 克，水煎服。

牡　蛎

【别名】蛎蛤，牡蛤，蛎房，海蛎子壳，海蛎子皮。

【性味归经】咸，微寒。归肝、胆、肾经。

【功效主治】重镇安神，潜阳补阴，软坚散结，收敛固涩。用于惊悸失眠，眩晕耳鸣，瘰疬痰核，癥瘕痞块。煅牡蛎收敛固涩；用于自汗盗汗，遗精崩带。

1 药材性状

（1）长牡蛎：贝壳呈长片状，背腹缘几平行，长 10～50 厘米。右壳较小，鳞片坚厚，层状或层纹状排列，壳外面平坦或具数个凹陷，淡紫色、灰白色或黄褐色，内面瓷白色，壳顶两侧无小齿。左壳凹下很深，鳞片较右壳粗大，壳顶附着面较小。质硬，断面层状，洁白。气微，味微咸。

（2）大连湾牡蛎：贝壳呈类三角形，背腹缘呈八字形。右壳外面淡黄色，具疏松的同心鳞片，鳞片起伏成波浪状，内面白色。左壳同心鳞片坚厚，自壳顶部放射肋数个，明显，内面凹下呈盒状，铰合面小。

（3）近江牡蛎：贝壳呈圆形、卵圆形、三角形等。左壳凹陷，大而厚，右壳平坦，稍小。右壳外表面稍不平，有灰、紫、棕、黄等色，环生同心鳞片，幼体者鳞片薄而脆，多年生长者鳞片厚而坚，内表面白色，边缘有时淡紫色。

2 药材禁忌

本品性寒，寒证患者慎用，必要时应与其他药物配伍使用。

3 药材选购

以个大整齐、质坚、内面光洁、色白者为佳。

4 偏方妙用

（1）甲状腺癌：牡蛎60克，苍耳草、贯众各30克，海藻、蒲黄根、玄参各15克，水煎服。能使坚肿较缩，压迫症状减轻。

（2）肝癌：牡蛎30克，制鳖甲12克，八月札、太子参、黄芪、郁金、凌霄花、香附各9克，水煎服。能使肝区郁痛减轻，硬结与肿块软缩。宜于原发性肝癌。

（3）肺结核盗汗：牡蛎15克。加水500毫升，煎至200毫升，早晚分服，连续服药3天，汗止后再服2～3剂。

（4）体虚自汗：牡蛎12克，黄芪30克，麻黄根9克，共为粗末。每次用10～15克，加浮小麦30克，水煎服。

第十二节

收涩中药，收敛固涩治滑脱

浮小麦

【别名】浮水麦，浮麦。

【性味归经】甘，凉。归心经。

【功效主治】具有除烦止渴，利小便，养肝气，调经止血的功能。主治心神不宁、失眠、自汗、盗汗等症。

1 药材性状

干瘪颖果呈长圆形，两端略尖，长约 7 毫米，直径约 2.6 毫米。表面黄白色，皱缩，有时尚带有未脱净的外稃，腹面有一深陷的纵沟，顶端钝形，带有浅黄棕色柔毛，另一端成斜尖形，有脐。质硬而脆，易断，断面白色，粉性差。无臭，味淡。

2 药材禁忌

一般人均可食用，无特殊禁忌。

3 药材选购

以质硬，断面白色，粉性，气弱，味淡，无异味者为佳。

4 偏方妙用

（1）自汗：浮小麦 30 克，猪瘦肉 50 克，黑豆 30 克。将猪瘦肉洗净切块，加入浮小麦与黑豆煮熟，吃肉和豆，喝汤，每日 1 剂。

（2）盗汗、虚汗、多汗：浮小麦 60 克，红枣 30 克，将两味一同放入砂锅中，加水煎煮 30 分钟，取汁即可。每日 1 剂，分 2～3 次温服。

（3）盗汗及虚汗不止：浮小麦 45 克，将其炒焦，研为细末即可。每日不拘时用温开水或米汤送服。

（4）小儿盗汗：浮小麦、黑豆各 20 克，水煎 30 分钟，取汁。每日 1 剂，分 2 次温服。

麻黄根

【别名】苦椿菜。

【性味归经】甘，平。归心、肺经。

【功效主治】止汗。主自汗；盗汗。

1　药材性状

根多呈圆锥状圆柱形，根茎较细，呈圆柱形，略弯曲，长 8～25 厘米，直径 0.5～1.5 厘米，粗细均匀，具突起的节，节间长 0.7～2 厘米。表面均呈红棕色或灰棕色，有纵皱纹及支根痕，外皮粗糙，易成片状剥落。根上端较粗，偶有膨大的根头，下部较细，常扭曲。根茎体轻，质硬脆，易折断，断面皮部黄白色，木部淡黄色或黄色，射线放射状排列，根茎中部有髓。气微，味微苦。

2　药材禁忌

有表邪者忌服。

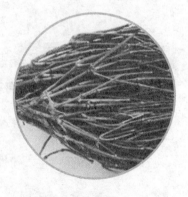

3　药材选购

以质硬、外皮色红棕色、断面色黄白者为佳。

4　偏方妙用

（1）发热咳嗽：麻黄根 9 克，生姜 5 克，杏仁 9 克，生石膏 30 克，桑白皮 9 克，海浮石 30 克，葶苈子（包煎）15 克，桔梗 6 克，柴胡 6 克，川贝母 9 克，竹茹 9 克，款冬花 12 克，生甘草 6 克。3 剂，水煎服，每日 1 剂。

（2）自汗：麻黄根 1 0 克，黄芪 1 5 克，白术 10 克，防风 10 克，浮小麦 10 克，生牡蛎 20 克，水煎服，每日 1 剂．分 2 次服。

（3）产后虚汗不止：麻黄根 60 克，当归（锉，微炒）30 克，黄芪（锉）30 克。上药捣粗罗为散，每服 12 克，以水 200 毫升，煎至剩 6 分，去渣，不计时候温服。

（4）体虚自汗：牡蛎 12 克，黄芪 30 克，麻黄根 9 克，共为粗末。每次用 10 ～ 15 克，加浮小麦 30 克，水煎服。

肉豆蔻

【别名】豆蔻，肉果，玉果。

【性味归经】辛，温。归脾、胃、大肠经。

【功效主治】温中行气，涩肠止泻。主治脾肾虚寒所致的久泻、久痢、寒凝气滞所致的腹痛、胀满等病症。

1 药材性状

种仁卵圆形或椭圆形，长 2 ～ 3.5 厘米，宽 1.5 ～ 2.5 厘米。表面灰棕色至暗棕色，有网状沟纹，常被有白色石灰粉，宽端有浅色圆形隆起（种脐的部位），狭端有暗色下陷处（合点的部位），两端间有明显的纵沟（种脊的部位）。质坚硬，难破碎，碎断面可见棕黄或暗棕色外胚乳向内伸入，与类白色的内胚乳交错，形成大理石样纹理，纵切时可见宽端有小型腔隙，内藏小型干缩的胚，子叶卷曲。气香浓烈，味辛。

2 药材禁忌

湿热泻痢及阴虚火旺者忌服本品。

3 药材选购

以个大、体重、油足、坚实，破开后气香浓烈、味辛为宜。

4 偏方妙用

（1）小儿夜啼：丁香 1.5 克，肉豆蔻 3 克同入锅，水煎 30 分钟，去渣取汁，调入热牛奶 150 毫升，加适量白糖调味，即可服用。

（2）各种腹泻：肉豆蔻 20 克，桂枝 20 克，吴茱萸 30 克，木香 20 克，陈皮 20 克。水煎滤液洗足，每次浸洗 15 ～ 30 分钟，每日 2 次。

（3）脾虚泄泻，肠鸣不食：肉豆蔻 1 枚，入乳香 3 小块在内，以面裹煨，面熟为度，去面，碾为细末。每服 3 克，米汤送下，小儿 1.5 克。

（4）脾虚胃热者：石莲肉 20 克，肉豆蔻末 3 克。石莲肉研成细末。一起用米汤水调服。

石榴皮

【别名】石榴壳，酸石榴皮，酸榴皮，西榴皮。

【性味归经】酸、涩，温。归大肠经。

【功效主治】涩肠止泻，止血，驱虫。用于久泻，久痢，便血，脱肛，崩漏，白带，虫积腹痛。

1 药材性状

种果皮半圆形或不规则块片，大小不一，厚 1.5 ～ 3 毫米。外表面黄棕色、暗红色或棕红色，稍具光泽，粗糙，不棕色小点，有的有突起的筒状突萼或粗短果柄。内表面黄色或红棕色，有种子脱落后的凹窝，呈网状隆起。质硬而脆，断面黄色，略显颗粒状。气微，味苦涩。

2 药材禁忌

本品不宜用于邪热盛、感染明显的大便泄泻、腹痛、痢疾脓血便以及大便秘结者。

3 药材选购

以皮厚、棕红色者为佳。

4 偏方妙用

（1）绦虫病，蛔虫病：石榴皮、槟榔各等份，研细末，每次服 6 克，小儿酌减，每日 2 次，连服 2 日。

（2）心气疼痛：白芨、石榴皮各6克，研为细末，加入炼蜜和成如黄豆大的丸子。每服艾醋汤送下3丸。

（3）久泻久痢：鲜石榴皮1000克（干品500克），石榴的药用价值分析洗净加水煎煮2次，每次煎30分钟，去渣取汁，将两煎药液混匀，用文火浓缩成膏，加入蜂蜜300克，搅匀至沸停火，晾凉后装瓶备用。口服，每次10毫升，每日2～3次，白开水冲服。

（4）慢性痢疾久治不愈者：石榴皮、茄根各60克，先将茄根烧成灰（存性），研末，石榴皮研成细末，两药混匀，每服9克，用红糖水送服。

鸡冠花

【别名】鸡冠，鸡髻花，鸡公花。

【性味归经】甘、涩，凉。归肝、大肠经。

【功效主治】凉血止血、止带、止泻。治崩漏、血淋、痔疮出血、咳血、吐血、赤白带下，湿热泄泻、湿热痢疾、痈疽疮疖、风疹等症。

1 药材性状

穗状花序多扁平而肥厚，似鸡冠状。长8～25厘米，宽5～20厘米。上端宽，具皱褶，密生线状鳞片，下端渐狭小，常残留扁平的茎。表面红色、紫红色或黄白色，中部以下密生多数小花，各小花有膜质苞片及花被片。果实盖裂。种子圆肾形，黑色，有光泽。体轻，质柔韧。气微，味淡。

2 药材禁忌

肝虚目疾者不宜食用，瞳孔散大、青光眼患者忌服。

3 药材选购

以花朵大而扁、色泽鲜明者为佳，习惯认为白色者质优。

4 偏方妙用

（1）女性白带异常：玫瑰花、白鸡冠花各9克，乌贼骨12克，将上述药物放入砂锅中，加水煎煮 30 分钟即可。每日 1 剂，分 2 次温服。

（2）便血：取鸡冠花、椿根白皮各等份，研为末，用炼蜜制成梧桐子大小的丸。每服 30 丸，取黄芪汤下，日二服。

（3）急性湿热型子宫颈炎：鸡冠花 20 克，猪肉 100 克，红枣（去核）12 枚，精盐适量。加水煮，武火煮沸改文火煮半小时，加精盐调味。饮汤食猪肉。

（4）妇女湿热带下，月经出血过多：鸡冠花 30 克，白果 9 克，粳米、红糖适量。前 2 味加水煎汁 2 次，去渣取汁。药汁与粳米同煮粥，调入红糖即可食用。

山茱萸

【别名】肉枣。

【性味归经】酸、涩，微温。归肝、肾经。

【功效主治】补益肝肾，涩精缩尿，敛汗固脱。阳痿，遗精，高血压，体虚汗出，少年白发，小便频数，腰肌劳损等。

1 药材性状

果肉呈不规则片状或囊状，长 1～1.5 厘米，宽 0.5～1 厘米。表面紫红色至紫黑色，皱缩，有光泽。顶端有的有圆形宿萼痕，基部有果梗痕。质柔软。气微，味涩、微苦。

2 药材禁忌

肝阳上亢及素有湿热、小便不利者禁服。

3 药材选购

以肉厚、块大、柔软、色紫红者为佳。

4 偏方妙用

（1）肝肾不足之腰酸眩晕：山茱萸，补骨脂、当归各 9 克，麝香 0.1 克，炼蜜和为丸，每服 9 克，每日 2～3 次，淡盐汤送服。

（2）延缓衰老：取枸杞子、黄精各 15 克，山茱萸 9 克，冰糖适量，水煎服，每日 1 剂。

（3）肾虚腰痛遗精，体虚自汗：山茱萸 30 克，白酒 500 毫升。将山茱萸碾碎，倒入净瓶中，再注入白酒加盖密封。

（4）肾虚遗精、阳痿、腰膝酸痛：山茱萸肉 60 克，益智仁 50 克，党参、白术各 25 克。将上述四味药一并放入砂锅中，用适量清水煎煮，再取渣饮用。每剂分 10 次饮用。每日 2 次。

覆盆子

【别名】覆盆，小托盘，牛奶母。

【性味归经】甘、酸，温。归肝、肾经。

【功效主治】益肾，固精，缩尿。用于肾虚遗尿、小便频数、阳痿早泄、遗精滑精。

1 药材性状

聚合果由众多核果聚合而成，略呈圆锥形或类球形，上端钝圆，底部较平坦，高 0.6～1.3 厘米，直径 0.5～1.2 厘米，表面灰绿色或淡棕色，密被灰白色或灰绿色短茸毛，宿萼棕色，5 裂，先端多折断，上有多数残存花丝，下有果柄痕或连有细果柄。小核果约呈半月形，背面隆起，腹面有突起棱线，表面棕色，背面及顶端有灰白色毛. 腹面及两侧有网状凹纹，质硬，内含棕色种子 1 粒。气微，味微酸涩。

2 药材禁忌

肾虚有火，小便短涩者，怀孕初期妇女应忌服。

3 药材选购

以个大、饱满、粒整、结实、色灰绿、具酸味者为佳。

4 偏方妙用

（1）膀胱虚冷、小便不禁：覆盆子 40 克，木通 18 克，甘草 15 克。将 3 味研磨成粉，每日清晨服用 9 克，用白水或米汤送服。

（2）遗精：覆盆子、芡实、仙茅、熟地、菟丝子各 15 克，山茱萸、生牡蛎、生龙骨、锁阳各 30 克。每日 1 剂，水煎服。

（3）牙痛：覆盆子嫩叶捣汁，点在眼睛里，每日 3～4 次。若无新嫩叶，可用干叶煎浓汁点眼睛。

（4）小便频数、遗尿遗精、阳痿：覆盆子 15 克，绿茶适量。将覆盆子和绿茶一同放入茶杯，用沸水冲泡 10 分钟即可。每日 1 剂，频频饮服。

桑螵蛸

【别名】螳螂蛋，螳螂壳，螳螂子，刀螂子。

【性味归经】甘、咸，平。归肝、肾经。

【功效主治】益肾固精，缩尿，止浊。用于遗精滑精，遗尿尿频，小便白浊。

1 药材性状

（1）团螵蛸：卵鞘略呈圆柱形或半圆形，由多数膜状薄层叠成，长 2.5～4 厘米，宽 2～3 厘米。表面浅黄褐色，上面带状隆起不明显，底面平坦或有凹沟。体轻，质松而韧，横断面可见外层为海绵状，内层为许多放射状排列的小室，室内各有一细小椭圆形卵，深棕色，有光泽。气微腥，味淡或微咸。

（2）长螵蛸：卵鞘略呈长条形，一端较细，长 2.5～5 厘米，宽 1～1.5 厘米。表面灰黄色，上面带状隆起明显，带的两侧冬有 1 条暗棕色浅沟及斜向纹理。质硬而脆。

（3）黑螵蛸：卵鞘略呈平行四边形，长 2～4 厘米，宽 1.5-2 厘米。表面灰褐色。上面带状隆起明显．两侧有斜向纹理，近尾端微向上翘，质硬而韧。

2 药材禁忌

阴虚火旺或膀胱有热者慎服。

3 药材选购

以上均以干燥、完整、幼虫未出，色黄、体轻而带韧性，无树枝草梗等杂质为佳。

4 偏方妙用

（1）小儿功能性遗尿症：桑螵蛸、怀山药、益智仁各15克，枸杞子、补骨脂、菟丝子各10克，杜仲，五味子各6克，水煎服。

（2）遗精白浊，盗汗虚劳：桑螵蛸（炙）、龙骨各等份，共研细末，每服6克，空腹用盐汤送下。

（3）失眠健忘，小便频数：桑螵蛸、远志、石菖蒲、龙骨、人参、茯神、当归、龟甲（醋炙）各30克，共研细末，临睡前人参汤调下6克。

（4）肾虚遗精，滑泄，小便频数：肉苁蓉、桑螵蛸、芡实各15克，莲子18克，黑芝麻30克。共捣为粉末，过筛，炼蜜为丸如梧子大。每次9克，每日2次，用开水送服。

海螵蛸

【别名】乌贼鱼骨，乌贼骨，墨鱼骨，墨角盖。

【性味归经】咸、涩，温。归脾、肾经。

【功致主治】收敛止血，涩精止带，制酸，敛疮。用于胃痛吞酸，吐血衄血，崩漏便血，遗精滑精，赤白带下；溃疡病。外治损伤出血，疮多脓汁。

1 药材性状

（1）无针乌贼：内壳长椭圆形而扁平，边缘薄，中间厚，长9～14厘米，宽2.5～3.5厘米，厚1.2～1.5厘米。背面有磁白色脊状隆起，两侧略显微红色，隐约见细小疣点状突起，形成近平行半环状纹理，腹面白色，尾端到中部有细密波状横层纹，角质缘半透明，尾部较宽平，无骨针。体轻，质松，易折断，断面粉质，显疏松层纹。气微腥，味微咸。

（2）金乌贼：内壳较前者大，长13～23厘米，宽约至6.5厘米，最厚部分位于前半部，厚0.8～1.2厘米。背面疣点明显，略作层状排列，腹面波状横层纹占全体大部分，中间有纵向浅槽，尾部角质缘渐宽，向腹面翘起，末端有一骨针，多已断落。

2 药材禁忌

阴虚多热者不宜多服；久服易致便秘，可适当配润肠药同用。

3 药材选购

以上药材均以身干、体大、色白、完整者为佳。

4 偏方妙用

（1）沙眼：海螵蛸适量，黄连10克。先把黄连煎浓汁，再将海螵蛸削成短棒，浸入黄连煎液中，取出待干。翻转眼皮用海螵蛸棒摩擦睑结膜的粗糙部分。

（2）脾肾亏虚、妇女带下、色白不稠：芡实（炒黄）30克，白果6克，海螵蛸12克，水煎服。

（3）崩漏：海螵蛸、当归各100克，鹿茸、阿胶各150克，蒲黄50克。空腹用酒调服方寸匙，每日3次。

（4）消化性溃疡：海螵蛸50克，白芨、白芷、银花、蒲公英各45克，白芍、黄芩各35克，党参、三七、合欢皮、元胡各40克，甘草30克。上药混匀，共研成粉。每次5克，温开水冲服，每日服3次，30日为1个疗程。

芡实

【别名】鸡头实，刺莲蓬实，鸡头果，苏黄，鸡头苞。

【性味归经】甘、涩，平。归脾、肾经。

【功效主治】具有益肾固精、补脾止泻、祛湿止带的功能。治梦遗滑精、遗尿尿频、脾虚久泻、白浊、带下等症。

1 药材性状

种仁类圆球形，直径5～8毫米，有的破碎成块。完整者表面有红棕色或暗紫色的内种皮，可见不规则的脉状网纹，一端约1/3为黄白色。胚小，位于淡黄色一端的圆形凹窝内。质地较硬，断面白色，粉性。气微，味淡。

2 药材禁忌

大小便不利者禁服；食滞不化者慎服，婴儿忌食。

3 药材选购

以颗粒完整、饱满均匀、断面白色、粉性足、无碎末者为佳。

4 偏方妙用

（1）梦遗滑精：芡实末、莲花蕊末、龙骨（别研）、乌梅肉（焙干取末）各50克。上药煮怀山药糊为丸，如鸡头大。每服1粒，温酒、盐汤送下，空服。

（2）小便频数：芡实、秋石、白茯苓、莲子各100克，共研为末。加蒸枣做成丸子，如梧桐子大：每服30丸，空服，盐汤送下。

（3）肾虚型哮喘：芡实50克，大米100克，油、盐适量。芡实、大米同煲粥，至芡实烂熟，加油、盐调味，分次服食，宜长期服用。

（4）婴幼儿哮痰症：生芡实10克，清半夏、茯苓各4克，黑芝麻3克，柏子仁、生杭芍、陈皮各2克。水煎，分3次服，每日1剂。

五味子

【别名】五梅子，辽五味，山花椒，香苏，红铃子。

【性味归经】酸、甘，温。归啼、心、肾经。

【功效主治】敛肺滋肾，生津敛汗，涩精止泻，凝心安神。用于久咳虚喘，遗尿尿频，梦遗滑精，久泻不止，自汗盗汗，短气脉虚，内热消渴，心悸失眠等症。

1 药材性状

果实呈不规则的球形或扁球形，直径5～8毫米。表面红色、紫红色或暗红色，皱缩，显油润，果肉柔软，有的表面呈黑红色或出现"白霜"。种子1～2，肾形，表面棕黄色，有光泽，种皮较坚硬。呆肉气微，味酸；种子破碎后，有香气，味辛、微苦。

2　药材禁忌

忌过量服用，否则容易出现腹部不适、胃疼反酸、食欲减退等不良反应。此外，外有表邪、内有实热，或咳嗽初起、麻疹初发者应禁服。

3　药材选购

以粒大、油性大、表面色暗红或紫红、肉厚、气味浓者为佳。

4　偏方妙用

（1）心烦失眠：五味子 10 克，生地黄 15 克，玄参 15 克，天冬 10 克，麦冬 10 克，黄连 6 克，牡丹皮 10 克，当归 10 克，丹参 30 克，酸枣仁 15 克，远志 10 克，柏子仁 10 克，天花粉 15 克，水煎服。

（2）滋肾阴，助肾阳：醋炙五味子和 10 克煎碎的枸杞子放入瓷杯中，以沸水冲泡，温浸片刻，再加入白糖，搅匀即可饮用。每日 1 剂。

（3）梦遗虚脱：五味子 480 克，洗净，水浸 1 宿，去核，用温水将核洗去余味，用布滤过，置于砂锅内，入冬蜜 960 克，慢火熬之，除砂锅斤两外，煮至 1.8 千克成膏为度。待数日后，略去火性，每服 1 ～ 2 匙，空腹白滚汤调服。

（4）肾虚遗精：五味子、鸡内金各 150 克。共研细末，混匀，每服 3 ～ 5 克，每日 3 次，开水冲服。

乌梅

【别名】梅实，山梅，盐梅，杏梅。

【性味归经】酸、涩，平。归肝、脾、肺、大肠经。

【功效主治】具有安神、止痢、止血、生津、安蛔的功能。主治崩漏、尿血便血、久咳不止、止泻等症。

1　药材性状

核果类球形或扁球形，直径 2 ～ 3 厘米。表面乌黑色至棕黑色，皱缩，于放大镜下可见毛茸，基部有圆形果梗痕，果肉柔软或略硬，果核坚硬，椭圆形，棕黄色，表面有凹点，内含卵圆形、淡黄色种子1粒。气微，味极酸。

2 药材禁忌

忌多食或久食。患感冒发热，咳嗽多痰，胸膈痞闷者应忌食；菌痢、肠炎的初期忌食；妇女正常月经期以及怀孕妇人产前产后忌食；有实邪者忌服。

3 药材选购

以个大肉厚、外皮乌黑色、核小柔润、不破裂、味极酸者为佳。

4 偏方妙用

（1）头疮皮癣：乌梅肉2.5千克，水煎浓缩成膏约500克，每服9克，用糖开水送服，每日3次。另以生油调膏外敷于患处。

（2）大便不通：乌梅10颗泡热水中去核，做成枣子大的丸子，塞入肛门内，不久后可通便。

（3）抗癌：乌梅15克，红枣5克，冰糖50克，粳米100克。先将乌梅洗净，入锅加水200克煎煮至减半，去渣取汁，再与淘洗干净的粳米、红枣一同加水900毫升。先用旺火烧开，再转用文火熬煮成稀粥，加入冰糖继续煮至粥成。每日早晚空腹食用。

（4）生津止呕：乌梅20克，冰糖15克，低度白酒500毫升。把乌梅、冰糖一同放入玻璃瓶中，密封浸泡7日即可。每日早晚各饮用1小杯（约10毫升）。

五倍子

【别名】百仓虫，文蛤，木附子，漆倍子，红叶桃，旱倍子，乌盐泡。

【性味归经】酸、涩，寒。归肺、大肠、肾经。

【功效主治】敛肺降火、涩肠止泻、敛汗止血、敛疮。治肺虚久咳、久泻久痢、遗精、滑精、盗汗、外伤出血等症。

1 药材性状

（1）角倍：虫瘿菱形，卵圆形或纺锤形，长3～8厘米，直径2～5厘米，具有不规则的角状分技。表面灰黄色或淡黄棕色，被灰白色软滑短柔毛。质硬脆，破碎后中空，断面角质状，有光泽，壁厚 1～2 毫米，内壁平滑，有多数黑褐色死蚜虫、黑色粉末状蚜虫卵及排泄物附着于内壁上，并时有 1～2 对游离于角倍中的白色丝团，丝团表面又附有多数蚜虫尸体，内壁上附有白色粉霜状或结晶状的蜡样物。气特异，味涩。

（2）肚倍：虫瘿长圆形或纺锤形，略扁，无角状分枝，表面暗灰黄绿色，有多数浅纵纹，柔毛较少，倍壁厚约 3 毫米。

2　药材禁忌

外感咳嗽及湿热泻痢者均忌用。

3　药材选购

以个大、皮厚、质坚、完整者为佳。

4　偏方妙用

（1）久咳痰多者：五倍子 500 克，绿茶 30 克，酵糟 120 克。先将五倍子捣碎，研成细末。再将五倍子、绿茶、酵糟混合拌匀，做成 10 克重的饼，发酵。当饼发酵到长白霜时，取出晒干，干后放于干燥处，用开水泡茶饮。

（2）久痢不止：五倍子 30 克，半生半熟，为末，糊丸如梧桐子大。每服 30 丸，红痢烧酒送下，白痢水酒送下，水泄米汤送下。

（3）盗汗：五倍子末、荞麦面各等份，水和为丸，煨熟。夜卧待饥时，干吃 2～3 个，勿饮茶水。

（4）小儿遗尿症：何首乌、五倍子各 3 克，研末，用普通食用醋调成软膏状。临睡前敷于脐部，以纱布覆盖，胶布固定，次晨取下，连用 5 夜为 1 个疗程。